儿童心理障碍与矫治

主　编　张雪琴　高　爽

编　者（按姓氏笔画排序）

冯锦清　广州市妇女儿童医疗中心

杨文翰　广东药科大学

张雪琴　广州医科大学

尚星辰　扬州大学

罗芊懿　广州医科大学附属脑科医院

金　宇　中山大学

袁子舒　广州医科大学

高　爽　广州医科大学

梁晶晶　广州市妇女儿童医疗中心

程道猛　广州医科大学附属脑科医院

U0193773

科学出版社

北　京

内 容 简 介

本书系统介绍了儿童心理障碍的多方面知识，从理论到实践，从诊断到干预，全面解析了这一领域的关键性问题。在探讨儿童心理障碍的同时，本书涵盖了心理学、教育学、医学等多学科领域，这种跨学科综合性知识交叉让读者不仅可以了解儿童心理障碍表现形式，还能更好地理解其背后的复杂机制和治疗原则。

本书可作为相关专业学生学习儿童心理障碍领域的重要参考资料，同时也可为临床工作者和心理障碍患儿家长提供有益的指导，促进医患合作，更好地关注和关爱每一个孩子的心理健康。无论是正在学习心理学专业的学生，还是从事儿童心理健康工作的专业人士，都将从书中获益。

图书在版编目（CIP）数据

儿童心理障碍与矫治 / 张雪琴，高爽主编. -- 北京 ：科学出版社，2024. 12. -- ISBN 978-7-03-080297-2

Ⅰ．R749.94

中国国家版本馆 CIP 数据核字第 2024UV6978 号

责任编辑：胡治国 / 责任校对：宁辉彩
责任印制：张 伟 / 封面设计：陈 敬

科 学 出 版 社 出版

北京东黄城根北街 16 号
邮政编码：100717
http://www.sciencep.com

三河市骏杰印刷有限公司印刷
科学出版社发行 各地新华书店经销

*

2024 年 12 月第 一 版 开本：787×1092 1/16
2024 年 12 月第一次印刷 印张：12
字数：355 000

定价：59.80 元

（如有印装质量问题，我社负责调换）

前　言

近年来，随着我国社会经济的迅速发展和人们生活水平的提高，心理健康问题，尤其是儿童心理健康问题，日益引起社会各方面的广泛关注。党的二十大报告明确提出"重视心理健康和精神卫生"，"人民健康是民族昌盛和国家强盛的重要标志"。21世纪全球最大规模的精神障碍流行病学研究——世界精神卫生调查（World Mental Health Survey，WMHS）发现，成年人最常见的精神障碍多数起病于儿少期。我国的精神卫生工作计划，历来都把儿童列为重点人群。而本书内容可以帮助我们深刻认识心理障碍的本质，动态了解儿童心理障碍的发展变化过程，厘清心理障碍与个体心身和社会发展之间的关系，揭示各类精神疾病的发病原因和心理病理机制，更针对性地了解儿童精神疾病的分类和诊断，提高诊断水平。本书内容也有助于我们制订更为完善和合理的预防策略，从而有效地预防和降低儿童心理障碍的发生率，提高对儿童心理障碍的治疗效果。本书以心理学与医学交叉融合为特色，从课程教材设置入手，保证心理学理论和临床心理实践的有机结合；坚持实用为主，重点突出儿童心理障碍的矫治，建立若干教学模块，教学用一体化，理论和实践相结合。

首先，本书在内容选择上呈现了高度权威性和全面性。本书深入研究儿童心理障碍的各个维度，包括注意缺陷多动障碍、孤独症谱系障碍、情绪障碍等，为读者提供了一个全面了解这些障碍的机会。通过系统、全面阐述各类儿童心理障碍，帮助读者深入了解不同障碍的病因、症状和诊断标准。

其次，本书对于矫治方法的介绍更是引人关注。除了详尽讨论药物治疗和心理治疗等传统方法外，还特别强调个体化治疗的重要性。通过深入探讨儿童的个体差异、家庭环境及社会因素，本书提供丰富的干预策略，帮助读者更好地制订个性化治疗方案。

此外，本书还突出了跨学科合作的重要性，基于心理学、教育学、医学等多个学科角度探讨儿童心理障碍。这种跨学科的综合性让读者不仅可以了解儿童心理障碍的表现形式，还能够更好地理解其背后的复杂机制和治疗原则。并且，本书还突出了家庭和社会在儿童心理障碍矫治中的作用，通过深入讨论家庭支持、学校干预和社会适应等因素，强调了多层面的干预策略。这种综合性的观点不仅适用于临床心理学专业学生，也为临床工作者、儿童教育工作者和儿童家长提供了帮助与指导。

本书由张雪琴、高爽主编，编委成员集体撰写完成。各章撰写人分别为：张雪琴（第二章、第三章）、高爽（第一章、第五章、第九章）、冯锦清（第二章）、杨文翰（第三章、第六章）、袁子舒（第三章）、金宇（第三章、第九章）、程道猛（第四章、第五章）、梁晶晶（第五章、第九章）、尚星辰（第七章）、罗芊懿（第八章）。感谢科学出版社为本书的编写及出版所做的大量工作。

总之，本书不仅为读者提供了全面、综合的学术知识，还提供了精神卫生领域临床实践的诊断经验。希望本书能够成为学生学习儿童心理障碍的重要参考资料，也为临床工作者、儿童教育工作者和儿童家长提供有益的指导，让我们更好地关注和关爱每一个孩子的心理健康。无论是正在学习心理学的学生，还是从事儿童心理健康工作的专业人士，都能从中受益匪浅。

张雪琴　高　爽

2024年9月

目　　录

第一章　绪论 ………………………………………………………………………… 1

　　第一节　概述 …………………………………………………………………… 1

　　第二节　儿童心理发展理论模型 ……………………………………………… 3

　　第三节　儿童心理健康问题的重要性 ………………………………………… 7

第二章　儿童心理障碍的分类与评估 ……………………………………………… 11

　　第一节　儿童心理障碍的分类 ………………………………………………… 11

　　第二节　儿童发育评估 ………………………………………………………… 18

　　第三节　儿童心理测验 ………………………………………………………… 21

第三章　儿童发展性障碍 …………………………………………………………… 31

　　第一节　智力障碍 ……………………………………………………………… 31

　　第二节　孤独症谱系障碍 ……………………………………………………… 38

　　第三节　儿童精神分裂症 ……………………………………………………… 50

　　第四节　交流障碍 ……………………………………………………………… 55

第四章　儿童行为障碍 ……………………………………………………………… 64

　　第一节　注意缺陷多动障碍 …………………………………………………… 64

　　第二节　品行障碍 ……………………………………………………………… 69

第五章　儿童情绪障碍 ……………………………………………………………… 76

　　第一节　抑郁障碍 ……………………………………………………………… 76

　　第二节　双相障碍 ……………………………………………………………… 82

　　第三节　破坏性心境失调障碍 ………………………………………………… 88

　　第四节　创伤后应激障碍 ……………………………………………………… 91

第六章　儿童焦虑障碍 ……………………………………………………………… 98

　　第一节　焦虑障碍 ……………………………………………………………… 98

　　第二节　强迫障碍 ……………………………………………………………… 104

　　第三节　恐惧障碍 ……………………………………………………………… 108

第七章　儿童语言发育障碍和学习障碍 …………………………………………… 112

　　第一节　语言发育障碍 ………………………………………………………… 112

　　第二节　学习障碍 ……………………………………………………………… 118

第八章　儿童虐待和自杀自伤 ·· 127

　第一节　儿童虐待 ·· 127

　第二节　儿童性虐待 ·· 134

　第三节　儿童自杀与自伤行为 ·· 137

第九章　儿童其他障碍 ··· 144

　第一节　进食障碍 ·· 144

　第二节　抽动障碍 ·· 154

　第三节　睡眠障碍 ·· 158

　第四节　躯体形式障碍 ·· 165

　第五节　物质相关与成瘾障碍 ·· 171

　第六节　脑性瘫痪 ·· 178

参考文献 ·· 186

第一章 绪 论

第一节 概 述

《2023 年度中国精神心理健康》蓝皮书表明，随着生活和工作节奏加快，社会竞争急速加剧，国民心理压力大大增加，群众心理健康问题凸显。此外，面临着学业、就业等压力的增大，学生群体心理健康问题日益突出，且呈低龄趋势。精神疾病(mental disease)是指在体内外各种生物、心理、社会环境因素的影响下，大脑功能活动发生紊乱，导致认识、情感、意志和行为等全身活动不同程度障碍的疾病。心理障碍的形成与发展是生物、心理、社会因素共同作用的结果。有的心理障碍是先天或自幼便持续存在的，如精神发育迟滞，但大多数是后天出现的，即在原来心理状态正常的群体中，在有或者无诱因作用的情况下重性精神病发作或症状较轻的神经症性发作。对于发育中的先天问题，通过早期干预有助于儿童康复。而面对来自家庭、学校、社区等后天因素产生的负性影响，则可能提升儿童的心理障碍易感性。对于儿童的行为问题和不良习惯，因性格尚未定型，有较大的可塑性，而容易矫正。儿童期各种精神疾病几乎有一共同特点，即发现越早，治疗效果越好。反之，代偿功能已大大减低，治疗效果就很差。与成人相比，儿童的发育是动态的，具有较高的可塑性，需要我们积极了解儿童心理障碍的种类与治疗，提升大众识别儿童心理障碍的敏感性，这对于儿童心理健康具有重要意义。

一、儿童心理障碍的特殊性

儿童是一个独特的群体，其精神障碍表现、诊断和治疗具有特殊性，需要特殊的诊疗和研究体系。儿童精神疾病通常会在成年时期继续存在，成人精神障碍往往与儿时经历相关。儿童正处于成长发育阶段，其精神疾病也具有年龄特征。随着年龄增长，环境因素对儿童的影响增大，情绪和行为障碍的发病率逐渐上升，心理社会因素在发病中的作用日益凸显。因此，生物学和心理社会因素在不同年龄段的权重有所不同，而许多儿童精神疾病则是这两者共同作用的结果。近年来，儿童心理障碍领域研究取得显著进展，特别是对于某些具体问题的认识。例如，我们现在能够更准确地区分儿童和青少年的不同障碍，并对之前较少关注的问题有了更深入的了解，如学习障碍、儿童抑郁障碍和双相情感障碍、青少年自杀和物质滥用、进食障碍、品行障碍、由慢性健康问题引发的问题、虐待和忽视等。同时，我们也越来越认识到儿童和青少年的心理障碍与成年人不同，因此坚持发展性的观点至关重要。在短时间内，儿童心理障碍研究已不再局限于儿童个体和家庭，而是以整合性和发展性的方式关注社区、社会和文化的影响力。同时，我们这些从事该领域工作的人也越来越意识到心理障碍患儿及其家庭面临着多重困境，因此需要在心理健康、教育、医疗和青少年司法体系等不同角度上进行综合考虑。

二、儿童心理行为发展与障碍

儿童的活动是其心理和行为发展的基础。儿童作为主体，通过一定的动作作用于客体，客体则仅作用于主体，以反馈其动作结果信息。例如，婴儿感受到饥饿，就会哭泣，产生积极探索食物的活动。儿童在心理形成和发展的各个阶段，都有一种主导的实践活动，如幼儿的主导活动是游戏、儿童青少年的主导活动是学习。这些主导活动是儿童心理行为形成与发展的重要基础，决定着儿童心理发展的方向、内容和水平。早期儿童在活动中逐渐发展与成长，而若遇到负性的刺激因素，则可能导致儿童的心理健康发展遇到阻碍和困难，出现儿童心理障碍。

儿童心理障碍通常是指儿童在行为、认知、情感或身体上出现的一系列症状。这些症状往往具有以下三种特征中的一种或几种：①个体承受着痛苦的体验，如恐惧和悲伤；②功能（身体、情感、认知或行为）失调；③面临由痛苦体验或功能失调而带来的更大的危险或劣势。儿童心理障碍的形成原因是多因素综合作用的结果，包括生物因素（如遗传、神经系统结构与功能等）、心理因素（如气质类型和个性特征）以及社会因素（如家庭环境、学校环境和社会环境）。

（一）生物因素

生物因素是心理健康的物质基础，与脑和内分泌系统的正常发育有着密切的关系。例如，母亲妊娠期间接触有害物质，婴儿出生时脑缺氧及其并发症、脑损伤等都是影响脑正常发育的危险因素，都与儿童青少年心理健康问题相关联。此外，慢性躯体或神经系统疾病也可能影响儿童的心理健康。慢性躯体或神经系统疾病可能直接或间接影响儿童的中枢神经系统，使儿童出现心理障碍症状。同时，也可能使患儿对疾病产生过重的负担和顾虑，影响儿童的情绪。

（二）心理因素

目前研究表明，儿童的气质特点及个性特征等因素均有可能影响儿童的心理健康状况。在气质特点的基础上，在家庭、学校及社会等环境因素的影响下，儿童会日益表现出不同的个性特征，有些儿童性格内向、安静，有些儿童性格外向、活泼，有些儿童则表现胆小、怕生等。其中某些个性特征可能会影响儿童的健康发展，使儿童易于出现心理方面的问题或障碍。例如，有的儿童个性强、好胜，对任何事物都要求完美；有的儿童个性自卑、缺乏自信心，总觉得自己不如他人，沉默寡言，郁郁寡欢，很少主动与同学交往；还有的儿童唯我独尊，以自我为中心，心目中没有父母、老师、同学，自私自利，不关心他人，喜欢推脱责任，并常迁怒于他人。这些不良的个性特征均有可能影响儿童与他人的社会交往、对学校的适应及健康人格的发展，使儿童出现心理方面的问题或障碍，影响儿童的心理健康。

（三）社会因素

1. 家庭环境 新生儿的大脑有 1 亿个神经元，有 50 万亿个突触。在儿童早期，这些突触激增，那些被使用的突触有选择地被加强，而那些被忽视的连接则被修剪掉。这个过程一直持续到成年早期。儿童的大脑发育对环境因素高度敏感，父母是影响儿童早期大脑发育的第一个关键环境因素。

家庭作为社会的重要组成部分，是儿童个性形成与发展的最重要的场所。其不仅能为儿童青少年提供生活上的物质保障，而且对儿童的心理健康发展有着重要意义。影响儿童心理发展的家庭因素可以分为直接因素和间接因素。直接因素主要指亲子之间形成的依恋与父母的教养方式；间接因素主要有家庭结构、家庭环境、家庭气氛等，这些因素对儿童的心理分别产生了不同程度的影响。另外，家庭教养方式的改变，如对儿童过于迁就、溺爱，也会造成儿童出现任性、依赖等心理行为方面的改变。

2. 学校环境 学校作为儿童青少年学习的主要场所，在其身心发展过程中发挥着重要作用，学校对儿童青少年的自尊、自我效能和支配生活能力的形成有着特别重要的影响。

3. 社会环境 社会和文化因素影响儿童青少年社会适应的过程，如居住的社区环境、社会经济地位、文化、战争和恐怖事件等都会影响儿童青少年心理健康、行为和学业成就。

此外，儿童早期遭受逆境和长期承受的"毒性压力"（toxic stress）也会对大脑结构发育造成损害，对记忆、认知能力、自我调节和行为反应产生不利影响。毒性压力反应（toxic stress response）是指强烈、频繁地或长时间激活压力反应系统，并且无法得到有效人际关系缓冲和支持的压力反应。毒性压力源包括身体虐待、精神虐待、同伴欺凌、食物匮乏、营养不良、暴力或长期忽视等。一些研究表明，曾经承受"毒性压力"的儿童成年后，其犯罪率、早孕率和辍学率相对于一般人群高出25%～50%，需要特殊教育的比例也显著增加。同时，长期的"毒性压力"还会显著提高体内炎症因子的水平，进而增加罹患心血管疾病、糖尿病和癌症的风险。令人遗憾的是，"毒性压力"和"适度压力"之间的区分模糊，目前尚无明确的标准。

第二节 儿童心理发展理论模型

儿童心理发展理论是对儿童期心理和行为发展的系统研究理论，包括儿童的认知发展过程、心理生理及运动技能发展过程等。历史上许多心理学家试图揭示儿童心理行为发展规律并提出全面的解释，在 21 世纪涌现出许多优秀的心理学家和著名的发展理论。

一、西方社会儿童观变迁

在早期的人类社会，儿童几乎没有任何权利，他们的生命常受到粗暴的对待。在中世纪的欧洲，社会没有给儿童任何特殊的地位，认为儿童与成人在生理和心理上都是完全相同的，他们只是"微型的成人"而已。在这种社会中，人们不会将儿童期的异常心理现象区别对待。儿童的异常心理和行为与成人的相应症状一样，被看作是被魔鬼所控制。随着文艺复兴和启蒙时期自然科学和社会文化的发展，人们才逐渐意识到儿童青少年都具有自身的特点，需要与成人区别对待。一批哲学家和教育家提出了尊重儿童、了解儿童的教育思想。

二、儿童心理治疗出现

针对智障儿童的治疗有着比儿童心理治疗更长的历史。有关针对智障儿童治疗工作的最早记录可见于 18~19 世纪，伊塔德(Jean-Marc Itard)对于"野孩子"维克多(Victor)的训练和治疗。此后，越来越多针对智障儿童的学校建立起来。这些学校的作用不再像过去那样仅局限于提供监护，而是开始对智障儿童进行越来越多的训练和治疗。

三、心理测量出现

心理发展"常模"的建立使人们对于各年龄阶段儿童心理发展的平均水平有了初步认识，也使人们开始注意到儿童发展的个体差异。通过这种大规模的智力测验，人们发现了儿童发展中明显的个体差异与群体差异。特别是对智力发展障碍儿童的筛查，为相应的心理干预和特殊教育提供了依据，也促进了人们对智力发育障碍问题的关注和研究。

四、20 世纪的心理发展理论

1. 精神分析的心理发展理论 精神分析强调个体经历对个体心理发展的重要影响，且精神分析促进了有关儿童发展的多方面研究，对儿童心理发展的研究有着巨大贡献。而精神分析中，弗洛伊德和埃里克森的儿童心理发展理论最具有代表性。

(1)弗洛伊德的发展理论：精神分析理论是奥地利精神病医生弗洛伊德(Freud，1856—1939 年)在 19 世纪末、20 世纪初创立的。为我们理解儿童心理的发展提供了理论框架。弗洛伊德的理论包括人格结构、人格发展的动力、人格发展的阶段及人格发展的异常情况等。

1)人格理论：弗洛伊德认为，人格由本我、自我和超我构成。

本我(id)是人格中原始、本能的部分，相对应于弗洛伊德的意识结构中的无意识结构，是人格中最难接近的部分。而先天的本能、原始的欲望组成本我，包括了人类本能的性驱力和被压抑的习惯倾向。本我中蕴含巨大的心理驱力即力比多，本能借助力比多的能量去实现其目的，将力比多投注到自身或外界以获得即时满足。力比多不分好、恶，遵循着快乐原则(pleasure principle)，只关注自身焦虑的缓解和欲望的满足。对婴儿来说，本我的能量指向他的照料者，主要是从他的照料者尤其是母亲那里获得满足。

自我(ego)是人格中可意识到的理性部分，遵循现实原则。自我的能量来源于本我，且自我不能脱离本我而单独存在。自我处在本我和现实世界之间，其存在并不是妨碍本我，而是负责参考现实需要，以合适的方式满足本我的欲望。弗洛伊德认为："哪里有本我，哪里就有自我"，但自我的力量大部分都消耗在对本我的控制和压抑上，而自我的力量还不足以控制本我，于是在幼儿期，个体会发展出超我。

超我(superego)是人格的道德和良心部分，它是从自我中分化而来的，遵循道德原则。在性器期，儿童有感于自己的软弱无力，于是开始认同其身边的成人，从他们身上接受行为准则并加以内化。儿童在与父母的不断互动中，形成了超我。弗洛伊德认为，超我代表着"人类生活方式的高级方向"，其功能在于监督自我和限制本我的满足，甚至是本我完全不能得到满足。超我分为良心和自我理想两个部分，能帮助儿童内化与遵从社会的价值观。

2)心理性欲发展：弗洛伊德认为，在儿童期，性冲动的发源地从口唇转移到肛门，再转移到身体的生殖区。在每个阶段，父母都要在过宽地允许和过严地限制孩子基本需要之间做出恰当抉择。如果父母能找到一种恰当的平衡，儿童就能成长为社会适应良好的成人，并有能力投入家庭生活中去(表 1-1)。

表 1-1 弗洛伊德的心理性欲阶段

阶段	年龄	描述
口唇期	出生至 1 岁	新的自我把婴儿的吸吮引导到乳房或奶瓶上，如果口唇需求没有得到恰当的满足，个体可能在儿童期养成吸吮拇指、咬指甲、咬笔的习惯，成人后会暴饮暴食、大量吸烟
肛门期	1~3 岁	儿童以憋大小便和解大小便为乐，孩子的大小便训练成为父母与孩子之间的重要问题，如果孩子还没准备好，家长就强迫训练，或者家长忽视如厕训练，那么肛门期冲突将会以过分整洁、洁癖或肮脏、混乱等方式表现出来
性器期	3~6 岁	儿童从刺激生殖器中得到愉快，出现弗洛伊德所说的男孩的恋母情结和女孩的恋父情结，儿童对父母中的异性产生性欲，为避免惩罚，他们放弃这种愿望，接受同性别父母的特点和价值观，其结果是超我的形成，每当儿童违背标准时就会感到内疚
潜伏期	6~11 岁	性本能弱化，超我进一步发展，儿童从家庭外的成人和同伴那里学习新的社会价值观
生殖期	10~20 岁	青春期来临，性器期的冲动重新出现。如果前几个阶段发展顺利，就会导致婚姻、成熟的性行为和养育孩子，这一阶段持续到成年期

(2)埃里克森的发展理论：埃里克森(Erikson，1902—1994 年)是弗洛伊德之后当代最有影响的精神分析学家之一。埃里克森重视自我力量，关注儿童在成长各个阶段特定的心理社会任务，他认为个体正是通过解决每个阶段的发展任务而获得成长与发展的。埃里克森认为，儿童在前一阶段发展得顺利与否，将影响下一阶段的发展(表 1-2)。

表 1-2 埃里克森的心理社会阶段(与心理性欲阶段加以比较)

心理社会阶段	发展阶段	内容
信任对怀疑	出生至 2 岁	此时期婴儿极为软弱无力，婴儿需要从温暖、反应敏捷的养育中获得信任感和自信感，感受到世界的美好。若婴儿需要等待很久才能得到舒适，或被严厉地对待，则会引发不信任感
自主对羞愧	2~4 岁	此时儿童形成新的心理与动作技能，希望能自主选择和决策。若父母允许孩子做出合理的自主选择，不强迫或羞辱孩子，孩子就会形成自主性。但过度的限制和惩罚将导致儿童对任务的消极解决，出现羞愧感
主动对内疚	4~7 岁	此时期儿童的知觉、动作、语言的发展使得儿童对周围世界的探索性增强。假如父母过分约束儿童和不当惩罚儿童的探索性活动，将损伤儿童的自主性。而儿童闯入他人的范围会导致孩子形成过多的内疚感
勤奋对自卑	7~12 岁	儿童在学校勤奋学习可以获得勤奋感。但若在家庭、学校、伙伴中经历到很多负面体验，儿童所感到的无能感会导致其出现自卑感
同一性对角色混乱	12~18 岁	青少年尝试回答"我是谁""我在社会上处于什么地位"等问题，通过探索价值观和职业目标，青年人形成了个人同一性。消极结果是产生对未来成人角色的混乱感

续表

心理社会阶段	发展阶段	内容
亲密对孤独	18～25 岁	青年致力于建立与他人的亲密关系，通过与伴侣获得共享的同一性，体会到亲密感。反之，若因早期的失望，个体不能与他人形成亲密关系，则会导致孤独感
繁衍对停滞	25～50 岁	中年人对下一代作出贡献的方式是养育子女、照料他人及从事创造性的劳动，由此获得繁殖感。否则个体人格的发展将显得停滞
自我完整对绝望	50 岁以后	老年人反思自己是一个怎样的人。如果感觉自己的一生有价值，就体验到完整感。对自己的一生感到不满的老年人就会恐惧死亡

2. 行为主义理论和社会学习理论　在精神分析理论产生巨大影响的同时，人的发展还受到另一个迥然不同的理论的影响。在行为主义理论看来，直接观察到刺激与反应，才是恰当的研究焦点。

（1）行为主义理论：美国心理学家华生（Watson，1878—1958 年）强调外在刺激或环境是推动发展的重要力量，他曾用条件反射法对儿童情绪的发生发展进行研究，并提出成人可以通过认真控制刺激反应的联结，塑造儿童的行为。此外，发展是一个连续过程，由这些联结的数量和强度的逐渐增强而推动。与华生一样，美国心理学家斯金纳（Skinner，1904—1990 年）也关注环境对行为的控制作用，他创立的新行为主义学习又称为操作条件反射理论。他认为动物和人类往往会重复可以产生愉快结果的行为，抑制导致不愉快结果的行为。

（2）社会学习理论：美国心理学家班杜拉（Bandura，1925—2021 年）提出了社会学习理论，即儿童通过观察和模仿他人的行为进行学习，并在大脑中将这些行为整合成新的模式，形成自己的行为特征。该理论的显著特点是以认知和行为相结合的观点来看待社会学习，强调人的认知功能、自我选择和自我调节的机制，从而突破了传统行为主义理论的束缚，为我们理解儿童行为及其训练和干预提供了更加丰富的视角。

3. 认知发展理论　皮亚杰的认知发展理论共包括 4 个阶段（表 1-3）。

表 1-3　皮亚杰的认知发展理论阶段

阶段	发展期	描述
感觉运动阶段	出生至 2 岁	婴儿通过眼、耳、手和嘴探索环境，进行"思考"。其结果是，他们发明了各种方式来解决简单问题，如拉杆使音乐盒发出声，找到藏起来的玩具，从容器中掏出、放入物品
前运算阶段	2～7 岁	儿童利用符号来表征他们早期感觉运动的种种发现，语言发展，出现假装游戏。但是本阶段还缺少后两个阶段那样的逻辑性
具体运算阶段	7～11 岁	儿童的推理具有逻辑性。小学生知道，一定量的柠檬水和面团的形状改变，其容积或体积不变。他们能把客体划分到不同的类和亚类中。但思维还达不到成人的智力水平，还不能进行抽象思维
形式运算阶段	11 岁以上	抽象的、系统化的思维能力使青少年在面临问题时能够提出假设，演绎出可验证的推论，并且把变量分开或结合起来，看哪个推论能被证实。青少年还能不参照现实世界就对语言陈述的逻辑做出评价

五、精神卫生运动

1908 年，美国患者比尔斯（Beers）在一本名为《一颗找回自我的心》（*A Mind That Found Itself*）的书中，描写了自己身患精神疾病的痛苦和在治疗中所受到的非人道待遇。此书在美国社会中引起了广泛的反响，比尔斯在多名专家的帮助下，建立了美国国家心理卫生协会（National Committee for Mental Hygiene），呼吁社会关注精神病患者的待遇和生活状况。这些工作在美国引发了一场精神卫生运动，儿童青少年的心理健康问题也引起了人们较广泛的关注。

六、少年法庭和儿童指导诊所的建立

社会对于未成年人犯罪的态度也有了相应的发展。人们逐渐意识到，儿童青少年犯罪的原因常与其心理、精神障碍有着密切联系，不能与成人犯罪同等看待。因此，澳大利亚和美国先后建立了少年法庭，单独处理未成年人的犯罪问题。儿童心理学家和精神病学家也积极参与进来，与法律工作者合作，试图矫正这些儿童青少年的行为。针对儿童的心理治疗开始于 19 世纪末、20 世纪初，一位名为莱特纳·威特默(Lightner Witmer)的医生在宾夕法尼亚大学建立了心理诊所，治疗有学习困难的儿童。到 1909 年时，这个诊所已经有 45 起儿童案例。1909 年，精神病学家威廉·希利(William Healey)在美国芝加哥创建了第一家儿童指导诊所(child guidance clinic)，专门为儿童提供专业性帮助。随着心理卫生运动的开展，人们更加重视儿童的心理健康问题，儿童指导诊所的数量迅速增加。到 1933 年，已有 42 家儿童指导诊所在青少年机构、法院、医院、中小学和大学等各种场所中营业。1948 年，54 所儿童指导诊所联合起来，建立了美国儿童精神病治疗联合会(American Association of Psychiatric Clinics for Children，AAPCC)。

七、当代理论观点

1. 信息加工学说 20 世纪 70～80 年代，研究者转向认知心理学领域，寻求理解思维发展的途径。信息加工学说提示心理学工作者，人的心理可以看作一个信息可进可出的符号操作系统。从信息输入被识别的时候开始，到作为信息输出的行为反应之间，信息迅速地被编码、转化和组织。与皮亚杰的认知发展理论一样，信息加工学说也把人看作主动的、明智的生物。与皮亚杰理论不同的是，它没有把发展分为几个阶段。有关思维加工的研究如知觉、注意、记忆、计划、信息分类、书面及口语理解等，都被认为在不同年龄间是相似的，只是在范围、程度上有差异。因此发展是一个连续的过程。

2. 习性学和进化发展心理学理论 习性学是一门研究行为的生物进化基础及影响种族生存发展因素的科学，主要关注行为的适应价值或生存价值及其进化史。英国心理学家鲍尔拜(Bowlby，1907—1990 年)将习性学的原理应用到发展心理学领域，主张儿童对照料者的依恋是促进种族生存而进化出来的行为。依恋对儿童发展有重要影响，是所有社会关系的原型，其发展可分为四个阶段。

第一阶段：无差别的社会反应阶段(从出生到 3 个月)。

这个时期婴儿对人反应的最大特点是不加区分、无差别的反应。婴儿对所有人的反应几乎都是一样的。同时，所有的人对婴儿的影响也是一样的，他们与婴儿的接触，如拥抱他、对他说话，都能使他感到愉快、满足。此时的婴儿还未有对任何人(包括母亲)的偏爱。

第二阶段：有差别的社会反应阶段(3～6 个月)。

这个时期的婴儿对人的反应有了区别，主要表现为对母亲更为偏爱。这时的婴儿在母亲面前表现出更多的微笑和亲近，而在其他熟悉的人面前反应则要相对少一些，对陌生人就更少。但是此时依然有反应，婴儿还不怕生。

第三阶段：特殊的情感联结阶段(6 个月～2 岁)。

从 6 个月开始，婴儿对母亲的存在更加关切，更愿意与母亲在一起。当母亲离开时则哭喊，不让离开，且别人不能替代母亲使婴儿快乐；当母亲回来时，婴儿则能马上显得十分高兴。同时，只要母亲在身边，婴儿就能安心地玩耍、探索周围环境。这显示婴儿出现了明显的对母亲的依恋，形成了专门对母亲的情感联结。与此同时，婴儿对陌生人的反应变化很大，见到陌生人会不自主地紧张、恐惧甚至哭泣、大喊大叫。

第四阶段：目标调整的伙伴关系阶段(2 岁以后)。

此时，婴儿能认识并理解母亲的情感、需要、愿望，知道她爱自己，不会抛弃自己，并知道交往时应考虑她的需要和兴趣，据此调整自己的情绪和行为反应。

习性学派和精神分析学派都强调早期经验的重要性，认为人类许多特性的发展都有一个"关键期"。关键期指在限定的时间阶段，个体在生物学上已经可以习得某种适应行为，但这种适应行为的出现需要合适的刺激环境的支持。许多研究者通过实验试图回答：复杂的认知和社会行为是否必须在特定时间段习得。

3. 维果茨基的社会文化理论 苏联心理学家维果茨基(Vygotsky, 1896—1934 年)所作的贡献起了重要作用。维果茨基的观点被称为社会文化理论。该理论关注文化、价值观、信念、习俗和社会群体技能是怎样传给下一代的。维果茨基认为社会交互作用，尤其是更有知识的社会成员之间的对话，是儿童学习到符合所在社会文化的思维与行为的必要途径。维果茨基认为，成人和更老练的同伴能帮助儿童娴熟地从事具有文化意义的活动，所以他们之间的交流就成为儿童思维的一部分。一旦儿童把这些对话的本质特征加以内化，他们就能应用那些人的语言来指导自己的思想、行为，并学习新技能。虽然受维果茨基理论启发所做的研究大多以儿童为对象，但是他的思想可应用于任何年龄的人们。该理论的核心主题是文化为其成员选择一定的任务，围绕着这项任务的社会互动产生了在该文化中取得成功的能力。

4. 生态学理论 布朗芬布伦纳(Bronfenbrenner, 1917—2005 年)提出影响人类发展的生态系统有 4 个：微系统(microsystem)、中间系统(mesosystem)、外系统(exosystem)和宏系统(macro-system)，而人在复杂的生态系统中的发展则受多水平环境因素的影响。

(1)微系统：指个体活动和交往的具有特定物理、社会和符号特征的直接环境，这个环境是不断变化和发展的。对大多数儿童来说，家庭、托幼机构、学校(包括在其中的人际交往互动和人际关系)是其最主要的微系统。布朗芬布伦纳尤其指出，影响儿童发展的微系统不仅具有客观的真实，而且具有儿童觉察和解释的主观真实。并且如果微系统之间有较强的积极联系，发展可能实现最优化；反之亦然。

(2)中间系统：指儿童与其所处的微系统及各微系统之间的联系或相互关系。例如：儿童的学业成绩不仅取决于教师教学的水平，还受到家长与教师关系、家庭与学校互动的影响。与教师沟通良好、家校互动良好，彼此支持的家校关系会使儿童拥有更好的安全感、获得更好的学习动力及支持。此外，家长对儿童同伴的印象及其互动也会影响儿童在学校的学业。

(3)外系统：是指在中间系统的外层，2 个或 2 个以上背景之间发生的联系和过程，成长中的儿童并未直接参与其中但却对他们所处的直接环境产生影响。研究证实，如果外环境系统不能发挥作用，会产生负面影响。一个家庭如果与外面很少有个人和团体的联系，或受失业影响而与世隔绝，家庭冲突和虐待孩子的概率就会升高。

(4)宏系统：是指社会普遍接受的、涵盖社会宏观层面的文化环境，包括社会风俗、习惯习俗、态度取向、信念价值、公共机构、政经体制及公共政策等。宏系统距离儿童的直接经验最远，但宏系统通过影响儿童其他生态系统的交互作用的本质和水平而影响了儿童的发展。宏系统能否满足儿童和成人的需要，关系到他们在内部环境水平上获得的支持。

(5)一个动力的、永远变化的系统：布朗芬布伦纳认为，环境并不是以一种固定方式影响个体的静态力量。相反，它是动力性的、不断变化的。布朗芬布伦纳把该模型中的时间维度称为时序系统。生活变化可能来自外在因素影响，也可能来自个人，由于个人选择、修正、创造其生活环境而产生内在因素影响。

第三节 儿童心理健康问题的重要性

儿童不是成人的简单雏形，而是具有一定特点的特殊人群。在临床中，儿童心理障碍的表现、诊断和治疗均有其特殊性，这也表明儿童心理健康有其独特的重要意义。儿童处于成长与发展的时期，从出生到成熟这一阶段的个体在身体、认知、情绪和个性等方面所发生的变化，要比人生的任何一个阶段都要快和大得多。这也提示我们以下几点：

(1)在评估儿童的行为时，必须考虑其发展水平。例如，有一些令人烦恼的行为，在某一发展阶段的儿童中可能带有相当的普遍性，并非心理障碍的表现。

(2)儿童各个方面的发展往往是不均衡的。例如，身体的发育通常先于认知和情绪的发展。研究者不可以盲目推断，由一个方面的发展水平对儿童在另一个方面的发展产生不适当的期待。

(3) 由一种发展水平转向另一种发展水平的过程中，儿童有时候会产生适应方面的问题。这些问题不意味着他们有内在的病理变化，而应当视作成长中的痛苦或进步的产物。

此外，儿童与成人生存状态不同，与成人相比，儿童会表现出更加依赖家庭。儿童的行为通常反映家庭的意愿和影响，体现家庭文化所具有的类型和习俗。一般而言，儿童不会主动寻求专业人员的帮助，而是依赖家庭做出安排。儿童的心理问题可能有家庭根源，如果刻意矫正成人的有关行为，在一定程度上则有可能影响对儿童的继续帮助；如果不干预成人的行为，则难以消除儿童的心理障碍，也难以检验成人的行为与儿童心理问题之间存在的因果联系。

儿童精神疾病的表现、诊断和分类上存在其特殊性，而相关的科研工作表现相对落后。长期以来，儿童心理病理学研究没有得到应有的重视，直到 20 世纪初人们才开始认识到儿童心理病理现象的特殊性。但直到今天，儿童异常行为的研究仍难以同成人的相比，关于儿童心理障碍的许多看法和干预方法大多是从对成人的有关研究中推测来的。目前，儿童精神疾病的分类远远少于成人。而且，即使患同一种精神疾病，儿童患者的表现也有许多不同于成人的地方，因此需要制定特定的诊断标准。

一、我国儿童健康问题现状

在联合国儿童基金会(United Nations International Children's Emergency Fund，UNICEF)发布的《2021 年世界儿童状况》报告中指出：世界各地，精神疾病是导致痛苦的重要原因，它会影响儿童青少年的健康和学习，使他们无法充分发挥潜能，但往往被忽视。其中，约 8000 万名 10～14 岁的儿童患有精神疾病。而焦虑和抑郁约占确诊精神疾病的 40%；其他还包括注意缺陷多动障碍、行为障碍、智力障碍、双相障碍、饮食障碍、孤独症、精神分裂症和多种人格障碍。此外，还报告了儿童青少年所面对的社会心理压力，这些压力虽然没有达到流行病学疾患的程度，但却影响着他们的生活、健康和发展前景。我国是世界人口大国，2021 年 5 月 11 日，国家统计局公布第七次全国人口普查数据结果显示，我国 0～14 岁人口约为 2.5 亿人，占全国人口总数的 17.95%。过去 40 年的工业化和城市化极大地改变了中国社会，这对许多儿童和青少年的心理健康产生了负面影响。此外，2021 年发布的第一个全国性儿童青少年精神障碍流行病学调查中指出：我国青少年整体精神障碍流行率为 17.5%。其中，注意缺陷多动障碍、对立违抗性障碍和重性抑郁症是儿童青少年中流行率较高的精神障碍。由此可见，我国儿童青少年精神健康正面临严峻挑战，需要引起决策者和从业人员高度重视。

在育儿过程中，抚养者普遍存在过分保护，对儿童的自主活动、交往兴趣施加限制等，致使儿童的交往能力、沟通能力、适应环境变化能力以及感情表达能力得不到合适的发展和培养。他们在成长后，难以融入社会，尤其在他们遇到挫折时，容易发生心理卫生问题。在学生中，这种现象更为普遍。众多的精神、行为和发育障碍及社会功能不全的患者，不仅自身感到痛苦，同时在学习和事业上也会遭到挫折，对家庭和社会也会带来沉重的负担。社会的发展给儿童心理卫生工作提出了新的问题和挑战，同时也要求我们加强儿童心理病理学研究。近些年来的大量调查表明，由于心理、社会因素的多方面影响，我国儿童心理健康问题明显增多，各种发展偏差、情绪和行为障碍的发生率呈上升趋势。为了我国儿童的心理健康，也为了国家的未来，我们应当进一步加强本学科领域的研究。

二、儿童心理健康问题的研究意义

通过分析儿童群体的特殊性与我国当下儿童健康现状，重视与研究儿童心理健康问题对于我国儿童青少年的发展与个人成长有着重要意义。世界卫生组织(World Health Organization，WHO)前副总干事兰博(Lambo)指出：良好的心理状态和社会功能不仅是健康不可缺少的组成部分，而且也是一般心理卫生的有力保障。儿童青少年心理卫生应以优生为基础，优育(家庭、学校和社会等的教育)为手段，社会和家庭必须为儿童青少年的健康成长提供良好的生活环境和条件，满足他们必要的物质和情感需要，以培养其良好的生活习惯、规范的社会行为、高尚的思想道德及健全的人格，充分发挥其社会功能。

此外，研究儿童心理健康问题也帮助我们了解儿童异常心理的发生、发展，以及帮助我们更好地理解心理障碍儿童的心理与行为。按照儿童异常心理或行为的特点进行分类，可以将儿童心理障碍分为儿童发展性障碍、儿童行为障碍、儿童情绪障碍、儿童焦虑障碍、儿童语言发育障碍、学习障碍等，对不同的障碍类型进行相应的矫治与临床治疗，可帮助儿童恢复正常心理与行为。

三、展　　望

1. 家喻户晓身体力行　WHO 的健康定义："身体健康、心理健康和社会功能健全，无病不等于健康。"定义要求三者不可缺一。我国过去以身体健康为健康的观念至今仍存在于人们心中，其后我国又推出以身心全面健康为健康的观念，已是向前迈进一大步，但仍未将社会功能健全列入健康标准之中，因此"无病不等于健康"的观点尚不能为多数人所理解。WHO 的定义较为完善，强调社会功能的健全，认为不善交往，与人难以沟通和适应环境困难等也属于不健康的表现。该定义促进了儿童青少年精神医学的发展，身心和社会功能全面健全发展，其目标更为明确。父母和教师在早期教育中，更应重视培养幼儿的社会功能。在中国，WHO 的标准尚不能为广大群众所理解，应加强这方面的宣传和教育，医务人员的身体力行更能取得实效。政府和有关部门及全社会应大力推广支持，并争取早日实现。

2. 普及和提高　我国群众和家庭个人普遍缺少儿童青少年心理卫生、精神、行为和发育障碍的防治知识。在专业机构和人员紧缺情况下，科学知识的普及和各种形式的咨询活动尤为重要。对儿童青少年精神疾病的偏见和歧视，在社会上极为普遍。因此，加强宣传教育尤为重要，普及儿童青少年精神心理健康知识，在政府领导下，利用媒体、讲座等多种形式，对家长、教师、学生开展儿童青少年精神心理健康宣传教育工作，普及儿童青少年心理卫生知识，营造全社会关心、重视儿童青少年精神心理健康的氛围，创造适合儿童青少年健康成长的环境，加强儿童青少年健全人格的培养，防止儿童青少年精神疾病和心理行为问题的发生。妇联、中国关心下一代工作委员会、教育局等组织更是义不容辞。对心理健康知识的宣传，应包括科学育儿知识、幼儿教育、健康教育等。教育的目的是让公众认识到心理和社会因素对健康的影响具有双向性特征，即它们既是影响健康的致病因素，又是促进健康的治疗因素。科学普及心理卫生知识，对儿童青少年的健康成长十分重要，同时对了解和正确对待精神病患者也十分必要。关心精神病患者，消除对精神病患者的歧视隔离现已成为世界上普遍的呼声。

3. 改变养育观念和养育方式　现今的儿童青少年在多个方面表现出一定的缺陷，包括交往能力、言语或非言语沟通能力、适应环境变化的能力及情感表达能力。这些问题往往与守旧的养育观念和养育方式密不可分，因此，我们需要深刻反思和改进我们的养育理念和方式，以塑造更加健康和坚韧的下一代。首先，育儿理念需要更加科学和全面。过去，一些家长可能会过度保护或溺爱他们的孩子，试图为他们消除一切困难和挫折。然而，这种做法可能剥夺了孩子面对挑战和克服困难的机会，从而导致他们在逆境中无法自如应对。我们需要重新审视这种守护式养育观念，鼓励孩子积极参与并学会自己解决问题，以建立更强大的心理韧性。其次，我们需要更加重视孩子心理健康与身体健康的平衡。传统观念中，家长可能更关注孩子的学业成绩，而忽视了他们的心理健康。这可能导致了一些儿童青少年在面对学业压力和竞争时产生焦虑和抑郁。因此，我们需要强调身心健康的重要性，教育孩子们如何有效管理压力，培养积极的心态以及如何在逆境中保持心理平衡。此外，我们也应该改变养育方式中的一些不健康习惯。例如，一些家长可能会过于强调知识的传授，而忽略了培养孩子的能力和创造力。这可能会导致孩子缺乏解决问题和独立思考的能力。我们需要鼓励孩子参与更多的实践活动，培养他们的实际技能以及锻炼他们的创造性思维。最后，我们需要摒弃一些不健康的习惯，比如拔苗助长。有时，家长可能过于追求孩子的成功，不断地给予奖励和表扬，而不顾及孩子是否真正做到了某事。这种行为可能会让孩子产生依赖感以及对于外部奖励的过分依赖。相反，我们应该鼓励孩子建立自己的目标，并帮助他们养成自我激励的习惯。总之，改变养育观念和养育方式，提高儿童青少年的心理健康，需要我们重新审视并调整我们的养育理念，强调身心健康的平衡，培养孩子的能力和创造力，摒弃一些不健康的习惯。

4. 开展全国性流行病学调查 鉴于社会、经济、文化等方面发生了巨大变化，进行全国范围的抽样调查变得尤为重要，以全面了解儿童青少年的心理健康状况。这项全国性流行病学调查应该以科学的抽样方法为基础，广泛涵盖家庭、学校和社会等各个层面，以确保获取具有代表性的数据。调查需要仔细设计调查内容，不仅要关注他们是否患有精神、行为和发育障碍，还要深入了解这些障碍的种类、程度和发展趋势。同时，应该关注他们的社会功能发展情况，包括交往能力、自我管理能力、情感表达能力等方面的表现。这些信息将有助于全面评估儿童青少年的心理健康状况，为未来的政策制定和干预规划提供有力支持。此外，在进行全国性调查时，抽样方法至关重要。应采用科学的抽样方法，确保样本具有代表性。可以采用分层抽样、随机抽样等方法，以避免样本偏差。同时，还应考虑到不同地区、不同年龄段和不同性别的儿童青少年在心理健康方面可能存在的差异，确保调查结果的准确性和可靠性。综上，这项综合性调查将为政府决策提供可靠的依据。通过了解儿童青少年的心理健康状况，政府可以更好地制定政策，提供必要的资源和支持，以应对不同年龄段和不同背景的儿童青少年所面临的心理健康挑战。此外，调查结果还可以为专业从事儿童青少年心理健康领域的工作者提供宝贵的研究方向和服务需求的信息。这有助于推动精神健康领域的进一步发展，提高对儿童青少年心理健康问题的认识，为他们提供更好的支持和帮助。

5. 人员和机构 儿童青少年精神医学领域的发展在西方国家蓬勃而迅猛。美国在各级政府部门，都设立了专门的精神病学中心（psychiatric center），医生们接受了专科培训，并通过资格考试，合格者被授予儿童青少年精神医学家（child adolescent psychiatrist）的资格认证。此外，精神医疗团队还包括临床心理学家、特殊教育师、精神卫生社会工作者及专职护理人员。这种系统的组织和资源投入，确保青少年精神健康领域得到了广泛的关注和支持。在中国这个幅员辽阔、人口众多的国家，儿童青少年精神医疗机构相对较少，专业人员也相对不足。然而面对这一挑战，相关部门建议根据当前的情况，分布式地在全国范围内设立儿童和青少年心理卫生指导中心。这些中心可以充实专业人员和设备，明确其任务，以分片指导、有计划、有步骤、有序地发展儿童青少年精神健康服务体系。中国政府已经采取了一系列政策支持措施，为儿童青少年精神健康领域的发展提供了坚实的法律和政策基础。这些法律包括《中华人民共和国未成年人保护法》《中华人民共和国妇女儿童权益保护法》《中华人民共和国残疾人保障法》《中华人民共和国精神卫生法》等。此外，还有《中国儿童发展纲要（2011—2020 年）》《儿童注意缺陷多动障碍防治指南》《儿童孤独症诊疗康复指南》《儿童心理保健技术规范》等纲领性文件，反映了我国儿童精神医学领域的快速发展和政府的关切。随着这些政策和法规的出台，中国的儿童精神医学领域正以前所未有的速度迅猛发展。逐渐形成了多学科协作的局面，包括儿童精神医学、儿童发展心理学、发育行为儿科学、儿童神经科学、儿童保健学以及教育和社会学等。这些学科的蓬勃发展使得我们能够更全面、更系统地理解和应对儿童青少年精神健康问题。目前，儿童青少年精神医学正以较快的步伐前进，政府、学术界、医疗机构和社会各界的支持都将推动这一领域的进一步发展。随着更多的资源和专业人员投入，我们可以期待未来中国的儿童青少年将享受到更全面、更高质量的精神医疗服务，有助于他们健康成长并迎接未来的挑战。这一发展也将对整个国家的社会稳定和繁荣产生积极的影响。

第二章　儿童心理障碍的分类与评估

第一节　儿童心理障碍的分类

一、儿童心理障碍概述

(一)儿童心理障碍及其特殊性

儿童心理障碍通常是指儿童在行为、认知、情感或身体上出现的系列症状。这些症状往往具有以下三种特征中的一种或几种：①个体承受着痛苦的体验，如恐惧和悲伤；②机能(身体、情感、认知或行为)失调；③面临由痛苦体验或功能失调而带来的更大的危险或劣势。

儿童作为幼小个体，其成长具有依赖性和发展性。儿童心理发展受到父母和他人的影响，由于儿童依赖性的特点，儿童心理障碍在很大程度上反映的是儿童与他人的关系问题，而不是儿童自身的问题。儿童成长具有发展性，对儿童心理障碍的考量和用于描述异常行为的术语只应用于描述儿童行为，而不能用来标识儿童。儿童心理障碍的标签往往会给儿童的发展带来不利影响，应避免使用歧视性标签。儿童心理障碍产生的原因涉及生物、心理和社会等多个方面，各种因素交织在一起，共同发挥作用。生物因素包括遗传、神经系统的结构与功能及神经生物学特征；心理因素包括认知风格、自我概念、情绪调控机制以及人际关系特征；社会因素包括家庭模式、文化标准等。儿童心理障碍的考量应充分考虑儿童的发育特征，需要与生长阶段、激素水平、青春期心理等因素结合起来判断。此外，一些患儿的语言表达能力不够，依赖父母的主观性描述，因此，要辨别其真正的状况，需要更多的经验和沟通技巧。

(二)儿童心理障碍的发病率

2021年5月，《儿童心理学与精神病学》杂志发表了一篇包括北京、辽宁、江苏、湖南、四川五个省(直辖市)约74 000名中国少年儿童精神疾病患病率的流调报告。结果显示，在6～16岁在校学生中，中国儿童青少年的精神障碍总患病率为17.5%，其中，流行程度最高的精神障碍包括注意缺陷多动障碍(占6.4%)、焦虑障碍(占4.7%)、对立违抗性障碍(占3.6%)、抑郁障碍(占3.0%)、抽动障碍(占2.5%)。

儿科医师报告因心理障碍而就诊的儿童越来越多，包括一些自伤、过量吞食药物、反复躯体不适等情况，且发病越来越低龄化。

在6～11岁样本人群中，注意缺陷多动障碍、品行障碍、对立违抗性障碍、抽动障碍、强迫症和分离焦虑障碍患病率较高。

在12～16岁样本人群中，重性抑郁障碍、双相障碍、创伤后应激障碍、社交恐惧症和精神病性障碍的患病率较高。可见，儿童更多出现行为问题，而青少年更多是情绪类障碍。

儿童青少年精神障碍问题愈发严峻，是由于患病率本身在增加，还是就诊率、就诊意识的提高，目前学界还没有明确答案，更有可能的是，两种原因都有。

首先，人们就诊意识提高，一些年龄很小的儿童也越来越多地出现在诊室。30～40年前，接诊的患儿多属精神发育迟滞或者是重型的精神疾病，包括儿童精神分裂症、双相障碍等。但是进入21世纪后，轻型的精神障碍，包括对立违抗、抑郁、孤独症等障碍就诊的儿童青少年比例大大增加。

其次，临床医师和学界认知的进步，也会推动某种疾病的浮现。例如，孤独症谱系障碍，是一组以社交沟通障碍、兴趣或活动范围狭窄以及重复刻板行为为主要特征的神经发育性障碍。近

20 多年，孤独症在国际上从罕见病变为一种常规疾病，同一时期，孤独症就诊率和识别率也上升了。

此外，过去四十多年间，中国城镇化及互联网的快速发展带来的留守儿童现象、离婚率上升、独生子女、"鸡娃式"教育等一系列社会变化，都在深刻影响着儿童青少年的心理健康。过度保护的教养方式，对儿童单一的评价标准，儿童运动减少，面对面的社交和睡眠时间下降、自由玩耍、适度冒险、自我探索都让位给课程学习，再加上智能手机、虚拟社交的日益普及等多个因素交织在一起，都可能是导致儿童心理精神障碍患病率上升的重要因素。

二、儿童心理障碍的分类与诊断

(一)儿童心理障碍分类与诊断的目的和原则

分类是根据大量观察并将疾病所具有的不同特征按照某些确定的原则和标准，分成类别和系统的过程。分类的目的：可以将同类现象归纳在一起，探索发病机制、阐明其共同的理论基础、验证假说，研究疾病特征，制定治疗方案，预测疾病变化和干预反应，预测结局，制定公共卫生计划；使用统一的国际分类，易为不同国家的应用者所理解，便于不同临床医师和研究者之间交流。

人类在对疾病的探索过程中逐渐观察到疾病之间的相似性，开始对疾病进行分类。按照病因对疾病进行分类，是医学各科所遵循的基本原则。但就心理障碍而言，只有 10%左右的障碍病因已经明确，如唐氏综合征、肺炎所致精神障碍等，而大多数心理障碍都无法按照病因进行分类，只能按照现象学进行分类。

在治疗实践中，不同儿童遇到的问题在不同维度上各有特点，很难找到完全相同的两个案例。也正是因为如此，若将每个个案都当作唯一的案例对待，则无法对症状、治疗方案进行归纳。而在新的个案中，医师也无法借鉴曾经的治疗经验，这将增大在评估与诊断环节中的难度。因此，我们需要找到不同个案之间本质上的共同之处，并将其归为同类。通过分类，加深我们对儿童心理障碍的认识，有助于探索病因，与实际案例对比以获得新的信息，为进一步诊断、鉴别诊断、治疗和临床研究提供参考依据。

诊断是指根据某一分类系统，将当前个案正式地归入特定的类别。通过与儿童面谈、观察、检查(包括实验室检查)，医师对儿童个人、家庭、社会的状况或潜在的健康问题和生命过程中所遇到的重要事件进行了解，并做出心理评估。在此基础上，医师需要整合儿童信息并与其异常的心理或行为相结合，以确定这一问题是否符合某一分类系统下的诊断标准。在治疗中，诊断标准是指将疾病的症状按照不同的组合，以条理化形式列出的一种标准化条目。其中，诊断标准包括内涵标准与排除标准两部分，内涵标准包括症状学、病程标准、病情严重程度、社会功能损害等指标。总的来说，诊断在治疗中起到承上启下的作用，医师以诊断为基础，并以治疗程序为框架，通过治疗部分或完全解决儿童的问题，达到治疗的目标。

(二)合理分类需要具备的标准

一个理想的疾病分类应按病因分类，但由于多数心理障碍病因不明，常由多因素引起，其治疗和预后常与心理障碍的性质等因素有关。所以心理障碍根据临床特点、病程和结局进行分类比较科学。

不同学者对制定一个合理的儿童青少年心理和行为障碍的分类提出不同的意见。其中路特(Rutter)在 1965 年提出的 10 条标准至今仍然为大多数人所接受。

(1)分类不是仅凭概念，而是必须根据事实，描述用词规定为操作用词，必须具备术语汇编，或者提供一套被一致接受的规则和操作标准。

(2)分类是对心理和行为障碍，而不是对儿童本身。

(3)儿童时期不同阶段并无截然划分的界限，故无须对不同年龄阶段再作不同分类。但只发生于某一特殊年龄阶段的障碍作为分类还是必要的，如儿童孤独症的诊断限定发生于出生后 36 个月内，若超过 36 个月就成为不典型孤独症。

(4)分类必须是临床和科研的可靠依据，应用的描述用词也必须一致。

(5)分类对心理障碍之间提供合适的划分依据。

(6)分类必须有足够的覆盖面，将心理障碍和有关问题全部包括在内，不能遗漏。

(7)分类必须有足够的信度和效度。

(8)分类必须具备逻辑上的一致性，并在一定年限内稳定不变。

(9)分类为临床工作提供科学依据，对临床诊断有帮助。

(10)分类在日常临床工作中切实可用，且便于统计处理。

就 Rutter 所提出的分类要求，目前尚无任何分类系统能够满足所有标准。但是现今已积累了相当多资料，相信制定一个符合以上标准的分类已为期不远。

(三)常用的儿童心理障碍分类诊断系统

目前常用的最有国际影响的两个分类系统是 WHO 出版的《国际疾病分类》(*International Classification of Diseases*，ICD)和美国精神病学会出版的《精神障碍诊断与统计手册》(*Diagnostic and Statistical Manual of Mental Disorders*，DSM)，其基本建构是按照病类、病种、病型进行分类。

1948 年，《国际疾病分类》(第 6 版)(ICD-6)首次纳入了精神疾病的分类，统称"精神病、神经症和人格障碍"，包括 10 种精神病；随着 ICD-7(1957)、ICD-8(1968)、ICD-9(1978)的出版，分类在实践中不断完善，合理地归类了一些儿童青少年时期会出现的一些疾病，特别是确立了"特发于儿童和青少年时期的精神障碍"。1992 年出版的 ICD-10 对 3 类儿童精神障碍进行了病种、病型编码分类，包括精神发育迟滞、心理发育障碍和儿童与少年期起病的行为与情绪障碍。

1952 年，美国精神病学会开发了 DSM，并于 1968 年完成第一次修订。在 DSM 的早期版本中，并没有对儿童青少年的心理障碍进行专门的界定。除智力发育迟滞和儿童期精神分裂症外，大多数儿童障碍的诊断都是简单地参照成人类别。1980 年，完成第二次修订的 DSM-3 中包含了更多的儿童类别，并提出以临床轴为主的多轴诊断概念。这一版本的 DSM 考虑到同种障碍可能表现出的不同症状模式，并且开始关注问题发生的情境性因素。1994 年，DSM 完成了第三次修订，修订后的 DSM-4 补充了多轴诊断的类别。目前最新版本的 DSM 为 2013 年出版的 DSM-5，通过综合分析，美国精神病学会在 DSM-4 中取消了多轴诊断系统。

现代中国精神疾病分类开始于 1958 年的第一次全国精神病防治工作会议。当时并没有特发儿童青少年时期的精神障碍的条目。1979 年公布了《中国精神疾病分类试行草案》，儿童精神疾病被单独提出，排为第 19 类。1989 年出版的《中国精神疾病分类与诊断标准》(第 2 版)(CCMD-2)和 2001 年出版的第 3 版(CCMD-3)，体现出与国际接轨的原则，都强调了"特发于儿童青少年期的精神障碍"。根据我国的社会文化特点和精神障碍的传统分类，某些列入国际分类的精神障碍暂不列入 CCMD-3，如 ICD-10 的 F52.7 性欲亢进、F60.31 边缘型人格障碍、F64.2 童年性身份障碍、F66 与性发育和性取向有关的心理及行为障碍的某些亚型、F68.0 出于心理原因渲染躯体症状、F93.3 同胞竞争障碍等。由上可见，CCMD-3 没有全盘照搬 ICD-10 分类和编码，但已尽量向 ICD-10 靠拢，并将 ICD-10 编码和名称在后缀的括号中列出，以便对照。

目前儿童青少年精神障碍分类主要按症状、现象和经验进行分类诊断，并兼顾病因分类和诊断。《国际疾病分类》(第 10 版)(ICD-10)、美国的《精神障碍诊断与统计手册》(第 4 版)(DSM-4)、《中国精神障碍分类与诊断标准》(第 3 版)(CCMD-3)，均按这一原则进行精神障碍的分类。

(四)ICD、DSM和CCMD-3的儿童少年精神障碍分类

1. ICD 儿童少年精神障碍分类　ICD-10 将精神障碍归纳为 10 个大类。儿童精神障碍占了其中 3 类，即精神发育迟滞、心理发育障碍和童年与少年期起病的行为与情绪障碍(表 2-1)。而在 ICD-11 中，行为与精神障碍主要被归类为精神、行为和神经发育障碍，并且与 DSM-5 接轨(表 2-2)。

表 2-1 ICD-10 儿童少年精神障碍的分类

F70~F79　精神发育迟滞	F91　品行障碍
F70　轻度精神发育迟滞	F91.0　局限于家庭的品行障碍
F71　中度精神发育迟滞	F91.1　未社会化的品行障碍
F72　重度精神发育迟滞	F91.2　社会化的品行障碍
F73　极重度精神发育迟滞	F91.3　对立违抗性障碍
F78　其他精神发育迟滞	F91.8　其他品行障碍
F79　未特定的精神发育迟滞	F91.9　品行障碍，未特定
F80~F89　心理发育障碍	F92　品行和情绪混合障碍
F80　特定性言语和语言发育障碍	F92.0　抑郁性品行障碍
F80.0　特定性言语构音障碍	F92.8　其他品行与情绪混合性障碍
F80.1　表达性语言障碍	F92.9　品行与情绪混合性障碍，未特定
F80.2　感受性语言障碍	F93　特发于童年期的情绪障碍
F80.3　伴发癫痫的获得性失语症	F93.0　童年离别焦虑障碍
F80.8　其他言语和语言发育障碍	F93.1　童年恐怖性焦虑障碍
F80.9　言语和语言发育障碍，未特定	F93.2　童年社会性焦虑障碍
F81　特定学校技能发育障碍	F93.3　同胞竞争障碍
F81.0　特定阅读障碍	F93.8　其他童年情绪障碍
F81.1　特定拼音障碍	F93.9　童年情绪障碍
F81.2　特定计算技能障碍	F94　特发于童年和少年期的社会功能障碍
F81.3　混合性学校技能障碍	F94.0　选择性缄默症
F81.8　其他学校技能发育障碍	F94.1　童年反应性依恋障碍
F81.9　学校技能发育障碍，未特定	F94.2　童年脱抑制性依恋障碍
F82　特定性运动功能发育障碍	F94.8　童年其他社会功能障碍
F83　混合性特定发育障碍	F94.9　童年社会功能障碍，未特定
F84　广泛性发育障碍	F95　抽动障碍
F84.0　儿童孤独症	F95.0　一过性抽动障碍
F84.1　不典型孤独症	F95.1　慢性抽动或发声抽动障碍
F84.2　Rett 综合征	F95.2　发声和多种动作联合抽动障碍(Tourette 综合征)
F84.3　其他儿童期瓦解性障碍	F95.8　其他抽动障碍
F84.4　多动障碍伴发精神发育迟滞和刻板动作	F95.9　抽动障碍，未特定
F84.5　Asperger 综合征	F98　通常起病于童年或少年期其他行为情绪障碍
F84.8　其他发育障碍	F98.0　非器质性遗尿症
F84.9　发育障碍，未特定	F98.1　非器质性遗粪症
F88　其他心理发育障碍	F98.2　婴幼儿和儿童进食障碍
F89　未特定性心理发育障碍	F98.3　婴幼儿和儿童异食癖
F90~F98　通常起病于童年、少年期的行为和情绪障碍	F98.4　刻板动作障碍
F90　多动性障碍	F98.5　口吃
F90.0　多动和注意障碍	F98.6　言语急促杂乱
F90.1　多动性品行障碍	F98.8　其他特定性行为与情绪障碍
F90.8　其他多动性障碍	F98.9　未特定行为与情绪障碍
F90.9　多动性障碍，未特定	F99　未特定精神障碍

表 2-2 ICD-11 儿童青少年精神障碍的分类

1. 神经发育障碍	6A0Y　其他特定神经发育障碍
6A00　智力发育障碍	6A0Z　未特定的神经发育障碍
6A01　发育性言语和语言障碍	2. 心境障碍
6A02　孤独症谱系障碍	6A60-Z　双相及相关障碍
6A03　发育性学习障碍	6A70-8Z　抑郁障碍
6A04　发育性运动协调障碍	3. 焦虑及恐惧相关障碍
6A05　注意缺陷多动障碍	6B00　广泛性焦虑障碍……
6A06　刻板运动障碍	6B01　惊恐障碍……

6B02　场所恐惧症……	5. 行为障碍与其他障碍
6B03　特定恐惧症……	6B80　神经性厌食症
6B04　社交焦虑障碍	6B81　神经性贪食症
6B05　分离焦虑障碍	6B82-Z　暴食障碍及其他喂养进食障碍
6B06　选择性缄默症	6C00　遗尿症
6B0Y　其他特定焦虑及恐惧相关障碍	6C01　遗粪症
6B0Z　未特定的焦虑及恐惧相关障碍	6C4H　非精神活性物质使用所致障碍
6B20-Z　强迫症及相关障碍	6C4Z　非特定的物质使用所致障碍
4. 应激相关障碍	6C50-Z　成瘾行为所致障碍
6B40-1　创伤后应激障碍	6C70　纵火狂
6B42　延长哀伤障碍	6C71-Z　偷窃狂及其他冲动控制障碍
6B43　适应障碍	6C90　对立违抗性障碍
6B44-Z　反应性依恋障碍及其他应激障碍	6C91-Z　去社会品行障碍及去社会障碍
QE84　急性应激反应	6D50-Z　做作障碍

2. DSM-4 儿童少年精神障碍分类

(1)首次诊断的婴儿、儿童或青少年精神障碍

1)神经发育障碍：包括智力障碍、交流障碍(如语言障碍、语音障碍、口吃等)、孤独症谱系障碍、注意缺陷多动障碍、特定学习障碍、运动障碍、抽动障碍和其他神经发育障碍。

2)抑郁障碍：包括破坏性心境失调障碍，指表现出持续的易激惹和频繁发作的极端行为失控的儿童。首次诊断不能在 6 岁前或 18 岁后。这是 DSM-5 新增的一种诊断。

3)焦虑障碍：包括分离焦虑障碍、选择性缄默症、特定恐惧症、社交焦虑障碍(社交恐惧症)等。

4)强迫及相关障碍：包括强迫症(25%的患者在 14 岁前起病)、躯体变形障碍(起病年龄常为12～13 岁)、拔毛癖(常随青春期而发生)、抓痕障碍(常见于青少年)。

5)创伤及应激相关障碍：包括反应性依恋障碍、脱抑制性社会参与障碍、创伤后应激障碍、急性应激障碍、适应障碍。

6)排泄障碍：包括遗尿症、遗粪症。

7)破坏性、冲动控制及品行障碍：包括对立违抗性障碍、间歇性暴怒障碍、品行障碍。

(2)某些在 DSM-4 中没有单独列为儿童或青少年精神障碍的类别

1)精神分裂症谱系及其他精神病性障碍：如儿童期的精神分裂症。其妄想和幻觉可能描述不清，视幻觉更常见，应该与正常的幻想相区分。

2)双相及相关障碍：如环性心境障碍。儿童中症状发生的平均年龄为 6.5 岁。

3)分离性障碍：儿童期的分离性身份障碍一般不会表现出身份改变；反之，他们主要呈现出精神状态的重叠和干扰，并伴随与体验中断相关的症状。分离性障碍平均起病年龄为 16 岁。

4)躯体症状及相关障碍：如躯体症状障碍。

5)喂食及进食障碍：如回避性/限制性摄食障碍。婴儿期或儿童早期常与摄取不足或对进食缺乏兴趣有关的。10 岁前的儿童通常是基于食物感官特征的回避。神经性厌食、神经性贪食和暴食障碍，通常始于青春期。

6)睡眠-觉醒障碍：如儿童期的阻塞性睡眠呼吸暂停低通气峰值出现于 3～8 岁。非快速眼动睡眠唤醒障碍最常见于儿童期，梦魇障碍开始于 3～6 岁。

7)性别烦躁：性别烦躁的表现随年龄而变化，因而为儿童、青少年和成人分别制定了诊断标准。儿童的诊断标准以更具体和行为性的方式来定义。

8)物质相关及成瘾障碍：如烟草相关障碍。

(3)可能成为临床关注焦点的其他状况：这些状况和问题未达到精神障碍的程度，但在临床实践中可能遇到。

1)家庭教养相关问题：如亲子关系问题、同胞关系问题、远离父母的教养(留守儿童或寄宿儿童)、收养、离家出走和儿童受父母关系不和谐的影响。

2)儿童虐待与忽视问题：虐待包括躯体虐待和心理虐待。

3)教育问题：如学业问题、拒绝上学。

4)住房与经济问题：如邻居关系不和谐，与寄宿机构相关的问题、贫困等。

5)与社会环境相关的其他问题：如开始或完成学业，离开父母、同伴排斥、歧视、欺负他人等。

6)个人史的其他情况：如心理创伤史、个人自残史、不良生活方式、肥胖、边缘性智力功能、破坏性/注意-寻求行为、纵火、未解决的悲伤/丧失、低自尊、撒谎/操纵、逆反、随意的性行为、自杀等。

(4)DSM-5 相对 DSM-4 的变化

1)修改的原则：着重于诊疗方法的改进；着重临床实用性；所有建议皆须有研究结果佐证。

2)设置第三部分目标：第三部分作为一个单独章节，为临床应用提供明确、初步参考，但在成为受官方推荐手册主体内容前还需要深入研究。

3)新删改除：新增包含破坏性心境失调障碍共 15 项疾病；删除 2 项疾病；合并成新的疾病(如语言障碍、孤独症谱系障碍)；创伤后应激障碍被重新归类成为新章节(表 2-3)。

表 2-3　DSM-4 与 DSM-5 中与儿童青少年相关的精神障碍

DSM-4 目录	DSM-5 目录
一、通常在婴儿、儿童或少年期首次诊断的障碍	一、神经发育障碍
1. 精神发育迟缓	1. 智力障碍
2. 学习障碍	2. 交流障碍
3. 动作技巧障碍	3. 孤独症谱系障碍
4. 交流障碍	4. 注意缺陷/多动障碍
5. 广泛性发育障碍	5. 特定学习障碍
6. 注意缺陷及破坏性行为障碍	6. 运动障碍
7. 婴幼儿期喂食和饮食障碍	7. 其他神经发育障碍
8. 抽动障碍	二、精神分裂症谱系及其他精神病性障碍
9. 排泄障碍	三、双相及相关障碍
10. 婴儿、儿童或少年期其他障碍	四、抑郁障碍
二、与物质有关的精神障碍	五、焦虑障碍
三、精神分裂症及其他精神病性障碍	六、强迫及相关障碍
四、心境障碍	七、创伤及应激相关障碍
五、躯体型精神障碍	八、分离障碍
六、分离性精神障碍	九、躯体症状及相关障碍
七、性及性身份识别障碍	十、喂食及进食障碍
八、进食障碍	十一、排泄障碍
九、睡眠障碍	十二、睡眠-觉醒障碍
十、冲动控制障碍	十三、性别烦躁
十一、适应障碍	十四、破坏性、冲动控制及品行障碍
十二、可能成为临床注意焦点的其他问题	十五、物质相关及成瘾障碍
	十六、可能成为临床关注焦点的其他状况

4)除了孤独症，DSM-5 其他更改都放宽了诊疗标准，忽略误诊风险，扩大了精神疾病诊疗范围，为一些可能实际上存在日常问题患者贴上了精神疾病标签。

3. CCMD-3 儿童少年精神障碍分类　CCMD-3 共十大类，其中涉及儿童少年精神障碍的有两个类别(表 2-4)：①精神发育迟滞与童年和少年期心理发育障碍；②童年和少年期的多动障碍、品行障碍和情绪障碍，如既见于儿童，又见于成人的疾病均置于成人有关的项目之下(如强迫症、抑郁症、精神分裂症等）。为国内提供了客观的、适合中国国情的诊断标准。

表 2-4 CCMD-3 儿童少年精神障碍的分类

70~79 心理精神发育障碍	80.1 多动性品行障碍
70 精神发育迟滞	80.8 其他类型多动性障碍
70.0 轻度精神发育迟滞	80.9 未特定的多动性障碍
70.1 中度精神发育迟滞	81 品行障碍
70.2 重度精神发育迟滞	81.0 品行障碍
70.3 极重度精神发育迟滞	81.3 对立违抗性障碍
70.8 其他类型精神发育迟滞	81.8 其他类型品行障碍
70.9 未特定的精神发育迟滞	81.9 未特定的品行障碍
71 特定性言语和语言发育障碍	82 品行与情绪混合障碍
71.0 特定性言语构音障碍	83 特发于童年的情绪障碍
71.1 表达性语言障碍	83.0 儿童离别性焦虑障碍
71.2 感受性语言障碍	83.1 儿童恐惧性焦虑障碍
71.3 伴发癫痫的获得性失语(Landau-Kleffner 综合征)	83.2 儿童社交性焦虑障碍
71.8 其他言语和语言发育障碍	83.8 其他类型童年情绪障碍
71.9 未特定的言语和语言发育障碍	83.80 儿童广泛性焦虑障碍
72 特定性学习技能发育障碍	83.9 未特定的童年情绪障碍
72.0 特定性阅读障碍	84 儿童社会功能障碍
72.1 特定性拼写障碍	84.0 选择性缄默症
72.2 特定性计算技能障碍	84.1 儿童反应性依恋障碍
72.3 混合性学习技能发育障碍	84.8 其他类型儿童社会功能障碍
72.8 其他类型学习技能发育障碍	84.9 未特定的儿童社会功能障碍
72.9 未特定的学习技能发育障碍	85 抽动障碍
73 特定性运动技能发育障碍	85.0 短暂性抽动障碍
74 混合性特定发育障碍	85.1 慢性运动或发声抽动障碍
75 广泛性发育障碍	85.2 发声和多种运动联合抽动障碍(Tourette 综合征)
75.0 儿童孤独症	85.8 其他类型抽动障碍
75.1 不典型孤独症	85.9 未特定的抽动障碍
75.2 Rett 综合征	88 通常起病于童年和少年期的其他行为与情绪障碍
75.3 童年瓦解性精神障碍(Heller 综合征)	88.0 非器质性遗尿症
75.5 Asperger 综合征	88.1 非器质性遗粪症
75.8 其他类型广泛性发育障碍	88.2 婴幼儿和童年喂食障碍
75.9 未特定的广泛性发育障碍	88.3 婴幼儿和童年异食癖
78 其他心理发育障碍	88.4 刻板性运动障碍
79 未特定性心理发育障碍	88.5 口吃(结巴)
80~89 通常起病于童年和少年期的行为与情绪障碍	88.8 其他类型儿童精神障碍
80 多动与注意缺陷障碍	88.9 未特定的儿童精神障碍
80.0 多动与注意缺陷障碍	……

本书各章节对应的 ICD、CCMD 编码见表 2-5。

表 2-5 本书章节对应的 ICD、CCMD 编码

	ICD-10	ICD-11	CCMD-3
一、儿童发展性障碍			
1. 智力障碍	F70-F79	6A00	70
2. 孤独症谱系障碍	F84	6A02	75
3. 儿童精神分裂症	F20-F29	6A20	
4. 交流障碍	F81、F98	6A01	71、88.5

续表

	ICD-10	ICD-11	CCMD-3
二、儿童行为障碍			
1. 注意缺陷多动障碍	F90	6A05	80
2. 品行障碍	F91-F92	6C91-6C9Z	81
三、儿童情绪障碍			
1. 抑郁障碍	F32-F34	6A70-6A8Z	
2. 双相障碍	F31	6A60-6A6Z	
3. 破坏性心境失调障碍		6A72	
4. 创伤后应激障碍	F43	6B40	
四、儿童焦虑障碍			
1. 焦虑障碍	F41、F93	6B00、6B04-6B06	83
2. 强迫障碍	F42	6B20	
3. 恐惧障碍	F40	6B02、6B03	
五、儿童语言发育障碍和学习障碍			
1. 语言发育障碍	F80	6A01	71
2. 学习障碍	F81	6A03	72
六、儿童虐待和自杀自伤			
1. 儿童虐待	Z61		
2. 儿童性虐待	Z61		
3. 儿童自杀与自伤行为	Z91		
七、儿童其他障碍			
1. 进食障碍	F50	6B80-6B8Z	
2. 抽动障碍	F95	8A05	85
3. 睡眠障碍	F51		
4. 躯体形式障碍	F45		
5. 物质相关与成瘾障碍	F55	6C4H-6C5Z	
6. 脑性瘫痪	G80-83		

注：DSM 上的疾病编码实际上为 ICD-9 或 ICD-10 疾病编码

第二节　儿童发育评估

在门诊和临床、科研工作中，需要从整体研究儿童心理发生发展规律，心身的相互联系及所致的机体状态变化规律，从儿童的心理行为表现、发育和智商水平、躯体健康状况、心理社会应激及适应能力 5 个方面来综合检测评估，对儿童的心理状态进行多角度、多层次的分析和描述，筛查出儿童心理及精神疾病。

儿童发育评估的目的、任务和过程

（一）儿童发育评估的目的和任务

儿童发育评估的目的是描述儿童青少年个体的健康状况，从生理、心理、社会等方面对构成儿童青少年健康的各要素进行评估，为研究增进儿童青少年的健康机制和方法提供依据；评估儿童青少年发育水平、日常健康行为习惯的形成和生活方式的有效水平；评估儿童青少年健康和疾病状态下的认知、行为、社会、情感等心理行为表现及对发育的影响；评估环境因素(社会、学校、家庭)对防治心理行为疾病和增进健康的影响；评估疾病康复过程中的各种治疗方法的效果及其与心理社会影响因素的相互作用；评估个体对不同应激刺激的反应，主要指在实验室控制条件下，观察个体对各种应激事件的身心反应性质和程度。

儿童发育评估的主要任务是发现儿童发展过程中的 4 个因素，即易感因素、促发因素、维持因素和保护因素。易感因素亦称"危险因素"，是使儿童具有发生障碍的危险性或倾向的因素，如产前危险因素包括孕妇营养不良、滥用药物、病毒感染、辐射、患病等。围生期危险因素有缺氧、早产或滞产、产伤和药物。促发因素是引发障碍或使问题恶化的因素。维持因素是心理障碍得以持续存在的因素。保护因素是阻止心理障碍进一步恶化的因素。

（二）评估者应具备的条件

1. 专业知识　要掌握相应的医学心理知识，同时还要掌握评估技术，并要具有分析结果和应用结果的能力。对于儿童，要掌握各年龄阶段的发育情况。

2. 心理素质　良好的评估者要具备适合本工作的心理素质。包括敏锐的观察能力，能懂得人的思想感情和性格，会设身处地同情被测者的共情能力，善于利用线索及经验去判断的智力，能做到无偏见，不盲目自信、不轻信，恰如其分地评估他人的自知之明，情绪稳定、独立等品质。

（三）发育评估的谈话环境、态度、方式

1. 谈话环境　在与儿童及其家长谈话时首先应营造一个良好的环境，房间需要简洁、安静、明亮，像会客室一样摆上沙发或软椅，营造一种温馨祥和的气氛。谈话最好是一对一进行。同时配备一间儿童的活动室，活动室内设有一些简单的玩具，并装有摄像装置，使得评估者一边与家长谈话，一边通过屏幕便可以观察到儿童的真实表现。例如，患注意缺陷多动障碍的儿童，会在活动室里一刻也静不下来，一种玩具没有玩完就对另一种又感兴趣了；有攻击性行为的儿童会随意地摔打玩具等。

2. 谈话态度　为了取得儿童及其家长的信赖，与儿童及其家长谈话时，首先应营造一个良好气氛，保持热情和关心的态度，取得他们的信任与合作，与儿童及环境有关的资料主要从家长谈话中获得。对年长儿童，简短直接的对话可获得更准确的了解。要有真诚的态度和"共情"的原则，耐心倾听对方的谈话，鼓励儿童大胆说出自己的想法。

3. 谈话方式　谈话时要保持眼神接触，与家长或儿童接诊谈话应避免坐在诊断桌两旁，给人一种看病的感觉，这会让对方感到感情上的隔离。通常，尽量不要打断他们的谈话，一次也不要提出太多的问题，扼要记录家长谈话后仍保持眼神接触，需要做较长时间的记录时，应对家长说明重要性，请他谅解谈话时的暂时中断。要注意儿童的隐私，若有助手在旁，应说明其身份及参与的理由。录音需要先取得儿童及其家长的同意，并可以简短地重复某些要点作为反馈。

（四）儿童发育评估过程

儿童发育评估通常由会谈、精神检查和心理评估 3 个部分组成：会谈是指评估者通过谈话的方式，向儿童青少年和（或）家长、照顾者了解主诉、病史及相关背景资料的过程；精神检查是指专业人员通过访谈、直接观察、间接观察等方法对儿童青少年精神状态进行全面评估的过程；心理评估包括访谈法、观察法及测验法。

1. 会谈　通过会谈和行为观察等互动过程，评估者可以与家长和儿童建立关系、采集病史、界定问题、建立初步诊断假设、安排下一步的诊疗计划。

一般说来，会谈的目标有：①明确就诊或转诊的原因，呈现关注点，描述问题、症状出现等相关情况；②了解儿童发展及功能状况；③了解儿童行为上的困难、功能损害及主观痛苦；④了解影响儿童发展的潜在个人、家庭和环境因素。围绕上述目标，可根据儿童年龄和发展水平、交流能力选择会谈顺序，对于心理年龄<10 岁的儿童可先访谈家长；≥10 岁则需要询问儿童的意见，确定是先访谈家长还是先访谈儿童。具体会谈及观察内容包括以下方面。

（1）初次与父母（照顾者）的会谈：病史是儿童心理行为障碍评估的重要依据之一，通过病史询

问可以明确以下问题：父母或照顾者担心的问题是什么？回溯判断儿童发育史是否偏离？在针对父母及照顾者的会谈中最常见的现象是与父母、老师等不同信息提供者提供的信息不一致，因此，如有必要，还需要考虑纳入多种渠道的信息。会谈中需要运用多种访谈技术得到不同的信息，如：用特定问题得到具体的编年史类信息，用开放式间接问题得到关于情感、关系等信息。时间允许要避免过早缩小焦点，给父母或照顾者一个机会以他们自己的方式讲述事件及观点。

下面列出的是供参考的家长会谈提纲：

1)父母担心的原因

评估父母担心的原因：澄清谁担心？为什么是这个儿童？为什么此时寻求帮助？父母对评估的期待。

问题的细节：病程(包括问题的首发年龄和持续时间、频率和强度、在什么情况下发生问题)；结果(包括痛苦的程度，对生理健康、社会、家庭、认知、情绪、学业的影响)；功能受损程度；有无伤害自己或他人的危险；是否持续的危险或持续丧失功能；对发展的不良影响；父母、儿童、同伴及其他人对问题行为的态度；以往寻求帮助的细节；以往评估及诊断、治疗史。期望的治疗类型有哪些？(生理或药物方面、心理治疗、社会支持)

改变的资源有哪些？(个人资源、社会资源)

改变的阻碍：改变的外部阻碍和内部阻碍，如是否有因病获益。

2)讨论可操作的评估流程：评估的方式、时间，费用，保密的原则，允许并提供儿童在学校、其他机构或其他医院的档案，准备儿童的访谈，谁来拿评估报告。

3)反馈：父母对访谈者的性别、年龄、个性特征的反馈，对机构的设置及评估室设置的反馈。

4)在特定家庭背景下的发育史：截至会谈时的客观发展史以及家长对儿童的感受；编年史，那些可能影响儿童的重大事件；母孕期、婴幼儿期及养育史：受孕是否为计划内的？当时家庭的状况？母孕期压力？之前的受孕、流产史；妊娠并发症，包括母孕期饮酒、物质滥用；出生史；喂养史及睡眠情况；婴幼儿期气质、节律性及依恋发展情况；体格发育及既往史；发展史包括发育里程碑(字词、句子、坐、爬、走、如厕、骑自行车、穿衣、吃饭等)；情绪发展、气质、兴趣爱好、优势长处；社会发展包括从事平行游戏、目前游戏水平，青春期反应、反抗期，有无自伤、自杀；家庭关系；学校功能，同伴关系，社会适应能力，人际交往能力，学习能力。

5)评估家庭和环境：父母优点、弱点，有冲突的地方；父母对儿童的态度，包括希望、担心；父母的依恋模式；父母与儿童之间的气质类型是否合适；父母自身的成长经验，以及对儿童养育观念、行为的影响；教育、职业、经济、种族、文化背景。

家庭和家族情况：家庭结构、成员；家庭的交流方式、解决问题方式、家庭成员间的界限；家庭的情绪基调(支持性、批判性、敌意、控制性)；家庭的日常活动、休闲方式、原则性、压力等。

家族疾病史。

社区环境：环境支持，也包括不良环境影响。

完整的初次会谈往往至少需要 1.0～1.5h，可考虑分次完成。

(2)初次与儿童青少年的会谈：由于大部分就诊的儿童青少年是非自愿的，需要评估者细心建立良好关系，充分运用共情、观察、倾听、善于提问、陈述等沟通技巧以便高质量地完成与儿童青少年的会谈和行为观察。会谈和行为观察中要时时考虑儿童青少年的实际年龄，使用简单、具体的言语，使用媒介、投射、视觉帮助，选择合适的互动形式，多利用非言语及间接方法交流。对于低年龄的儿童，游戏是一种比较容易的观察方法。

下面列出的是供参考的儿童青少年访谈提纲：

1)正式访谈前的准备：澄清评估的目的，包括就诊原因、儿童对此观点、医生角色、保密原则等。

2)讨论存在的问题。

3)主要功能的情况(参考发育史)。

4)询问特定的精神病理症状，有无以下情况：①抑郁、低自尊、自杀观念或行为；②过度焦虑和恐惧；③生理症状，如头痛、腹痛等；④幻觉、妄想；⑤强迫、重复行为；⑥反社会行为；⑦物质滥用。

5) 询问潜在的创伤史，身体或性虐待、家庭暴力等。

2. 精神检查 对儿童进行精神检查应包括以下内容。

(1) 仪表和行为：衣着是否整洁？与身份是否相称？姿势如何？有无奇异行为或动作？儿童是否有刻板动作、强迫性仪式性行为及自伤行为？是否避免目光接触？儿童对陌生环境、陌生人和父母离开时是什么反应？自我行为调节控制能力、遵守社会道德行为表现。

(2) 言语和沟通：过程中，儿童的言语理解及表达的发育水平是否与年龄相当？有无刻板重复言语、即时或延迟模仿性言语及自我刺激式言语？是否能围绕一个话题进行交谈及遵从指令情况？言语是否流畅？有无言语过多或过少？有无句法或用词不当？能否运用非言语的沟通方式，如微笑、皱眉、手势、点摇头或其他动作、姿势及面部表情进行交流？与人沟通的兴趣如何？

(3) 思维内容：有无问话回答不切题，内容散漫？有无反复的主诉，持续的问题？有无妄想？儿童的同理心发育如何？如父母或检查者假装受伤痛苦时儿童是否有反应？是什么反应？

(4) 感觉和认知：功能感觉(听、视、触觉等)有无损害？儿童是否对玩具及周围物品感兴趣？玩具使用的方式及游戏能力如何？能否集中注意于当前的任务？对时间、空间的定向力如何？记忆力如何？能不能做适合其年龄及发展水平的简单的心算、阅读和书写？

(5) 情绪心境如何：情绪的稳定性、协调性和反应强度是否适当？是否有情绪不稳、激动、焦急、忧愁、欣快、发怒、淡漠等？自我报告与观察的表情是否一致？

(6) 洞悉和判断：对自己的行为和情感是否有所认识？对造成问题的原因有无了解？对自己的病情有无自知力？对改善自己情境的迫切程度？

(7) 智能发育的水平是否与年龄相当？有无落后？是否有相对较好或超常的能力？

3. 心理评估 心理评估的常用方法有访谈法、观察法和测验法。

(1) 访谈法：基本形式是一种面对面的语言交流，也是心理评估中最常用的一种基本方法。访谈的形式包括自由式访谈和结构式访谈两种。前者的谈话是开放式的，气氛比较轻松，被评估者较少受到约束，可以自由地表现自己。后者根据特定目的预先设定好一定的结构和程序，谈话内容有所限定，效率较高。访谈是一种互动的过程。评估者掌握和正确使用访谈技巧是十分重要的。访谈技巧包括言语沟通和非言语沟通(如表情、姿态等)两个方面。在言语沟通中，包括听与说。在非言语沟通中，可以通过微笑、点头、注视、身体前倾等表情和姿势表达对被评估者的接受、肯定、关注、鼓励等思想感情，从而促进被评估者的合作，启发和引导他，将问题引向深入。

(2) 观察法：是通过对被评估者行为表现直接或间接(通过摄影录像设备)的观察或观测而进行心理评估的一种方法。观察法可分为自然观察法与控制观察法两种形式。前者指在自然情境(如家庭、学校、幼儿园或工作环境)中，被评估者的行为不受观察者干扰，按照其本来方式和目标进行所得到的观察。后者指在经过预先设置的情境中所进行的观察。

观察法的优点是材料比较真实和客观，对儿童的心理评估以及对一些精神障碍者的评估而言，观察法显得尤为重要。不足之处是，观察法得到的只是外显行为，不易重复。观察结果的有效性还取决于评估者的洞察能力、分析综合能力等。

(3) 测验法：在心理评估中，心理测验占有十分重要的地位。心理测验可以对心理现象的某些特定方面进行系统评估，并且测验一般采用标准化、数量化的原则，所得到的结果可以参照常模进行比较，避免了一些主观因素的影响。心理测验的应用范围很广，种类也十分多。

第三节 儿童心理测验

科学的心理测验始于19世纪的欧洲，儿童心理测验编制和使用在过去的几十年中，无论在国内还是国外，都更规范化和法制化，儿童心理测验呈现出本土化、实用化趋势。

0～6 岁心理测验对测试者的要求更加严格，除专业技术需要严格培训外，还要有心理学相关知识及法律知识，以保证心理测验符合测验伦理和法律。在实际测查过程中，指导语的表述、观察记录、对反应时的评分、对答案的记录、判断和评分等都需要主试及时做出尽量客观真实的评价，严格按指导语进行操作，不要让家长插话，防止暗示、启发、诱导。向家长解释测试结果时，要恰当、注意技巧，尤其对发育落后的婴幼儿更要慎重。

一、儿童心理测验的分类

按照测验的功能将心理测验划分为发育评估测验、智力测验(包括适应行为量表)、人格测验、神经心理测验、临床心理测验。

发育评估测验常用于评估儿童的身心发展水平和特征，如丹佛发育筛查测验、格塞尔发育诊断量表、贝利婴幼儿发育量表等。

智力测验的功能是测量人的一般智力水平，如比奈-西蒙智力量表、斯坦福-比奈智力量表和韦氏儿童智力量表等。

人格测验的功能是测量性格、气质、兴趣、态度、品德、情绪、动机、信念等个性中除能力之外的心理特征，一类是问卷法，另一类是投射法。前者如艾森克个性问卷，后者如罗夏墨迹测验、主题统觉测验。

神经心理测验是在现代心理测验基础上发展起来的用于评估脑功能的一类心理测验方法，是神经心理学研究脑与行为关系的一种重要方法，如威斯康星卡片分类测验、HR 神经心理成套测验、儿童神经心理缺陷主观意识问卷等。

临床心理测验是用来收集、记录各种心理现象或行为并给予量化的一种测量工具，可用于临床工作中观察和记录病情、协助疾病诊断、追踪评价药物治疗和训练教育效果、评估预后。

二、儿童心理测验工具的选择与准备

(一)儿童心理测验工具的选择需要注意以下问题

1. 了解量表的性能与结构，是否符合评价的目的，是否能够解决问题，是否符合标准化、信度效度和成熟度的要求。

2. 了解实施方法是否有特殊的要求。例如，自评量表需要足够的阅读理解能力，他评量表需要测试者熟练掌握该量表的评估技术。

3. 了解常模的构成，能否代表测评对象所处的群体。

(二)儿童心理测验工具的选择上常犯的错误

1. 选择杂志上的"娱乐性测验"。即没有经过标准化编制，缺乏信度效度，缺乏严谨性、科学性和客观性的测试。

2. 使用年代过久甚至直接用国外量表。常模由于年代的不同或文化地域差异，而缺乏代表性，是否能作为现群体的参照群体需要谨慎考量。

3. 不具备心理测验知识，盲目选择测验及自行施测、解释。

(三)儿童心理测验准备

1. 测试者应做好以下测试准备　熟悉指导语并流利地用口语说出；熟悉具体程序，有些测试需要专门训练；讲解或阅读测验手册，观察演示和操作练习；做好应对突发事件及被提问的准备；他评需要参加测试者的技能培训，并通过一致性评价程序考试。

2. 测试材料和测试环境的准备　应准备好测试题目、答卷纸、计分键、指导书、纸笔和计时表等测试材料；测试环境应注意有良好的光线、通风，适宜的温度，尽量在没有噪声的场所，桌面只摆放测量用具和必需的用品等，避免打断和干扰。

3. 施测过程准备　首先建立良好的关系；低龄儿童应通过游戏，提高他们的积极性和配合度；

大龄儿童应通过竞争来激发动机，有利于他们发挥好自身水平；施测前应认真讲解指导语，解释被测者的疑问；施测过程注意语速，确保被测者能听清楚内容；测试者的有意无意暗示会影响测验结果，施测时不可做点头、皱眉等暗示；保持和蔼微笑的态度，不制造紧张气氛；测试完，当场回收量表，检查是否有漏答、多选和不清楚的情况。发现是乱答的要做记号标明；测试时限也是标准化的一项内容，应根据有关时限的操作执行；心理测验过程中应保护被测者个人隐私；施测过程和分数解释应科学、客观、公正。

三、儿童智力测验和初会适应能力测验

(一)智力测验

智力测验是有关人的普通心智功能的各种测验的总称，又称普通能力测验。编制这类测验的目的是综合评估人的智力水平。目前常用的儿童智力测验包括韦氏幼儿智力量表(WPPSI)和韦氏儿童智力量表(WISC)、斯坦福-比奈智力量表(S-B)、麦卡锡儿童能力量表(MSCA)、瑞文标准推理测验、瑞文渐进模型测验、绘人(HFD)测验等。

1. 韦氏幼儿智力量表(Wechsler preschool and primary scale of intelligence，WPPSI)和韦氏儿童智力量表(Wechsler intelligence scale for children,WISC)　是儿童智力测验和诊断儿童智力低下的主要方法。韦氏智力量表第 2 版测试内容包括词语类和操作类两大部分，其主要目的是测验儿童的一般智力水平、言语和操作智力水平以及各种具体能力，如知识、计算、记忆、抽象思维等，可进行多层次能力差异性比较和智力结构的剖面分析，结果精确，适合临床使用，但量表测验耗时长，简式 1 小时左右，全式 2 小时左右，结果分析解释也较复杂，需要较长时间的专门培训才能掌握。

韦氏幼儿智力量表第 4 版中文版(WPPSI-4)适用于 2 岁 6 个月~6 岁 11 个月儿童，分为两组测验，一组适用于 2 岁 6 个月~3 岁 11 个月儿童，总智商由 5 个核心分量表的分数合成，主要指数有 3 个：言语理解、视觉空间和工作记忆。另一组适用于 4 岁~6 岁 11 个月儿童，总智商由 6 个核心分量表的分数组成，主要指数有 5 个：言语理解、视觉空间、流体推理、工作记忆、加工速度。

韦氏儿童智力量表第 4 版中文版(WISC-4)适用于 6~18 岁儿童，量表突破了以往单纯使用言语量表得分和操作量表得分的局限性，将儿童智力的测验细分到言语理解、知觉推理、工作记忆和加工速度 4 个更为具体的方面。

WISC-5 已于 2014 年秋在美国出版。目前正在修订中文版。其用视觉空间、流体推理取代了知觉推理分量表，从而提供了言语理解、视觉空间、流体推理、工作记忆和加工速度 5 个分量表作为主要指数量表。

2. 斯坦福-比奈智力量表(Stanford-Binet test of intelligence scale，S-B)　S-B 是美国斯坦福大学教授西蒙于 1916 年对"比奈-西蒙智力量表"修订而成，测验以个别方式进行，通常幼儿不超过 30~40 分钟，成人被试不多于 90 分钟。其后又进行了 3 次修订。1986 年做了第 4 次修订，简称 S-B4。适用年龄为 2 岁以上儿童或成人，包括 4 个分量表和 15 个分测验。①言语推理：由 4 个分测验组成，测验词汇、理解、言语关系等能力；②抽象/视觉推理：包括 4 个分测验，测验临摹和图像分析推理等能力；③数量推理：包括 3 个分测验，测验计数、心算和逻辑运算等能力；④短时记忆：包括 4 个分测验，测验数字记忆、句子记忆和物体记忆等能力。S-B4 采用类似离差智商的全量表标准年龄分、分量表标准年龄分和各分测验标准年龄分表示测验结果。

3. 麦卡锡儿童能力量表(McCarthy scale of children's abilities，MSCA)　MSCA 由美国麦卡锡(McCarthy)于 1972 年编制，适用年龄为 2 岁 6 个月~8 岁 6 个月，主要目的是测验受试者的认知和行为发育水平，协助诊断发育迟缓和学习障碍儿童。尽管其中某些内容具有发育量表的性质，但其与发育量表有所不同，可以有效地预测学龄前儿童的未来学习能力。我国于 1991 年完成了该量表的修订。MSCA 包括 5 个分量表和 18 个分测验，它的许多测验材料近似玩具，测试类似游戏活动，对受试儿童有很大吸引力，便于对儿童进行行为观察。该测验为个别测验，完成需要 1 小时左右。

4. 瑞文标准推理测验 该测验是纯粹的非文字智力测验,是英国人瑞文(Raven)在 1938 年设计的一个智力量表,简称瑞文智力测验,在世界各国得到广泛的应用。由于该测验是非文字的,是"测验一个人的观察力及清晰思维的能力",因而测验的结果较少受特殊文化背景的影响。在瑞文测验标准型基础上,心理学家又编制出瑞文彩色型,适用于 5～11 岁儿童和有心理障碍的成人。

5. 瑞文渐进模型测验 该测验既可用作个别测验,又可用作团体测验,目的是评估受试者的非言语智力功能,特别适用于儿童和老年人。该测验按从易到难又分 3 个水平的版本。①彩色渐进模型(CPM):适用于 5～11 岁儿童和智力水平较低者;②标准渐进模型(SPM):适用于 6 岁以上的一般儿童;③高级渐进模型(APM):适用于 11 岁以上的平均智力和高于平均智力的人。该测验能测验某些智力因素,尤其是知觉准确性、思维明晰性和空间关系能力。此外,该测验实施时间短,受言语因素影响小。但该测验不适合进行能力差异比较或智力结构特点分析。

6. 绘人(human figure drawing,HFD)测验 该测验是简便易行的智力诊断工具,是由歌德依纳夫(Goodenough)最早研究的投射测验,适用于 5～9.5 岁儿童,10～15 分钟可完成,不需要语言交往,可用于不同语言地区,结果提示可能存在认知水平、手眼协调、精细动作控制及情绪方面的问题。只要求儿童画一个人像,简单易行,能引起儿童兴趣,不易疲劳,绘人能力随着年龄发展而由简到繁,部位形状由不规则的形状到规则的形状然后到相近的形状。轮廓由单线到双线到相近的轮廓,比例更协调,因而能使儿童较好地表现出实际智能水平。但这一方法仅适用于有一定绘画基础的儿童,对不会画画的儿童不宜采用这种方法。

(二)社会适应能力测验

社会适应能力包括智慧、情感、动机、社会、运动及其他因素。智力低下是指智商低下和适应行为受损,所以在诊断智力低下和确定等级时,除了智力测验低于正常水平外,适应行为的测定也同等重要。社会适应能力常用的评估工具有婴儿至初中生社会生活能力量表(S-M)、文兰德适应行为量表(VABS)和儿童适应行为评估量表(ADQ)、适应行为评估量表第 2 版(ABAS-Ⅱ)。

1. 婴儿至初中生社会生活能力量表(S-M) 该量表是我国对日本婴儿-初中学生社会生活能力检查的修订版,而日本的婴儿-初中学生社会生活能力检查又是在美国《文兰德社会成熟量表》基础上修改而来。适用年龄为 6 个月～14 岁,用于评估儿童社会生活能力,协助诊断智力低下。包括独立生活、运动能力、作业能力、交往能力、参加集体活动、自我管理能力等部分,共 132 个项目,由家长或每天的照料人根据相应年龄逐项填写,≥10 分为正常。

2. 文兰德适应行为量表(Vineland adaptive behavior scale,VABS) VABS 由《文兰德社会成熟量表》修订而来,适用年龄为 18 岁以下,有 3 个版本,学校版本由教师作答,另外两个访谈版本由家长或照顾者回答。量表包括交流沟通、生活能力、社会交往、动作能力及问题行为 5 个分测验。评估时可根据特定的目的选择全部或数个分测验。

3. 儿童适应行为评估量表(adaptive development quotient,ADQ) 该表适用于 3～12 岁智力正常或低下儿童。目的在于评估儿童适应行为发展水平,协助诊断或筛选智力低下儿童,以及帮助制订智力低下儿童特殊训练计划。量表的结构类似美国智力低下协会适应行为量表,共有 59 个项目,分 3 个因子和 8 个分量表。①独立功能因子:由感觉运动、生活自理、劳动技能及经济活动 4 个分量表组成,评估与自助有关的行为技能;②认知功能因子:包括语言发展和时空定向 2 个分量表,评估言语功能和日常认知应用技能与认知功能关系的行为技能;③社会自制因子:含个人取向和社会责任 2 个分量表,评估个人自律、遵守社会规范等方面行为。评估结果采用离差商、因子 T 分及分量表百分位表示。

4. 适应行为评估量表第 2 版(adaptive behavior assessment system,second edition,ABAS-Ⅱ) 该表由美国心理学家帕蒂·L. 哈里森(Patti L. Harrison)和托马斯·奥克兰(Thomas Oaklan)编制。分为幼儿版、儿童版、成人版,是一套多功能的工具。因其结构与当前对适应行为的定义一致而且具有优秀的信度和效度,得到越来越广泛的应用。该量表在特殊需要幼儿的评估、中小学生的适应行为评估等方面发挥重要作用，并且在应用和研究方面与国际接轨。

ABAS-Ⅱ儿童版(CNC)与幼儿版(CNP)均由家长问卷和教师问卷组成，分3个层面评估适应行为：第一层面为一般适应综合能力；第二层面为3个主要适应领域，包括概念技能、社会技能和实用技能；第三层面为具体适应技能，包括沟通、社区应用、学习功能、居家生活(家长评估)/学校生活(教师评估)、健康与安全、社交、自我管理、自我照顾和休闲共9个方面。

四、人格测验简介

人格测验有问卷和投射测验两种形式。儿童人格测验问卷包括儿童人格测验(PIC)、儿童版艾森克个性问卷(EPQ)、16种人格因素问卷(CPQ)等，投射测验包括罗夏墨迹测验、主题统觉测验和逆境对话测验等，由于投射测验国内很少用于儿童，因此本节不再赘述。

(一) 儿童人格测验

1. 儿童人格测验(personality inventory for children，PIC) 由美国心理学家沃特等于1990年发表修订版。用以评估3～16岁儿童抑郁、焦虑、多动和社会性等人格特质。由父母完成，修订版量表有3种形式，包括131、280和420个条目。其中131个条目的为简表，只有4个分量表，施测方便。

2. 儿童版艾森克个性问卷(Eysenck personality questionnaire，EPQ) 该问卷为自评问卷，主要测查8～15岁儿童。国外EPQ儿童版本有97项，成人101项。我国修订版儿童和成人本均为88项，由3个人格维度和1个效度量表组成。①神经质(N)维度：反映情绪稳定性；②内-外向(E)维度：反映内外向人格倾向；③精神质(P)维度：反映某些与常人不同的行为特征；④掩饰(L)量表：反映掩饰自己或朴实、遵从社会道德规范的特征。EPQ实施方便，是临床上应用较广泛的人格测验。但其条目较少，反映的信息量也相对较少，难以对异常心理进行全面评估。

3. 16种人格因素问卷(the children personality questionnaire，CPQ) 该问卷是由美国波特(Porter)和R. B. 卡特尔(R. B. Cattell)编制而成的，内容包括乐群性、聪慧性、稳定性、兴奋性、恃强性、轻松性、有恒性、敢为性、敏感性、充沛性、世故性、忧虑性、自律性、紧张性、实验性、独立性，共16种人格因素。因素之间各自独立，因此，每一种因素的测量都能使主试对受试者某一方面的人格特征有清晰而独特的认识，更能够对被试人格的16种不同因素的组合进行综合性的了解，从而全面评价儿童的人格。

(二) 儿童气质测验

气质是一个人心理活动的动力特征，主要表现为心理活动的强度、速度、灵活性与指向性，并以反应的外部特质表现出来，使每个人的心理活动带上个人的独特色彩，制约心理活动的进行。每个人的气质从出生时就有个体差异，而婴幼儿的气质特点较青年和成人更加明显，掩蔽性小，易被观察。儿童气质问卷包括儿童气质评定量表、凯里婴儿气质问卷。

1. 儿童气质评定量表(temperament questionnaire for children) 该量表是检测3～7岁儿童气质的工具，由切斯(Chess)和托马斯(Thomas)于20世纪70年代设计。量表共包括72项父母评定项目和64项教师评定项目，采用7点利克特量表设计。通过父母或教师对儿童行为的评定，推测出儿童在以下9个维度上的特征，即活动水平、生理活动节律、趋避性、适应性、感觉阈值、情绪表达强度、心境特性、注意分散度、坚持性与注意广度。并根据9个气质维度得出5种气质类型：容易抚育型、抚育困难型、启动缓慢型、中间近抚育困难型、中间近容易抚育型。

2. 凯里婴儿气质问卷 该量表由父母根据婴儿平日的表现来填写。婴儿适用的年龄范围是4～8个月，共有70个问题，每个问题有3个不同等级的答案。父母根据婴儿的表现，在3个答案中选择1个，根据答案将婴儿归为4类：①容易教养的婴儿；②难以对待的婴儿；③中等偏上的婴儿；④中等偏下的婴儿。该测验结果不仅可以评定婴儿通过某个行为项目的月龄，也可以了解他们行为达不到这一水平的部分原因，对于全面评定一个婴儿的价值较大。

五、神经心理测验

神经心理测验是测量不同部位和性质的脑损害时，所损害的特征性心理功能，为临床诊断、治疗及预后提供依据。神经心理测验有威斯康星卡片分类测验(WCST)、HR 神经心理成套测验、儿童神经心理缺陷主观意识问卷(SAND-C)、视听整合连续执行功能测试(IVA-CPT)、本德格式塔测验(BGT)等。

(一)威斯康星卡片分类测验(Wisconsin card sorting test，WCST)

该量表是一种单项神经心理测定，由美国神经心理学家 Berg 于 1948 年编制，用于检测正常人的抽象思维能力和概念或定式转换能力。1991 年美国神经心理学家希顿(R.K.Heaton)等对测验进行扩充和发展。要求受试者用 4 张模板对 64/128 张卡片进行分类。分类的原则依次为色、形和数量。测验的是根据以往经验进行分类、概括、工作记忆和认知转移的能力。反映的认知功能包括抽象概括、认知转移、注意、工作记忆、信息提取、分类维持、分类转换、刺激再识和加工、感觉输入和运动输出等。常见评定指标有错误反应数、正确反应数、分类数、持续反应数、持续反应错误数和非持续反应错误数。能够较敏感地检测有无额叶局部脑损害，尤其是对额叶背外侧部病变较为敏感。适用人群为正常成人、儿童(6 岁以上)、精神疾病患者、脑损伤者、非色盲者。

(二)霍尔斯特德-瑞坦神经心理成套测验(Halstead-Reitan neuropsychological battery，HRB)

这套测验是美国霍尔斯特德(Halstead)于 1947 年编制，1966 年瑞坦(Reitan)修正和扩展形成霍尔斯特德-瑞坦神经心理成套测验，用于评价脑损伤和疾病的心理学测验工具，可测定脑的各种基本功能，从简单的运动、感知、注意、定向、反应速度到记忆、语言、智力和推理等复杂的认知功能，又能为神经病学的诊断、基本能力的恢复和疾病的预防提供数据，并且有助于阐明神经系统结构与功能之间的关系。测验对象主要为 15 岁以上的人，测验内容包括范畴测验、触觉操作测验、节奏测验、语音知觉测验、手指叩击测验、失语甄别检查、连线测验、感知觉检查和握力测验。

霍尔斯特德-瑞坦神经心理成套测验缺陷是操作时间较长，患者往往因疲劳而影响测验成绩。

(三)儿童神经心理缺陷主观意识问卷(subjective awareness of neuropsychological deficits questionnaire for children，SAND-C)

该问卷是评估儿童认知功能意识的问卷，包含 47 项内容，评估 6 个领域(注意力、精神运动、视觉空间、语言、记忆和执行功能)的认知功能意识。

(四)视听整合连续执行功能测试(integrated visual and auditory continuous performance test，IVA-CPT)

该测试能够评价儿童反应控制能力、注意力及视听整合功能失调程序，并能提供脑部功能障碍方面多种数据的测试方法。用于评估对各种听觉和视觉刺激(6 岁以上)维持注意力和控制反应的能力，也用于儿童注意缺陷多动障碍(ADHD)、注意力缺陷等疾病的辅助诊断及疗效评估。

(五)本德格式塔测验(Bender gestalt test，BGT)

该测试由劳雷塔·本德(Lauretta Bender)于 1938 年发表，是临床环境中使用最广泛的一种神经心理测验，方法简便易行，主要用于儿童个人发育和心理功能方面的评估，不但常用以测定是否存在脑器质性缺损，也可检查人格改变。

六、临床心理测验

常用的儿童临床心理测验包括个体症状或行为测验量表，多为他评量表，主要有父母用、教师用、专业人员用，有一定阅读理解能力的年长儿童也可用自评量表。以下是常用儿童临床心理测验量表。

（一）孤独症症状测验工具

孤独症筛查模式，一般是在儿童常规体检时初步筛查（一级筛查），阳性者再到医院儿保科进一步筛查（二级筛查），最后由医院的专科医师进一步评估。

一级筛查工具：是用于在普通人群中发现孤独症可疑人群。一般有改良版婴幼儿孤独症核查表（M-CHAT-R/F）、早期筛查孤独症特征量表（ESAT）等。

二级筛查工具：被用于在孤独症可疑人群中排除其他发育障碍协助诊断。一般有孤独症行为量表（ABC）、儿童孤独症评定量表（CARS-2）、孤独症儿童筛查评估工具（STAT）、社会沟通量表（SCQ）等。

最终诊断工具：可参考 DSM-5 的诊断标准，借鉴有关孤独症的诊断工具，由专科医师做出评估。以下两个工具在国外被普遍认为是孤独症诊断的黄金标准：孤独症诊断访谈量表修订版（ADI-R）和孤独症诊断性观察量表（ADOS）。孤独症诊断后，需要制订长期的干预计划。相应的评估工具有语言行为里程碑评估与安置程序（VB-MAPP）和孤独症儿童心理教育评核（PEP-3）。

1. 婴幼儿孤独症核查表（modified checklist for autism in toddlers，M-CHAT）　也称为小年龄段孤独症筛查量表，专门针对小年龄段（16~30 个月），是美国儿科学会提出的儿童发育筛查建议和指导方针中推荐使用的孤独症筛查量表之一。其英文版第一作者为戴安娜·L. 罗宾森（Diana L. Robins）博士，中文版第一作者为中山大学静进教授。2016 年，我国深圳市心智心理测量技术研究所经授权，发行了改良版婴幼儿孤独症筛查量表（M-CHAT-R/F）与中国常模。量表的 6 个关键项目涉及社会相关性（对其他儿童的兴趣和模仿），共同关注（原始声明指向和凝视监测），将物体带给父母及对呼叫的反应等领域。其特异度和灵敏度分别为 99% 和 87%。

M-CHAT-R/F 量表能更早地发现孤独症的风险，减轻家庭压力，加快转诊治疗和特殊教育，达到改善发育状况的目的；量表敏感度高，在筛查出孤独症风险的同时，也可间接发现可能存在的发育迟缓的风险。M-CHAT-R/F 是一个包含两个部分的筛查工具。在第一个部分中，父母回答 20 个"是"或"否"的问题，大概花费时间<5 分钟。如果得分<3 分为阴性，>7 分为阳性。3~7 分者要求家长回答第二个部分中的后续问题访谈，与专业人员一起进行，花费时间 5~10 分钟，后续问题访谈的每一页都对应 M-CHAT-R/F 中的一项，根据流程图来询问问题，若有 2 项或以上通过则为阳性。

2. 孤独症行为量表（autism behavior checklist，ABC）　该量表由克鲁格等（Krugetal，1978）编制，1989 年北京医科大学杨晓玲教授引进并修订，主要用于孤独症儿童的筛查。由 57 个描述孤独症儿童的感觉、行为、情绪、语言等方面异常表现的项目组成，可归纳为 5 个因子：①感觉（S）；②交往（R）；③躯体运动（B）；④语言（L）；⑤生活自理（S）。信度、效度均较好。要求施测者与儿童至少共同生活 3~6 周，填写者是与儿童生活至少半年的家长及教师。填写时，首先家长根据儿童近期表现填选。ABC 量表敏感性为 76%~97%，特异性为 38%~58%。总量表内部一致性系数为 0.86。

3. 孤独症儿童筛查评估工具（screening tool for autism in toddlers，STAT）　STAT 是一种有效的标准化儿童孤独症评估工具，是 M-CHAT、ESAT 等筛查方法发现疑似孤独症儿童后，进一步协助诊断的一种工具。能有效区分 2 岁孤独症儿童与其他发育障碍儿童、判断高风险的发育迟缓婴幼儿是否具有孤独症。STAT 对于 2~3 岁疑似孤独症儿童的筛查敏感性和特异性分别高达 92% 和 85%。该量表最大的优势是可针对交互式交流能力进行评估，可明确得知被测试儿童互动交流问题。除评估的作用外，在障碍的早期干预计划的制定中也非常有效。STAT 量表包括 2 个游戏项目，4 个模仿项目，2 个要求项目，4 个共享式注意力项目，完整评估时间为 15~20 分钟。

4. 社会沟通量表（social communication questionnaire，SCQ）　SCQ 量表由迈克尔·路特和凯瑟琳·洛德（Michael Rutter，Catherine Lord）等编制出版，由儿童的主要照顾者填写。其中文版第一作者是静进教授。SCQ 题目数量较少，能快速筛查出孤独症儿童并确定是否需要诊断性评估，家长可以用 10 分钟完成问卷，施测者能在 5 分钟内完成评分。SCQ 最初设计是 ADI-R 孤独症诊断访谈量表的伴随筛查工具，ADI-R 是目前国际公认的孤独症诊断黄金标准。SCQ 量表设计者的验证性研究发现，SCQ 量表可以很好地区分孤独症谱系障碍、非孤独症谱系障碍、广泛性发育障碍和其他精神发育迟缓。

5. 孤独症诊断访谈量表修订版（autism diagnostic interview-revised, ADI-R） 该量表是用于诊断和鉴别诊断孤独症的工具，也可作为临床孤独症研究的工具。主要开发者为迈克尔·路特（Micheal Rutter）、安·勒库特（Ann Le Couteur）和凯瑟琳·洛德（Catherine Lord）。是根据 ICD-10 对孤独症的定义，发展出的针对父母或儿童主要照顾者的一种标准化访谈问卷，需要用时 90～150 分钟，适用于 2 岁以上的儿童或成人。包括 3 个核心部分：社会交互作用质的缺陷；语言及交流方面的异常；刻板、局限、重复的兴趣与行为。它能用于孤独症的诊断和规划治疗，并可以将孤独症与其他发育障碍区分开来。

ADI-R 是一种访谈而不是一种测试，还有涉及孤独症儿童一些特殊能力或天赋的项目（诸如记忆、音乐、绘画、阅读等）。量表评分标准与方法因各个项目而异，一般按 0～3 分为四级评分，其中评 2 分或 3 分表示该项目的异常明确存在，只是程度上的差异；评 1 分表示介于有或无该类症状之间，0 分为无异常。测验需要由经过专门培训的医师主持，要求父母（或者儿童的主要照顾者）就每一个项目向医师提供儿童的具体行为细节，而非仅做出有或无的笼统判断。在欧美一些国家，为尽可能保证测验的可靠性，一般要求至少 3 名专业人员参与评估，各自独立评估后再进行综合判断。

6. 孤独症诊断观察量表（autism diagnostic observation schedule, ADOS） 该量表是 1989 年编制，根据语言及语言理解能力分为从幼儿到成人共 4 个模块（M1～M4），适用于 12 个月以上的儿童或成人。可作为诊断工具并评估症状的严重程度。2012 年，由迈克尔·路特和凯瑟琳·洛德（Michael Rutter，Catherine Lord）等更新为 ADOS-2 版本，新增 TM 模块。

M1 模块：适用于无语言的儿童。

M2 模块：适用于任何年龄但口语表达不流利的儿童。

M3 模块：适用于口语表达流利的儿童和青少年。

M4 模块：适用于口语表达流利的大龄青少年和成人。

TM 模块：婴幼儿模块，适用于 12～30 个月学龄前有/无语言的幼儿。

ADOS 和 ADI-R 联合，已被欧美许多国家作为诊断孤独症的金标准使用，在世界各地得到了广泛应用。ADOS-2 采用一对一施测，每次评估需要用时 40～60 分钟，借助半结构式的游戏及问题进行互动观察，评估者专业度高，需要接受训练。测验强调观察个体的沟通、游戏、社会互动、重复刻板行为等。ADOS 中文版在我国孤独症谱系障碍儿童中具有早期辅助诊断的作用，在临床具有较高的使用和参考价值，可以获得关于诊断、干预、治疗计划和教育安排的信息。

7. 语言行为里程碑评估与安置程序（verbal behavior milestones assessment and placement program, VB-MAPP） 是一套针对语言发育迟缓群体（包括孤独症群体）进行技能跟踪评估和课程设计指导的标准化测评工具。能够发现儿童落后的语言和其他关键技能领域，从而指引专业人员和家长对儿童进行有针对性的干预。VB-MAPP 评估包含了 5 个部分，第一部分用于评估儿童现有的语言和相关技能水平；第二部分用于评估儿童学习和掌握语言的障碍；第三部分是了解孩子是否已经做好了上学的准备？哪种类型的课堂适合我们的孩子；第四部分是任务分解和技能追踪，可用于作为更完整和持续学习和语言技能的课程指南；第五部分是安置和个别化教育计划目标，它们分别与上面的 4 个评估部分相对应，为每个里程碑提供了具体的方向并为个别化教育计划目标提供了各种建议。

8. 孤独症儿童心理教育评核（psychoeducational profile third edition，PEP-3） PEP-3 是国际标准化的针对 2～7 岁孤独症儿童发展评估的工具之一，具有优异的效度、信度和反应度，能协助康复师设计康复课程及诊断孤独症和其他广泛性发展障碍。PEP-3 评估过程分为两个部分：第一部分：发展与行为副测试，主要测试儿童沟通、体能、不良行为的表现，内容包括认知、语言理解、语言表达、大肌肉、小肌肉、模仿、情感表达、社交互动、非语言行为特征、语言行为特征；第二部分：主观评估，儿童照顾者报告副测试，主要是儿童父母或照顾者的观察，针对儿童在家庭生活中的表现，内容包括问题行为、个人自理、适应性行为。PEP-3 不仅为专业人员提供评估项目，还附有《儿童照顾者报告》，分别从专业人员及照顾者角度，详细收集有关儿童在发展及行为评估方面的资料。

(二)运动发育和感觉统合能力的测验工具

评估运动发育能力的工具有 Peabody 运动发展量表(PDMS-2)、儿童发育性协调障碍问卷(DCDQ)，儿童标准运动协调能力评估测试(M-ABC)；评估感觉信息处理及统合能力的工具有儿童感觉统合评定量表(CSIRS)、感觉讯息处理及自我调节功能检核表(SPSRC)。

1. Peabody 运动发育量表第 2 版(Peabody developmental motor scale 2，PDMS-2) 该量表是由美国发育评估与干预治疗专家编写。可定量和定性评估 5 岁前儿童粗大和精细运动功能，及时识别被测试者运动技能缺陷，主要评估 4 个方面：①与同龄人相比，评估儿童运动技能水平；②确定粗大运动发育和精细运动发育相对差异；③建立治疗或教育干预的个人目标和目的；④评价儿童运动技能进步情况。整个测验需要 45～60 分钟完成，量表配套有运动发育干预训练方案，可根据评估结果指导训练干预，对评估疗效、制订康复计划、降低医疗成本有着非常重要的意义。

2. 儿童发育性协调障碍问卷(developmental coordination disorder questionnaire，DCDQ) 该问卷是国际上公认的通过家长报告来识别发育性协调障碍(DCD)的筛查问卷，适用年龄范围为 5～15 岁。由加拿大威尔逊(Wilson)和淡谷(Tanya)等于 2000 年编制，分为幼儿园和小学两个版本，通过儿童动作技能/书写、粗大运动/计划能力、整体协调性来反映发育性协调障碍儿童运动技能困难的不同方面。中文版问卷经中国台湾学者曾美惠博士等引进并修订，包括了 15 个与儿童年龄相关的动作发育项目，涵盖 3 个子量表：运动过程中的控制(6 个项目)、精细运动/手写(4 个项目)和一般协调(5 个项目)。分 5 级标准评分，分别对应"完全不符合""有点符合""中等程度符合""相当符合""最符合"。父母对儿童的表现进行评分。DCDQ 总分范围为 15～75 分，其中分数越高表示性能越好。量表具有良好的信度和效度。

3. 儿童标准运动协调能力评估测试(movement assessment battery for children，M-ABC，或者MABC) 该测试是针对 4～16 岁儿童运动协调能力诊断的最为广泛的标准化测验，被称为评估儿童运动协调能力的"黄金标准测试"，是专门针对发育性协调障碍(DCD)最权威的诊断标准，现已有第 2 版，由英国最大的教育心理测试开发及出版商 Pearson 出版。MABC-2 的测试共分为 3 个年龄层：3～6 岁、7～10 岁、11～16 岁，每次完整测验大约需要 30 分钟完成。每个年龄段包括 8 个条目，涵盖 3 个主要类别的基本能力：手部精细操作、手眼协调能力、静态及动态平衡能力。可以全面体现儿童各方面运动协调能力。量表要求儿童以严格的特定的方式执行一系列的运动任务，以此客观评定儿童的运动功能障碍。

4. 儿童感觉统合评定量表(children sensory integration rating scale，CSIRS) CSIRS 是 1985年中国台湾的郑信雄根据美国临床心理学家艾尔斯·A. J(Ayres A. J)的感觉统合能力研究成果编制而成的，用于评定 6～11 岁儿童感觉统合能力发展水平和感觉统合失调严重程度，可用于儿童感觉统合能力发展评定，也可作为感觉统合治疗前后疗效比较的工具。北京医科大学精神卫生研究所于 1994 年对其进行了修订。量表由 58 个问题组成(注意：最后 3 个问题仅 10 岁及以上儿童填写)，每题皆为单选题，各有 5 个备选项(从不这样、很少这样、有时候、常常如此、总是如此)。由家长或与儿童共同生活的非常了解儿童情况的人，以儿童近 1 个月内的情况为判断依据，进行严格填写。量表又分为 5 项，分别为大肌肉及平衡、触觉过分防御及情绪不稳(触觉过分防御)、立体感不佳或身体协调不良、学习能力发展不足或协调不良、大年龄的特殊问题。

5. 感觉讯息处理及自我调节功能检核表(sensory processing and self-regulation checklist，SPSRC) SPSRC 用于评估儿童的感觉讯息处理及自我调节功能，由中国香港协康会在 2011 年设计及编制，量表包含 130 个检核项目，涵盖 3～8 岁儿童。

(三)社会、家庭环境测验工具

用于评估家庭等环境因素对儿童心理健康和发展产生的影响的量表有家庭养育环境量表

（CHNEQ）、简式育儿压力问卷（PSI-SF）、父母教养能力感量表（PSOC）、儿童版事件影响量表（CRIES-13）等。

1. 家庭养育环境量表（3 ~ 6 years child home nurture environment questionnaire，CHNEQ） 该量表由何守森等于 2008 年编制，是目前国内唯一进行了标准化的 6 岁以前儿童家庭养育环境测评量表。该量表共 53 个条目，包含语言/认知信息、情感温暖/自我表达、社会适应/自理、忽视/干预/惩罚、活动多样性/游戏参与、环境气氛 6 个维度。计分采用李克特 5 级评分法，由儿童主要照顾者填写，量表有较好的信度和效度。

2. 简式育儿压力问卷（parenting stress index-short form，PSI-SF） 该问卷是对育儿压力的流行简要评估，由父母填写完成，共 36 题，分为 3 个维度：育儿愁苦维度、亲子互动失调维度、困难儿童维度。分数越高，表示育儿压力水平越高。

3. 父母教养能力感量表（parenting sense of competence，PSOC） 该量表于 1978 年编制，了解父母对自己具备教养儿童的能力的自我感知程度。分为满意度和效能感两个分量表，包括 17 个项目，9 个条目（2、3、4、5、8、9、12、14、16）反向计分。采用李克特 4 点计分，"1"表示非常不同意，"2"表示不同意，"3"表示同意和"4"表示非常同意。

4. 儿童版事件影响量表（children's revised impact of event scale，CRIES-13） 该量表是一种用于评定 8 岁以上儿童的创伤的筛查工具，是简短自我评级量表。共 13 个条目，包含侵入、回避和高唤醒 3 个因素，临界分数为 30 分。

总之，应根据临床需要合理选择相应的心理测验工具，尽量避免工具被错误使用。临床心理师和医师完成临床测试后，与儿童家长沟通时要充分说明各类评估工具的功能和局限性，并明确告知最后诊断是由医师根据病史、观察和评估结果综合给出的，以免造成误解。

第三章 儿童发展性障碍

第一节 智 力 障 碍

一、智力障碍的概念和流行病学

智力障碍或智力发育障碍(intellectual developmental disorder)在 ICD-10 中称精神发育迟滞(metal retardation,MR),是发生于发育阶段,即中枢神经系统发育成熟(18 岁)之前,以智力发育迟缓和社会适应能力明显低于相应年龄水平为主要临床表现的一种神经发育障碍。智力发育障碍者的智商在 70 以下或低于普通人群均值 2 个或以上标准差。社会适应能力缺陷表现在沟通、自我照顾、家庭生活、社交技能、社区资源的使用、自我指导、功能性学业技能、工作、休闲、健康和安全等多个领域。

智力障碍在一般人群中的总体患病率为 1%~3%,其中轻度智力障碍最常见,中、重度患病率为 0.3%~0.4%。男性略多于女性,我国 2020 年残疾人事业发展统计公报报告,智力残疾总人数为 86.4 万。导致智力障碍的危险因素很多,其中最重要的危险因素包括了父母的文化水平较低、分娩年龄低或高,以及不良出生状况。

二、病　　因

智力障碍的病因复杂,为多种因素共同作用的结果。从围生期至中枢神经系统发育成熟之前影响其发育的各种因素都有可能导致智力发育障碍。其中最重要的因素为遗传因素,包括单基因遗传疾病(如苯丙酮尿症)、多基因遗传疾病和染色体畸变(染色体数目和结构的改变,如 21-三体综合征)等。环境因素包括孕产期至发育成熟前的各种有害生物学因素(如致畸因素、毒物、感染、新生儿窒息和创伤及营养不良等)和社会心理因素(如父母的心理和精神问题、家庭冲突和暴力、经济困难和教育资源匮乏、校园欺凌、社会孤立和创伤性经历等)。按照病因的时间可以分为产前、围生期、产后 3 个时期。

(一)产前因素

1. 染色体异常 包括染色体数目和结构的改变。数目的改变包括多倍体、非整倍体;结构的改变包括染色体断裂、缺失、重复、倒位和易位,如 21-三体综合征、18-三体综合征、13-三体综合征、5p-综合征(猫叫综合征)、普拉德-威利综合征和安格曼综合征、先天性睾丸发育不全综合征、先天性卵巢发育不全综合征、脆性 X 染色体综合征等。

2. 单基因遗传疾病 苯丙酮尿症、半乳糖血症、结节性硬化症、口面指综合征等。

3. 多基因遗传疾病 多基因遗传疾病为多个基因共同作用的结果。常见的多基因遗传疾病如家族性智力低下、先天性脑积水、神经管畸形、胼胝体发育不全等。

4. 线粒体基因突变 线粒体基因突变会引起线粒体遗传病,这些疾病中有些有智力低下的症状,如线粒体肌病脑病伴乳酸中毒及脑卒中样发作综合征、慢性进行性眼外肌麻痹等疾病都有不同程度的智力低下,且随着年龄的增长进行性加重。

5. 孕期因素 孕期接触有毒、有害理化因素,如接受 X 线照射、酗酒、吸烟、吸毒、接触苯和铅等化学物质;药物毒素及致畸药物如类固醇药物、水杨酸类、碘化物、麻醉药品等;孕期感染,以 TORCH 感染为主;宫内严重营养不良;母亲孕期患严重躯体疾病如高血压、心脏病、糖尿病、严重贫血、缺碘等均可能影响胎儿发育;母亲孕期情绪因素如长期焦虑、抑郁或遭受急性精神创伤,均有可能对胎儿中枢神经系统发育产生不良影响。

(二)围生期因素

包括异常分娩，如早产、羊水早破、母亲败血症、胎位不正、第二产程延长、脐带绕颈、产伤、窒息、缺氧缺血性脑病、新生儿低血糖、高胆红素血症；新生儿营养不良，如蛋白质的严重缺乏；新生儿颅脑损伤、脑血管意外、中毒性脑病等；新生儿感染性疾病，如败血症、脑膜炎、脑炎等。

(三)产后因素

中枢神经系统严重感染如各种由致病菌引起的脑炎、脑膜炎；严重颅脑外伤如脑震荡、脑挫伤或裂伤、颅内出血；各种原因引起的脑缺氧；脱髓鞘性疾病；婴儿痉挛症；代谢性疾病，如甲状腺功能减退；中毒性脑病或重金属、化学药品中毒，如铅中毒、汞中毒等；严重营养不良；心理社会因素，在婴幼儿发育阶段重度和长期的社会隔离，缺乏适当的刺激，长期被忽视，丧失语言学习机会。

三、发展与病程

智力障碍起病于发育阶段，起病年龄和典型特征基于大脑功能失调的病因和严重程度。在障碍程度上个体差异很大，严重的有智力障碍的个体，运动、语言和社交等方面的发育标志的延迟在 2 岁前就能识别出来，甚至部分在婴儿早期就表现出认知损伤，如发音困难或自我调控能力薄弱。而正是因为在认知功能和损伤上存在较大的一个差异范围，轻度智力障碍的个体在学龄前基本可以正常发展社会和交流技能，仅可能在表达性语言上存在中度的迟滞，直到学龄期，当学业的学习困难变得明显时才能被发现。到成年后，他们一般能掌握所需要的社会和职业能力，至少具备一定的自助能力，但也可能需要监管、指导和辅助，尤其是在特殊的社会经济条件下。

中度智力落后的个体在智力和适应能力损伤程度上要比轻度智力落后者更严重，而且大多数儿童在学龄前上幼儿园时由于表现出发展迟滞而被鉴别出来。等进入小学，他们运用单字句和手势来交流，而在自我照料和运动技能上的水平与 2～3 岁的正常儿童一致。有些个体可能仅需要少量的日常生活支持服务，但有一些可能需要终身服务。患有中度智力落后的青少年时常在辨认社会习俗上存在困难，如正确着装、理解幽默感等，这些会影响其同伴关系的发展。到了成年期，中度智力落后者可以良好地适应社会生活，可以在普通工厂或庇护性工厂(一种培训和监管智力落后者的专门化的生产机构)内，在监管状态下，从事非技术性或半技术性的工作。

重度智力落后的个体大部分是由一种或多种器质性损伤造成的，如基因缺陷等。由于存在严重的发展问题和可见的身体特征或发展异常，他们在很小的时候就会被诊断出来。他们在诸如站立、行走或如厕等发展关键期存在特别严重的迟缓，基本的自我照料技能要到 9 岁时才能习得。大多数重度智力落后的个体终身都需要一些特殊的辅助。在儿童早期他们仅能获得很少的沟通性言语或者根本不能说话；到了 12 岁，他们可能可以使用 2～3 个词的词组。在 13～15 岁时，他们的学业和适应能力可能相当于 4～6 岁儿童的平均水平，能掌握一些简单的技能。成年后，也可以完成一些简单的任务。除了智力损伤外，他们可能在身体运动和其他身体健康方面也存在问题，如呼吸问题、心脏问题或身体并发症。

极重度的智力落后的个体一般在婴儿时期就被鉴定出来，因为他们存在十分显著的发展性迟滞和一些生物性异常，如不对称的面部特征等。在儿童早期，他们表现出感知运用方面的严重损伤；到了 4 岁，他们对于刺激的反应相当于 1 岁正常儿童的水平。他们可能只能掌握最基本的沟通技能，而且需要持续的基本训练，包括吃饭、个人卫生、如厕和穿衣。几乎所有的个体都显示出器质性的损伤原因，有很多还伴有其他严重的身体问题，如先天性心脏缺陷、癫痫等。这些疾病可能导致儿童在儿童期或成年早期就会死亡。这些个体中的大部分都生活在社区或小型的特殊机构内。极重度智力落后者需要终身的照料和辅助。智力障碍一般是非进行性的，但在特定的遗传病中(如大脑萎缩性高血氨综合征)在加重阶段之后存在一段稳定期，而在其他疾病中存在智力障碍的进行性加重。在儿童早期之后，疾病通常是终身的，尽管其严重程度会随时间而变化，病程会受到所涉及的躯体疾病或遗传疾病及慢性病的影响(如听力或视力损害、癫痫等)、早期且持续性的干预可以改善从儿童期到成人期的适应功能。当智力障碍与遗传综合征有关时，可能会有典型的外貌特征，如在唐氏综合征（又称 21-三体综合征）中所见。

四、临床表现及诊断

(一)临床表现

按照严重程度，临床上一般将智力障碍分为 4 级。

1. 轻度 占 75%～80%，智商在 50～55（<70）之间，适应性行为轻度缺陷。语言发育较好，但可能存在发育延迟，抽象性词汇掌握少，分析能力差，上学后可学会一定的阅读、书写及计算技能，学习成绩差。在儿童少年期，可学会一般的个人生活技能，生活可自理，并能学会一般家务劳动。成年后可学会简单的手工操作，大多数可独立生活。

2. 中度 占 10%～12%，智商一般在 35～50 之间，适应性行为中度缺陷，在婴幼儿期言语和运动发育即明显落后于同龄正常儿童。虽然能够掌握简单生活用语，但发音含糊不清、词汇贫乏，不能完整表达意思。记忆力、理解力、抽象概括能力均很差。几乎不能适应普通小学的学习，经过长期教育训练学习能力仅达到小学 1～2 年级水平，同时生活技能差，成年后不能完全独立生活，但可学会自理简单生活，在监护下可从事简单的体力劳动。

3. 重度 占 3%～4%，智商一般在 20～25 至 35～40 之间，适应性行为重度缺陷，在婴幼儿期言语及运动发育较中度患儿更落后。言语极少，用单字或短语表达，记忆力、理解力、抽象概括能力均极差，不能理解书面语言、数字、数量和时间概念；动作十分笨拙；经长期反复训练可学会部分简单自理技能，如自己进食和简单卫生习惯。

4. 极重度 占 1%～2%，智商<20，适应性行为极度缺陷，走路很晚，部分患儿终身不能行走；无语言或偶尔说简单的单词，不会说话也不能听懂他人的语言。记忆力、理解力等较重度更差，不能分辨任何环境，毫无防御和自卫能力，情感反应原始。社会适应能力极差，完全缺乏生活自理能力。常合并严重的神经系统发育障碍和躯体畸形。

另外，DSM-5 系统同时还针对无法获得标准化或系统评估的情况，提供了两类诊断分类。

1. 全面发育迟缓 此诊断专用于 5 岁以下个体，当其临床严重程度不能在儿童早期可靠地进行评估时。此类别适用于个体在智力功能的若干方面无法符合预期的发育标志，且适用于那些无法接受系统性智力功能评估，包括因年龄太小而无法参与标准化测试的儿童。此类别需要一段时间后再评估。

2. 未特定的智力障碍（智力发育障碍） 专用于 5 岁以上个体，因为伴随感觉或躯体障碍，如失明或学语前聋，特定运动障碍或存在严重的问题行为或同时出现精神障碍，其智力缺陷（智力发育障碍）程度的评估使用只在当地可以采用的程序存在困难或不能进行才采用该类别。此类别只应在特殊情况下使用，且需要一段时间后再评估。

对于 4 岁以下无法获得标准评估结果时，ICD-10 制订了"暂定的智力发育障碍"，其标准为当个体有智力障碍的证据，但为婴儿或年龄<4 岁，或由于感觉或躯体障碍或严重的问题行为或共患的精神行为障碍而无法进行有效的智力功能和适应行为评估时，采用该分类。

(二)诊断标准

常用的诊断标准为 WHO 的 ICD-10、美国的 DSM-5 和我国的 CCMD-3，尽管三者的用词不同但本质是相同的，诊断标准均基于 3 个共同特征，即智力水平、适应性技能的程度和发生的生理年龄。智力障碍是一种始于发育时期的障碍，包括智力和适应功能的缺陷，必须符合下述 3 个标准。

1. 智力功能缺陷 诸如推理、问题解决、计划、抽象思维、判断、学校学习、从经验中的学习等，通过临床评估及个体化的标准智力测试得以确认。

2. 适应功能缺陷 导致不符合发育和社会文化标准，影响个人的独立性和社会责任性。没有持续的支持，适应缺陷限制日常生活中 1 个或多个活动的功能，如在多个环境，包括家庭、学校、工作单位和社区等的交流、社会参与、独立生活方面的影响。

3. 智力和适应缺陷 发生在发育时期。依据《精神障碍诊断与统计手册》第 5 版(DSM-5)，智力障碍的诊断标准见表 3-1。

表 3-1 智力障碍的诊断标准及严重程度分类

严重程度	概念领域	社交领域	实用领域
轻度	对于学龄前儿童没有明显的概念化区别，对于学龄儿童和成年人，有学习学业技能的困难，包括读、写、计算、时间或金钱，在一个或更多方面需要支持，以达到与年龄相关的预期。对于成人，抽象思维、执行功能(即计划、策略、建立优先顺序和认知灵活性)和短期记忆，以及学业技能的功能性使用(如阅读、财务管理)是受损的。与同龄人相比，对问题和解决方案有一些具体化	与正常发育的同龄人相比，个体在社交方面是不成熟的。例如，在精确地感受同伴的社交线索方面存在困难。与预期的年龄相比，交流、对话和语言是更具体和更不成熟的。在以与年龄相匹配的方式调节情绪和行为方面可能有困难；在社交情况下，这些困难能够被同伴注意到。对社交情况下的风险理解有限；对其年龄而言，社交判断力是不成熟的，个体有被他人操纵(易上当)的风险	个体在自我照料方面，是与年龄相匹配的。与同伴相比，个体在复杂的日常生活任务方面需要一些支持。在成人期，其支持通常涉及食品杂货的购买、交通工具的使用、家务劳动和照顾儿童、营养食物的准备，以及银行业务和财务管理。有与同龄人相似的娱乐技能，尽管在判断娱乐活动的健康性和组织工作方面需要帮助。在成人期，能参与不需要强调概念化技能的有竞争性的工作。个体在做出健康服务和法律方面的决定，以及学会胜任有技能的职业方面一般需要支持。在养育家庭方面通常也需要支持
中度	在所有的发育阶段，个体概念化的技能显著落后于同伴。对于学龄前儿童，其语言和学业前技能发育缓慢。对于学龄儿童，其阅读、书写、计算和理解时间和金钱方面，在整个学校教育期间都进展缓慢，与同伴相比明显受限。对于成年人，其学业技能的发展通常处于小学生的水平，在工作和个人生活中一切使用学业技能的方面需要支持。完成日常生活中的概念化的任务需要每日、持续地帮助，且可能需要他人完全接管个体的这些责任	与同伴相比，个体在整个发育期，社交和交流行为表现出显著的不同。通常社交的主要工具是口语，但与同伴相比，其口语过于简单。发展关系的能力明显地与家庭和朋友相关联，个体的成人期可能有成功的朋友关系，有时还可能有浪漫的关系。然而，个体可能不能精确地感受或解释社交线索。社会判断和作出决定的能力是受限的，照料者必须在生活决定方面帮助个体。与同伴发展友谊通常受到交流或社交局限的影响。为了更好地工作，需要显著的社交和交流的支持	作为成年人，个体可以照顾自己的需求，涉及吃饭、穿衣、排泄和个人卫生，尽管需要很长的教育时间，个体才能在这些方面变得独立，并且可能需要提醒。同样，在成人期，可以参与所有的家务活动，但需要长时间的教育，如果要有成人水准的表现通常需要持续的支持。可以获得那些需要有限的概念化和交流技能的独立的雇佣工作，但需要来自同事、主管和他人的相当多的支持，以应对社会期待，工作的复杂性和附带责任，如排班、使用交通工具、健康福利和金钱管理。个体可以发展出多种不同的娱乐技能。这些通常需要较长时间的额外的支持和学习的机会。在极少数人中，存在不良的适应行为，并引起社会问题
重度	个体只能获得有限的概念化技能。通常几乎不能理解书面语言和涉及数字、数量、时间和金钱的概念。照料者在个体的一生中都要提供大量解决问题的支持	个体的口语在词汇和语法方面十分有限。演讲可能是单字或短语，可能通过辅助性手段来补充。语言和交流聚焦于此时此地和日常事件。语言多用于满足社交需要而非用于阐述。个体理解简单的言语和手势的交流。与家庭成员和熟悉的人的关系是个体获得快乐和帮助的来源	个体日常生活的所有活动都需要支持，包括吃饭、穿衣、洗澡和排泄。个体总是需要指导。个体无法做出负责任的关于自己和他人健康的决定。在成人期，参与家务、娱乐和工作需要持续不断地支持和帮助。所有领域技能的获得，都需要长期的教育和持续的支持。极少数个体存在适应不良行为，包括自残
极重度	个体的概念化技能通常涉及具体的世界而不是象征性的过程。个体能够使用一些目标导向的物体，进行自我照顾、工作和娱乐。可获得一定的视觉空间技能，如基于物质特征的匹配和分类。然而，同时出现的运动和感觉的损伤可能阻碍这些物体的功能性使用	在言语和手势的象征性交流中，个体的理解非常局限。他可能理解一些简单的指示或手势。个体表达他自己的欲望或情感，主要是通过非语言、非象征性的交流。个体享受与自己非常了解的家庭成员、照料者和非常熟悉的人的关系，以及通过手势和情感线索启动和应对社交互动。同时出现的感觉和躯体的损伤可能阻碍许多社交活动	个体日常的身体照顾、健康和安全的所有方面都依赖于他人，尽管他也能参与一些这样的活动。没有严重躯体损伤的个体可能帮助做一些家庭中的日常工作，如把菜端到餐桌上。使用物体的简单行为，可能是在持续的、高度的支持下，从事一些职业活动的基础。娱乐活动可能涉及例如欣赏音乐、看电影、外出散步或参加水上活动，所有的活动都需要他人的支持。同时出现的躯体和感觉的损伤，常是参与家务、娱乐和职业活动的障碍(除了观看)。极少数的个体存在适应不良行为

（三）临床评估

智力障碍(智力发育障碍)的基本特征是总体精神能力的缺陷(诊断标准 A)，相较于与个体的年龄、性别和社会文化相匹配的同伴，其日常适应功能存在损害(诊断标准 B)。起病于发育阶段(诊断标准 C)的智力障碍的诊断基于临床评估及标准化的智力和适应功能测评。

1. 智力测验 诊断标准 A 指的是智力功能，涉及推理、问题解决、计划、抽象思维、判断、从指导和经验中学习及实践理解的功能，关键部分包括言语理解、工作记忆、感知推理、数量推理、抽象思维和认知的有效性。智力功能通常使用单独进行的和心理测量学上有效、全面、合理，文化上相匹配的智力测评。有智力障碍的个体的分数比人群均值低 2 个或更多标准差，包括测评误差范围(一般为±5 分)，标准差为 15 和均值为 100 的测评，评分范围是 65～75(70±5)，需要临床训练和判断以解释测评结果和评估智力表现。对于智力能力的理解，基于神经心理测评的个体认知概貌比单纯的智商分数更加有用。智力水平是诊断智力发育障碍的主要依据之一，目前常用的智力测查工具包括：韦氏智力测验包括幼儿智力量表(WPPSI)、韦氏儿童智力量表(WISC)及韦氏成人智力量表(WAIS)、中国比奈智力测验等，对于语言发育差或交流困难的儿童，可选用皮博迪图片词汇测验(PPVT)、瑞文渐进模型试验(RPM)等。对于幼儿或难以配合智力测查的低龄儿童，可使用丹佛发育筛查量表(DDST)；对心理发育水平是否存在异常进行筛查，可使用贝利婴儿发育量表(BSID)、格塞尔发展诊断量表(GDDS)、0～6 岁儿童发育行为评估量表(儿心量表)、格里菲斯发育诊断量表(GMDS)等对心理发育水平进行诊断评估。

智商测评分数是对概念功能的粗略估计，不能充分地评估现实生活情况中的推理能力和对实用任务的掌握能力。例如，智商得分 70 以上的个体可能在社交判断、社交理解和适应功能的其他领域上有严重的适应性行为问题，以致其实际功能与智商得分更低的个体的表现相当。因此，在解释智商测评的结果时需要临床判断。

2. 社会适应能力评定 适应功能缺陷(诊断标准 B)指的是与相似年龄和社会文化背景的个体相比，个体在个人独立性和社会责任方面达到社区标准的程度如何，适应功能涉及 3 个领域的适应推理：概念的、社交的和实用的。概念(学业)领域涉及记忆、语言、阅读、书写、数学推理、获得实用知识、问题解决及在新情况中的判断等多方面的能力。社交领域涉及对他人思想、感受和经验的觉察、共情、人际交流技能、交友能力，以及社交判断能力等。实用领域涉及生活场景中的学习和自我管理，包括自我照料、工作责任、财务管理、娱乐、行为的自我管理，以及学业和工作任务的组织等，智力能力、教育、动机、社会化、人格特点、职业机会、文化经历、共病的躯体疾病或精神障碍均会影响适应功能。

适应功能的评定需要同时使用临床评估和个体化、与文化相匹配、心理测量学上合理的方法。可以利用知情者(如父母或其他家庭成员、教师、辅导员、照料者)和可能相关的个体进行标准化测评，额外的信息来源包括教育、发育、医疗和精神卫生评估。标准化测评分数和访谈资料必须根据临床判断进行解释，当标准化测评由于各种因素(如感觉损害、严重的问题行为)有难度或无法完成时，个体可诊断为未特定的智力障碍。在受限制的环境中(如监狱、看守所)通常难以评估适应功能，如果可能，应该获取在那些环境之外能够反映个体功能的确凿信息。目前国内常用的评定工具包括：中国标准化的婴儿至初中生社会生活能力检查表或儿童适应行为评定量表(CABR)及适应行为评定量表第二版(ABAS-Ⅱ)。婴儿至初中生社会生活能力检查表于 1980 年由日本修订，适用于 6 个月～15 岁儿童，全量表共有 132 个项目，包括 6 个行为领域，分别属于独立生活、运动、作业操作、交往、参加集体活动和自我管理 6 个方面，每通过 1 项得 1 分，测出总的粗分，根据年龄可换算为标准分，根据标准分评定的多少评定儿童适应行为，简单易行。

3. 综合评估 诊断智力发育障碍不能单纯依据智力测查结果，还需要结合临床综合评估，包括对智力能力和适应功能的评估，识别遗传性和非遗传性病因，评估有关的医学疾病(如脑瘫、惊厥障碍)，以及评估同时出现的精神、情绪和行为障碍等。评估的要素可以包括基本的产前和围生期病史、三代的家族谱系、体格检查、遗传评估(如染色体核型或染色体基因芯片分析和检测特定的遗传性综合征)，以及代谢性筛查和神经影像学检查等。

（四）鉴别诊断

1. 重度和轻度神经认知障碍　智力障碍被归为一种神经发育障碍，有别于以认知功能丧失为特征的神经认知障碍。重度神经认知障碍可以和智力障碍同时发生[如患有唐氏综合征的个体可以发展出阿尔茨海默病（Alzheimer disease），成人有智力障碍的个体在脑外伤后丧失更多的认知能力]。在这些案例中，可以同时给予智力障碍和神经认知障碍的诊断。

2. 交流障碍和特定学习障碍　这些神经发育障碍特定于交流和学习领域，在智力和适应行为上并未显示出缺陷，它们可以与智力障碍同时出现，如果完全符合智力障碍和交流障碍或特定学习障碍的诊断标准，可以同时给予这两种诊断。

3. 注意缺陷多动障碍　该障碍儿童因多动、注意力不集中，可出现学习成绩差、社会适应能力差等表现，但患儿智力水平多正常，经治疗改善注意力后，学习成绩可明显提高。

4. 特定性发育障碍　发育性言语或语言障碍等都有可能影响儿童的学业和日常生活，表现为语言发育迟缓、语言功能低下，如说话晚、词汇贫乏、词不达意等，在生活环境中不能与他人进行良好的沟通从而表现不合群。在智力测验中，言语智商明显低于操作智商，通常在一个标准差以上，而操作智商在正常范围内。而智力障碍的患者是全面能力的落后。

5. 孤独症谱系障碍　孤独症谱系障碍儿童以突出的社交互动与社交交流障碍、兴趣狭窄与刻板重复行为为核心症状表现。智力障碍在有孤独症谱系障碍的个体中很常见，在孤独症谱系障碍中，对智力功能的恰当评估很有必要，在整个发育标志中需要反复评估，因为孤独症谱系障碍的 IQ（智商）可能是不稳定的，特别是在儿童早期。儿童认知发展极为不平衡，有些儿童甚至在某些方面能力超常。

（五）共病

智力障碍常与精神、神经发育、躯体疾病同时出现，一些疾病（如精神障碍、脑瘫和惊恐障碍）的发生率比普通人群高出 3～4 倍。共病诊断的预后和结局受到智力障碍的影响，由于有关障碍，包括交流障碍、孤独症谱系障碍和运动、感觉或其他障碍，评估的步骤可能需要调整。照料者对于症状的确认是必要的，如易激惹、情绪失调、攻击、进食问题和睡眠问题，同时对于评估在不同社区环境中的适应能力也是必要的，最常见的同时出现的精神和神经发育障碍是注意缺陷多动障碍、抑郁障碍、双相障碍、焦虑障碍、孤独症谱系障碍、刻板运动障碍（有或无自我伤害行为）、冲动-控制障碍及重度神经认知障碍。重性抑郁障碍在不同严重程度的智力障碍中均可以发生，自我伤害行为需要引起诊断上即刻的注意，可能是单独诊断刻板运动障碍的依据。有智力障碍的个体，特别是那些更加严重的个体，可能还会表现出攻击和破坏行为，包括伤害他人或毁坏财物。

五、治疗与康复

（一）治疗原则

智力障碍的治疗原则是早期发现、早期诊断、查明原因、早期干预。运用教育训练、药物治疗等综合措施改善患儿症状，促进患儿智力和社会适应能力的发展；婴幼儿期尽可能针对病因进行早期治疗干预以减少脑损伤，使已受损的脑功能得到恢复或代偿；对于年长儿童，教育训练和照管是治疗的重要环节。对于重度和极重度患儿，做好养护工作非常重要。

（二）治疗

1. 对因治疗　临床实践中要特别重视可治疗的病因，但是只有少数病因所致的智能发育迟缓可进行对因治疗，包括遗传代谢性疾病，如营养性疾病（维生素 B_{12} 或叶酸缺乏所致的巨幼细胞贫血等）、苯丙酮尿症确诊后给予低苯丙氨酸饮食；半乳糖血症停用乳类食品，给予米麦粉或代乳粉；枫糖尿病给予维生素 B_1 治疗；先天性甲状腺功能减退症给予甲状腺激素替代治疗；先天性颅脑畸形如颅缝早闭、先天性脑积水可考虑相应外科治疗。上述疾病只有在对患儿智力尚未造成明显损害之前积极治疗，才有可能取得较好疗效。

2. 对症治疗 虽然目前对智力障碍的药物治疗十分有限，但有部分促进和改善脑细胞功能的药物用于智力障碍的治疗，如吡拉西坦、脑氨肽、γ-氨酪酸、吡硫醇、乙酰谷氨酸、脑蛋白水解物、赖氨酸及一些益智中药等。这些药物对患儿的智力发展具有一定的促进作用，但是不可能使患儿的智力发展有质的飞跃。因此，应使家长对该类药物有一个客观的认识，并对该类药物的疗效有一个合理的期待。另外，针对合并存在的其他精神症状或躯体疾病，应予以相应的治疗。对于伴有精神运动性兴奋、攻击或冲动行为、自伤或自残行为者可用抗精神病药物，如奋乃静、氟哌啶醇、可乐定、利培酮等。过于激动者可给予地西泮等。对活动过度、注意缺陷和行为异常可用中枢神经兴奋剂或其他精神药物。对合并癫痫者要用抗癫痫治疗。对屈光不正、斜视、听力障碍者应予以相应的矫正。

（三）康复训练

康复训练目标是促进患儿言语交流和认知能力的发展，提高患儿的生活自理能力，帮助患儿掌握简单的劳动技能和独立的生活能力。

1. 物理治疗 针对大肌肉、大关节运动的训练，提高患儿站、走、跑、跳等大运动能力，避免不良姿势的形成和畸形，改善生活技能。

2. 作业治疗 进行针对性精细运动，特别是手的功能训练，改善患儿的生活技能如自喂、穿衣、画图、写字。

3. 言语和语言治疗 针对患儿说话含混不清、不开口说话、说话不流利等进行治疗，提高患儿的语言交流能力。

4. 中医治疗 采用针灸、推拿、按摩等对患儿肌肉神经的刺激及功能的改善能起到一定的作用。

（四）教育训练

教育训练是智力发育迟缓治疗的重要环节。教育训练越早开始，效果越好。但不同严重程度的患儿，教育和康复训练的目标有所不同，应根据患儿智能发育迟缓程度的不同，确定适合患儿的个体化教育训练目标。内容涉及劳动技能和社会适应能力两大方面。结合我国国情，除了有专门的特殊教育学校、幼儿园、训练中心外，还要强调家庭和社区的力量，培训父母、基层保健和幼教人员，将训练的理论知识和基本方法教给他们，基层保健人员应定期访视。对于该病重度、极重度患儿，因其生活不能自理，所以对他们的照顾和监护非常重要，同时，仍需要进行长期的训练以使患儿养成简单卫生习惯具备基本生活能力。对于中度患儿，应该加强教育训练，通过学校、家庭、社会的帮助使患儿学会生活自理或部分自理，并能在他人指导照顾下进行简单劳动。对于轻度患儿，更应加强教育训练，加强职业培训，使其学会简单的非技术性或半技术性劳动，尽可能实现独立生活、自食其力的目标。

（五）心理治疗

心理治疗应首先考虑具有协同效应的社会心理治疗方案，包括改善患者的社会支持环境、减少危险因素和促进智能发展，这种治疗的目标并不止于减少智力障碍，更重要的是能获得长期的个体、家庭和社会收益。智力落后儿童可能显示出一些情绪和行为问题，需要特殊的认知和学习策略。一般而言，这些问题不会导致精神性疾病，但是会给他们在学习表达需要和适应环境时带来更大的障碍。例如，一个7岁的患有轻度智力障碍的孩子，在发展水平上可能相当于一个正常发育的4岁孩子，他在教室中可能很难坐得住或者保持注意力。他也可能很难和其他7岁的同学一样可以一直控制自己的情绪和行为，他会偶尔笑出声来或发怒。因此，用发展的眼光来看待这些问题就很重要。

已有研究报道，只要智力障碍的患儿具有基本的言语或非言语交流能力，就能够从各种不同形式的心理治疗中获益。对于轻度智力障碍的儿童或成人，心理治疗具有更为重要的意义。虽然轻度智力障碍儿童或成人智力损害相对较轻，并且具有相对好的社会适应能力，但实际上，他们常暴露于各种不良的社会心理因素之中。被歧视、被拒绝、经常的失败、对他人的依赖等会使他们更易于出现内心冲突，并产生低人一等、矛盾、焦虑或愤怒的情感。他们非常适合进行心理治疗，因为他们有建立良好人际关系的动机，有增强自己能力的强烈愿望，并渴望独立。因此，重视这一人群并针对他们的需要及时给予心理援助和治疗非常的重要。对于中度精神发育迟滞的儿童或成人，心理治疗对他们同样也有必要，并且也有一定帮助。在国外，尚有学者运用精神分析方法治疗精神发育迟滞的儿童或成人，结果表明，该种治疗方法能够促进他们的情感表达，增强他们的自信，促进他们的独立，扩大他们的交往。

心理治疗的目的与普通人群中心理治疗的目的相似，即并不在于促进患儿的智力发展，而在于解决内心冲突、增进自信、增强患儿能力、促进患儿独立。原则与同等发育水平的智力正常儿童相同，但在充分考虑患儿发育水平的同时，还要有更多的支持性气氛，每次治疗的时间应短些，治疗的次数可能要多些。

（六）行为治疗

对于智力障碍的患儿来说，行为治疗也是一种非常重要的治疗方法。该方法不仅被广泛地运用于他们的教育训练中，同时也被用于帮助患儿建立新的适应性行为和减少患儿存在的不适应行为。当帮助患儿建立新的适应性行为时，可用正性强化法、差别强化法等。当消除患儿存在的自伤、攻击、不服从、刻板、多动等不适应行为时，可采用消退法、隔离法、反应代价、过度矫正法等。

（七）对家长的支持和指导

因智力障碍是一组致残率很高的综合征，不仅严重影响了患儿的生活质量，还给家庭带来了沉重的负担。因此，及时给予家长各方面的帮助非常重要。这些帮助包括对家长的心理支持和指导，即通过该方面工作使家长能够面对现实、接受现实、稳定情绪，并以积极的心态帮助患儿；疾病知识的介绍，即使家长对患儿的疾病有一定了解，对患儿所需要的医疗服务、教育训练有较为充分的认识，对患儿的预后有一个相对现实的期待；教育训练及行为治疗的指导，即帮助家长学会一定的教育训练及行为治疗方法，使家长能够与医师、教师配合，在家庭中对患儿进行教育训练和行为方面的矫正；家庭功能促进，即帮助家长之间相互协作，相互支持，充分利用社会支持等。

第二节　孤独症谱系障碍

一、孤独症谱系障碍的概念

孤独症谱系障碍是一组起病于婴幼儿期的全面性精神发育障碍，是根据典型孤独症的核心症状进行的扩展定义，既包括了典型孤独症谱系障碍，又包括了不典型孤独症谱系障碍、孤独症谱系障碍边缘、孤独症谱系障碍疑似等症状。引入"孤独症谱系障碍"这个概念，是把孤独的相关行为表现看成是一个谱系，程度由低到高，低端的就是"典型孤独症谱系障碍"，高端的就逐渐接近普通人群。

临床上首次描述孤独症是在 20 世纪 40 年代。1943 年，美国医生坎纳（Kanner）报道了 11 例患儿，并命名为"早期婴儿孤独症"。患儿特征如下：严重缺乏与他人的情感接触；怪异的、重复性的仪式行为；缄默或语言显著异常；高水平的视觉——空间技巧或机械记忆能力与在其他方面学习困难形成对比；聪明、机敏且具有吸引力的外貌表现。

对于孤独症的病因学，当时普遍认为是父母养育方式不当。Kanner 将孤独症患儿的父母描述成一群高学历的、事业心很强但又冷漠无情的人。直到 20 世纪 60~70 年代，研究人员指出，孤独症的病因如果被认为是从出生到童年早期的发育障碍所致更合情合理，孤独症是一种躯体性的、与父母抚育方式无任何关联的发育障碍。1980 年出版的 DSM-3 首次将童年孤独症视为一种广泛性发育障碍。在此时期，洛特（Lotter）发表了新的孤独症诊断标准，强调把社会交互作用、言语与交流和重复性活动 3 个方面作为基本标准，并舍弃了 Kanner 诊断标准中关于"特殊技能和吸引人的外貌"等两项。

在 DSM-5 中，把 DSM-4 中孤独症、阿斯伯格综合征、坎纳综合征、童年瓦解性障碍及其他广泛性发育障碍，都归类到孤独症谱系障碍。这些障碍的症状体现在社会沟通和限制性重复行为、兴趣两个领域。

二、孤独症谱系障碍的流行病学

据美国疾病控制与预防中心(CDC)2018 年关于孤独症谱系障碍患病率的最新报告指出，孤独症谱系障碍患病率从 2014 年的 1/68 增长至 2018 年的 1/59，2020 年上升为 1/54，2021 年报告的患病率为 1/44。孤独症谱系障碍男性更易罹患，通常为慢性终身性病程，常常严重损害患儿的社会功能，是导致儿童精神残疾的最重要疾病之一，并导致严重的疾病负担，是一个近年来受到世界各国共同关注的重要疾病。

孤独症谱系障碍儿童在 12～18 个月就表现出相应的可鉴别症状；一般到 2 岁时孤独症谱系障碍症状已经很明显；但实际上大部分在 5 岁左右才确诊。除这种典型的发展模式外，有的孤独症谱系障碍儿童开始似乎发展得很正常，但突然就不能跟上正常的发展步伐，或出现退行，并出现明显不同的发展过程；还可能出现迅速发展与发展迟滞过程混杂出现、正常和异常发展顺序交替存在的奇特发展模式。

61%～74% 的孤独症谱系障碍患儿在青少年时期的发展状况差或很差，智力和语言沟通能力是决定孤独症谱系障碍预后的两个主要因素。

三、孤独症谱系障碍的病因

虽然孤独症谱系障碍的病因还不完全清楚，但研究表明，某些危险因素可能同孤独症谱系障碍的发病相关。引起孤独症谱系障碍的危险因素可以归纳为遗传、感染与免疫和孕期理化因子刺激等。

(一)遗传因素

双生子研究显示，孤独症谱系障碍在单卵双生子中的共病率高达 61%～90%，而异卵双生子则未见明显的共病情况。这些现象提示孤独症谱系障碍存在遗传倾向性。

研究显示，某些染色体异常可能会导致孤独症谱系障碍的发生。常见表现出孤独症谱系障碍症状的染色体病有 4 种：脆性 X 染色体综合征、结节性硬化症、15q 双倍体和苯丙酮尿症。

(二)感染与免疫因素

孕妇被病毒感染后，其子代患孤独症谱系障碍的概率增大。已知的相关病原体有风疹病毒、巨细胞病毒、水痘-带状疱疹病毒、单纯疱疹病毒、梅毒螺旋体和弓形虫等。这些病原体产生的抗体，由胎盘进入胎儿体内，与胎儿正在发育的神经系统发生交叉免疫反应，干扰了神经系统的正常发育，从而导致了孤独症谱系障碍的发生。

(三)神经心理学因素

以神经心理学的角度探讨孤独症谱系障碍的核心缺陷，有 3 个主要假说：心理理论缺陷说、中枢性统合不足说、执行功能缺陷说。

1. 心理理论缺陷说　心理理论能力是指个体对于自己或他人的信念、愿望、意图等心理状态的认识和理解，并借此对他人的心理和行为进行解释和推理的能力，被认为是社会认知和交往的基础。心理理论缺陷是指孤独症谱系障碍儿童缺乏对他人心理的认知解读能力。因此出现交流障碍、依恋异常和自我中心等行为。

2. 中枢性统合不足说　主要用来解释孤独症谱系障碍患儿的兴趣狭窄和特殊才能。一些研究发现，孤独症谱系障碍患儿的信息加工不完善，对整体情景缺乏注意。小脑发育异常可能与整合加工不足和注意缺陷有关。孤独症谱系障碍患儿小脑部位病变，使额叶的运动、语言、认知、记忆等功能的执行速度和准确性得不到有效的调节。

3. 执行功能缺陷说　主要用来解释孤独症谱系障碍患儿的刻板和重复性行为。执行功能是个体进行问题解决时所必备的神经心理技能，涉及很多目的性、指向性行为的适应过程，如计划、抑制控制、工作记忆、弹性思考与行动等。一些研究显示，大脑的前额叶与执行功能有着密切的联系，2～4岁孤独症谱系障碍患儿额叶的局部脑血流明显降低，提示孤独症谱系障碍患儿大脑额叶成熟延迟。

(四) 微生物-肠-脑轴因素

近年来，越来越多的研究者们关注到了肠道菌群与孤独症谱系障碍的关系。临床报告显示，孤独症谱系障碍患儿普遍存在腹泻、腹胀、腹痛和便秘等胃肠道症状，且这些症状会加重行为问题，如社会退缩、易怒、刻板等问题。因肠道菌群通过微生物-肠-脑轴可与大脑建立双向联系。孤独症谱系障碍患儿肠道菌群较正常人存在显著差异，如乳酸杆菌、腔隙杆菌数量显著降低。

(五) mTOR信号转导途径

哺乳动物雷帕霉素靶蛋白(mTOR)信号转导途径为细胞内生化途径，可调节mRNA的翻译、自噬、应激途径等。当mTOR通路异常时，在神经元中树突棘的形态发生变化，导致突触的形成和适应等。在许多孤独症谱系障碍患儿中，突触水平是异常的。mTOR通路机制靶点的失衡将导致细胞生长周期紊乱，神经元过度生长导致突触的异常兴奋性和器官易位等，造成孤独症谱系障碍。

(六) 神经结构、机能障碍

孤独症谱系障碍患儿的顶上区兴奋不显著，而额前皮质区和顶后区兴奋显著，提示孤独症谱系障碍患儿的小脑-下丘脑-皮质通路异常。孤独症谱系障碍患儿双侧颞叶血液灌注不足与其社会知觉、语言和心理发展障碍有关，而左侧颞上回血流灌注不足程度与孤独症谱系障碍的行为严重程度呈正相关。额叶机能障碍可表现为空间意识和空间整合的困难，顶叶损伤可导致空间视觉注意力不能集中。

(七) 孕期理化因子刺激

妊娠早期孕妇若有沙利度胺和丙戊酸盐类抗癫痫类药物的用药史及酗酒等，可导致子代患孤独症谱系障碍的概率增加。产前和生产时胎儿大脑的损伤会导致孤独症谱系障碍，特别是那种极早发生的孤独症谱系障碍。新生儿低出生体重和早产、高龄产妇、臀位生产、呼吸困难和孕妇大出血等都被认为与孤独症谱系障碍有关。

(八) 中医辨证原因

从中医辨证上，孤独症谱系障碍属于肾虚、先天不足、发育五迟等范畴，劳思、抑郁、恼怒、伤感等因素还会使病情恶化。肾主骨，开窍于耳，其华在发；肾虚则骨头发育异常，往往从孤独症谱系障碍患儿的囟门闭合较晚、头顶有明显的隆起、出牙较晚、牙齿小而异形等方面得以印证。个别孤独症谱系障碍的患儿在耳朵周围或耳道，先天长有耳瘘、拴马桩，也是先天性肾虚对耳发育影响的表现。

四、孤独症谱系障碍的筛查与诊断

(一) 孤独症谱系障碍早期筛查的意义

早期筛查是相对于"传统诊断"的一种疾病诊疗模式。孤独症谱系障碍中所谓"传统诊断"，指的是家长或老师发现儿童行为异常，再经由发育行为儿科医师、精神科医师、行为分析师等对儿童进行行为观察及诊断的常规孤独症谱系障碍诊疗模式。这种诊疗模式，虽然能有效诊断孤独症谱系障碍患儿，但其效率不高，缺乏"预防风险"的意识，往往导致孤独症谱系障碍患儿诊断时间延迟，给后期治疗带来巨大的困难。

既往研究发现，孤独症谱系障碍患儿大脑其实具有很强的可塑性。早期规范的干预，能最大程度地改善患儿的认知、语言及社会适应能力，使他们更好地融入社会并正常生活。因此，早期筛查在孤独症谱系障碍患儿的诊疗过程中，具有非常重要的意义。

(二)孤独症谱系障碍早期筛查

1. 社交不足行为和部分刻板行为在早期即可出现　孤独症谱系障碍早期筛查可以发现这些异常,有 5 种行为标志可作为孤独症谱系障碍早期识别的强有力的证据,简称"五不"行为。

(1)不看或少看:指目光接触异常,孤独症谱系障碍患儿早期即开始表现出对有意义的社交刺激的视觉注视缺乏或减少,尤其是对人眼部的注视减少,有研究表明最终诊断为孤独症谱系障碍的患儿在 24 个月时对于人眼部的注视时间仅为正常儿童的 1/2。

(2)不应或少应:包括叫名反应和共同注意。患儿对父母的呼唤声充耳不闻,叫名反应不敏感通常是家长较早发现的孤独症谱系障碍表现之一;共同注意是患儿早期社会认知发展中的一种协调性注意能力,是指个体借助手指指向、眼神等与他人共同关注两者之外的某一物体或者事件。

(3)不指或少指:即缺乏恰当的肢体动作,无法对感兴趣的东西提出请求。孤独症谱系障碍患儿可能早在 12 个月时就表现出肢体动作的使用频率下降,如不会点头表示需要、摇头表示不要、有目的的指向、手势比划等。

(4)不语或少语:多数孤独症谱系障碍患儿存在语言发育延迟,家长最多关注的也往往是儿童语言问题,尽管语言发育延迟并非孤独症谱系障碍诊断的必要条件,但对于语言发育延迟儿童务必考虑孤独症谱系障碍可能。

(5)不当:指不恰当的物品使用及相关的感知觉异常。孤独症谱系障碍患儿从 12 个月起可能会出现对物品的不恰当使用,包括旋转、排列及对物品的持续视觉探索。言语的不当也应该注意,表现为正常语言出现后言语的倒退,难以听懂、重复、无意义的语言。

2. 社交和沟通行为发育轨迹的异常　行为发育轨迹是指儿童行为发育的水平、速度以及方向。早期发育轨迹的异常可能是孤独症谱系障碍的危险指标。

有研究表明,部分孤独症谱系障碍患儿在 12 个月前语言及非语言发育技能正常,但此后发育轨迹出现异常,学习新技能的能力下降。也有报道在 6 个月前,孤独症谱系障碍儿童与正常儿童发育轨迹基本一致,但此后发现其社交技能发育的轨迹出现下降趋势,包括目光注视、社交反应性微笑、发声频率等。此外,发育倒退的现象也需要引起重视。部分孤独症谱系障碍患儿在出生后 1~2 年发育轨迹正常,但随后出现已获得技能的丧失,可涉及语言、社交手势、运动等多个领域,发育倒退可能是忽然出现的,也可能是逐渐发生的。

3. 孤独症谱系障碍发生的家族高危因素　早期筛查应对有这两条高危因素的儿童给予特别重视。①有患孤独症谱系障碍的兄弟姐妹;②有精神分裂、情绪障碍或其他精神及行为问题家族史者。

上述明确的孤独症谱系障碍早期行为识别标志尚不能构成孤独症谱系障碍诊断,应根据以上所列早期标志,进行全面的观察和评估或转诊到有条件的医院进行进一步的孤独症谱系障碍诊断、评估。

(三)孤独症谱系障碍的诊断过程

儿童孤独症谱系障碍主要通过询问病史、精神检查、体格检查、心理评估和其他辅助检查,并依据诊断标准做出诊断。

1. 询问病史　首先要详细了解患儿的生长发育过程,包括运动、言语、认知能力等的发育。然后针对发育落后的领域和让家长感到异常的行为进行询问,注意异常行为出现的年龄、持续时间、频率及对日常生活的影响程度。同时,也要收集孕产史、家族史、既往疾病史和就诊史等资料。问诊要点如下:

(1)目前孩子最主要的问题是什么?何时开始的?

(2)言语发育史:何时对叫他名字有反应?何时开始牙牙学语?何时能听懂简单的指令?何时能讲词组?何时能讲句子?有无言语功能的倒退?有无语音语调上的异常?

(3)言语交流能力:是否会回答他人提出的问题?是否会与他人主动交流?交流是否存在困

难？有无自言自语、重复模仿性言语？有无叽叽咕咕等无意义的发音？

（4）非言语交流能力：是否会用手势、姿势表达自己的需要？何时会用手指物品、图片？是否有用非言语交流替代言语交流的倾向？面部表情是否与同龄儿童一样丰富？

（5）社会交往能力：何时能区分亲人和陌生人？何时开始怕生？对主要照料者是否产生依恋？何时会用手指点东西以引起他人关注？是否对呼唤有反应？是否回避与人目光对视？会不会玩过家家等想象性游戏？能不能与别的小朋友一起玩及如何与小朋友玩？会不会安慰别人或主动寻求别人的帮助？

（6）认知能力：有无认知能力的倒退？有无超常的能力？生活自理能力如何？有无生活自理能力的倒退？

（7）兴趣行为：游戏能力如何？是否与年龄相当？是否有特殊的兴趣或怪癖？是否有活动过多或过少？有无反复旋转物体？有无对某种物品的特殊依恋？

（8）运动能力：何时能抬头、独坐、爬、走路？运动协调性如何？有无运动技能的退化或共济失调？

（9）家族史：父母或其他亲属中有无性格怪僻、冷淡、刻板、敏感、焦虑、固执、缺乏言语交流、社会交往障碍或言语发育障碍者？有无精神疾病史？

（10）其他：家庭养育环境如何？是否有过重大心理创伤或惊吓？是否上学或幼儿园？在校适应情况如何？是否有过严重躯体疾病？是否有因躯体疾病导致营养不良、住院或与亲人分离的经历？有无癫痫发作？有无使用特殊药物？是否偏食？睡眠如何？

2. 精神检查 主要采用观察法，有言语能力的患儿应结合交谈。检查要点如下：

（1）患儿对陌生环境、陌生人和父母离开时是什么反应？

（2）患儿的言语理解及表达的发育水平是否与年龄相当？有无刻板重复言语、即时或延迟模仿性言语以及自我刺激式言语？是否能围绕一个话题进行交谈以及遵从指令情况？

（3）患儿是否回避与人目光对视？是否会利用手势动作、点摇头或其他动作、姿势及面部表情进行交流？

（4）患儿是否有同理心？如父母或检查者假装受伤痛苦时患儿是否有反应？是什么反应？

（5）患儿是否对玩具及周围物品感兴趣？玩具使用的方式及游戏能力如何？

（6）患儿是否有刻板动作、强迫性仪式行为及自伤行为？

（7）患儿智能发育的水平是否与年龄相当？是否有相对较好或特殊的能力？

3. 体格检查 主要是躯体发育情况，如头围、面部特征、身高、体重、有无先天畸形、视听觉有无障碍、神经系统是否有阳性体征等。

4. 心理评估 孤独症谱系障碍的心理评估应遵循以下模式：首先进行一级筛查，一般是在儿童常规体检时初步筛查，用于在普通人群中发现孤独症可疑人群。一级筛查发现阳性后再到医院儿保科做二级筛查，二级筛查工具用于在孤独症可疑人群中排除其他发育障碍协助诊断。最后经医院的专科医师进一步评估。

5. 辅助检查 可根据临床表现有针对性地选择实验室检查，包括电生理检查（如脑电图、诱发电位）、影像学检查（如头颅 CT 或磁共振）、遗传学检查（如染色体核型分析、脆性 X 染色体检查）、代谢病筛查、生化检查等。

（四）孤独症谱系障碍的诊断标准

ICD-10 给出的孤独症谱系障碍的诊断标准为描述性诊断标准，诊断标准见表 3-2。

表 3-2　ICD-10 中孤独症谱系障碍的诊断标准

1.3 岁以前就出现发育异常或损害，至少表现在下列领域之一

（1）人际沟通时所需要的感受性或表达性语言

（2）选择性社会依恋或社会交往能力的发展

续表

(3)功能性或象征性游戏

2. 具有以下(1)、(2)、(3)项下至少 6 种症状，且其中(1)项下至少两种，(2)、(3)两项下各至少一种

(1)在下列至少两个方面表现出社会交往能力实质性异常

1)不能恰当地应用眼对眼注视、面部表情、姿势和手势来调节社会交往

2)(尽管有充分的机会)不能发展与其智龄相适应的同伴关系，用来共同分享兴趣、活动与情感

3)缺乏社会性情感的相互交流，表现为对他人情绪的反应偏颇或有缺损；或不能依据社交场合调整自身行为；或社交、情感与交往行为的整合能力弱

4)不能自发地与他人分享欢乐、兴趣或成就(如不向旁人显示、表达或指出自己感兴趣的事物)

(2)交流能力有实质性异常，表现在下列至少 1 个方面

1)口语发育延迟或缺如，不伴有以手势或模仿等替代形式补偿沟通的企图(此前常没有牙牙学语的沟通)

2)在对方对交谈具有应答性反应的情况下，相对地不能主动与人交谈或使交谈持续下去(在任何语言技能水平上都可以发生)

3)刻板和重复地使用语言，或别出心裁地使用某些词句

4)缺乏各种自发的假扮性游戏，或(幼年时)不能进行社会模仿性游戏

(3)局限、重复、刻板的兴趣、活动和行为模式，表现在下列至少 1 个方面

1)专注于一种或多种刻板、局限的兴趣之中，感兴趣的内容异常或患儿对它异常关注；或者尽管内容或患儿关注的形式无异常，但其关注的强度和局限性仍然异常

2)强迫性地明显固着于特殊而无用的常规或仪式

3)刻板与重复的怪异动作，如拍打、揉搓手或手指，或涉及全身的复杂运动

4)迷恋物体的一部分或玩具的没有功能的性质(如气味、质感或所发出的噪声或振动)

依据《精神障碍诊断与统计手册》第 5 版(DSM-5)，孤独症谱系障碍的诊断标准与严重程度见表 3-3，表 3-4。

表 3-3 DSM-5 中孤独症谱系障碍的诊断标准

A. 在多种场所下，社交交流和社交互动方面存在持续性的缺陷，表现为目前或历史上的下列情况(以下为示范性举例，而非全部情况)

1. 社交情感互动中的缺陷。例如，从异常的社交接触和不能正常地来回对话到分享兴趣、情绪或情感的减少，到不能启动或对社交互动做出回应

2. 在社交互动中使用非语言交流行为的缺陷。例如，从语言和非语言交流的整合困难到异常的眼神接触和身体语言，或在理解和使用手势方面的缺陷到面部表情和非语言交流的完全缺乏

3. 发展、维持和理解人际关系的缺陷。例如，从难以调整自己的行为以适应各种社交情境的困难到难以分享想象的游戏或交友的困难，到对同伴缺乏兴趣

标注目前的严重程度：严重程度是基于社交交流的损害和受限，重复的行为模式(参见本章中的表 3-2)。

B. 受限的、重复的行为模式、兴趣或活动，表现为目前的或历史上的下列 2 项情况(以下为示范性举例，而非全部情况)

1. 刻板或重复的躯体运动，使用物体或言语。例如，简单的躯体刻板运动、摆放玩具或翻转物体、模仿言语、特殊短语

2. 坚持相同性，缺乏弹性地坚持常规或仪式化的语言或非语言的行为模式。例如，对微小的改变极端痛苦、难以转变、僵化的思维模式、仪式化的问候、需要走相同的路线或每天吃同样的食物

3. 高度受限的、固定的兴趣，其强度和专注度方面是异常的。例如，对不寻常物体的强烈依恋或先占观念、过度的局限或持续的兴趣

4. 对感觉输入的过度反应或反应不足，或在对环境的感受方面不同寻常的兴趣。例如，对疼痛/温度的感觉麻木，对特定的声音或质地的不良反应，对物体过度地嗅或触摸，对光线或运动的凝视

标注目前的严重程度：严重程度是基于社交交流的损害和受限的重复的行为模式(参见表 3-5)

C. 症状必须存在于发育早期(但是，直到社交需求超过有限的能力时，缺陷可能才会完全表现出来，或可能被后天学会的策略所掩盖)

D. 这些症状导致社交、职业或目前其他重要功能方面的有临床意义的损害

E. 这些症状不能用智力障碍(智力发育障碍)或全面发育迟缓来更好地解释。智力障碍和孤独症谱系障碍经常共同出现，做出孤独症谱系障碍和智力障碍的合并诊断时，其社交交流应低于预期的总体发育水平

注：若个体患有已确定的 DSM-4 中的孤独症(自闭症)、阿斯伯格综合征或在他处注明的全面发育障碍的诊断，应给予孤独症谱系障碍的诊断。个体在社交交流方面存在明显缺陷，但其症状不符合孤独症谱系障碍的诊断标准时，应进行社交(语用)交流障碍的评估。

标注如果是：

有或没有伴随的智力损害

与已知的躯体或遗传性疾病或环境因素有关(编码备注：使用额外的编码来确定有关的躯体或遗传性疾病)

与其他神经发育、精神或行为障碍有关(编码备注：使用额外的编码来确定有关的神经发育、精神或行为障碍)

伴紧张症(其定义参见与其他精神障碍有关的紧张症的诊断标准)。[编码备注：使用额外的编码 F06.1 与孤独症谱系障碍相关的
　　紧张症表明存在合并的紧张症。]

表 3-4　DSM-5 中孤独症谱系障碍的严重程度

严重程度	社交交流	受限的重复行为
水平 3 需要非常 多的支持	在语言和非语言社交交流技能方面的严重缺陷导致功能上的严重损害，极少启动社交互动，对来自他人的社交示意的反应极少。例如，个体只讲几个能够被听懂的字，很少启动社交互动，当他或她与人互动时，会做出不寻常的举动去满足社交需要，且仅对非常直接的社交举动做出反应	行为缺乏灵活性，应对改变极其困难，或其他局限/重复的行为显著影响了各方面的功能。改变注意力或行动很困难/痛苦
水平 2 需要多的 支持	在语言和非语言社交交流技能方面的显著缺陷；即使有支持仍有明显社交损害；启动社交互动有限；对他人社交示意反应较少或异常。例如，个体只讲几个简单的句子，其互动局限在非常狭窄的特定兴趣方面，且有显著的奇怪的非语言交流	行为缺乏灵活性，应对改变困难，或其他局限/重复的行为对普通观察者来说看起来足够明显，且影响了不同情况下的功能。改变注意力或行动痛苦/困难
水平 1 需要支持	在没有支持的情况下，社交交流方面的缺陷造成可观察到的损害。启动社交互动存在困难，是对他人的社交示意的非典型的或不成功反应的明显例子。可表现为对社交互动方面的兴趣减少。例如，个体能够讲出完整的句子和参与社交交流，但其与他人的往来对话是失败的，他们试图交友的努力是奇怪的，且通常是不成功的	缺乏灵活性的行为显著地影响了一个或多个情境下的功能。难以转换不同的活动。组织和计划的困难妨碍了其独立性

五、孤独症谱系障碍的临床表现

孤独症谱系障碍主要表现为三大类核心症状，即社会交往障碍、兴趣狭窄和刻板重复、交流障碍。

(一)社交持续性缺陷

孤独症谱系障碍患儿在社交交流和社交互动方面存在质的缺陷，这种缺陷是连续性和跨场景而非短暂或处于特定场所。主要体现在以下方面。

1. 社交情感互动的缺陷　从轻到重表现为异常的社交接触、不能正常地来回对话、不分享兴趣、情绪或情感减少，到不能启动或对社交互动做出回应。

2. 在社交互动中使用非语言交流行为的缺陷　从轻到重的表现为语言和非语言交流的整合困难，异常的眼神接触和身体语言，在理解和使用手势方面的缺陷，到面部表情和非语言交流的完全缺乏。

3. 发展、维持和理解人际关系的缺陷　从轻到重的表现为从难以调整自己的行为以适应各种社交情境的困难，难以分享想象游戏、交友困难到对同伴缺乏兴趣。

(二)受限的、重复的行为模式、兴趣或活动

1. 刻板或重复的躯体运动、使用物体或言语　例如，简单的躯体刻板运动、摆放玩具或翻转物体、重复模仿言语、特殊短语等。

2. 坚持相同性，缺乏弹性地坚持常规或仪式化的语言或非语言行为模式　例如，常用同一种方式做事或玩玩具，要求物品放在固定位置，出门非要走同一条路线，长时间内只吃少数几种食物等。

3. 高度受限的、固定的兴趣　患儿对一般儿童所喜爱的玩具和游戏缺乏兴趣，而对一些通常不作为玩具的物品有着过度局限或持续的兴趣，其强度和专注度方面是异常的，如车轮、瓶盖等圆的可旋转的东西。

4. 对感觉输入过度反应或反应不足，或对环境的感受存在不同寻常的兴趣　例如，对疼痛、温

度的感觉麻木，对特定的声音或质地的不良反应，对物体过度地嗅或触摸，对光线或运动的凝视。

（三）交流障碍

1. 非言语交流障碍　孤独症谱系障碍患儿常以哭或尖叫表示他们的不舒适或需要。稍大的患儿可能会拉着大人的手走向他想要的东西时缺乏相应的面部表情，表情也常显得漠然，很少用点头、摇头、摆手等动作来表达自己的意愿。

2. 言语交流障碍　孤独症谱系障碍在言语交流方面存在明显障碍，包括：①语言理解力不同程度受损；②言语发育迟缓或不发育，也有部分患儿 2～3 岁前曾有表达性言语，但以后逐渐减少，甚至完全消失；③言语形式及内容异常：患儿常存在模仿言语、刻板重复言语，语法结构、人称代词常用错，语调、语速、节律、重音等也存在异常；④言语运用能力受损：部分患儿虽然会背儿歌、背广告词，但却很少用言语进行交流，且不会提出话题、维持话题或仅靠刻板重复的短语进行交谈，纠缠于同一话题。

（四）其他症状

孤独症谱系障碍，除了在核心症状上的表现，还有一些外围症状，如消化系统、免疫系统、感觉系统等方面的问题。孤独症谱系障碍患儿的感官是正常的，但是他们却存在对刺激的感受性过强或过弱的现象。在感受性过强的情况下，中度刺激（如中等强度的噪声）也会严重地影响他们。感受性过弱的情况下，儿童没有惊跳反射，对言语和其他声音信号没有反应，对人视而不见，容易撞上物品，或为了寻求刺激做出一些异常的行为，如自伤。孤独症谱系障碍患儿也可能出现便秘、尿频或小便失控、消化不良和营养偏差、皮肤易生湿疹、易感冒等。

（五）孤独症谱系障碍共患病

孤独症谱系障碍儿童可能同时共患一个或多个疾病，且在不同时期也会出现不同的共患病，共病症状互相影响，预示着患儿预后较差。下面为较常见的共患病。

1. 孤独症谱系障碍共患注意缺陷多动障碍　概率为 13%，与孤独症谱系障碍组相比，共患注意缺陷多动障碍的孤独症谱系障碍儿童在认知问题、焦虑、完美主义、社会问题方面得分更高；共患注意缺陷多动障碍使孤独症谱系障碍儿童更容易出现外化障碍、内化障碍、睡眠障碍。

2. 孤独症谱系障碍共患癫痫　概率约为 8.6%，而正常儿童癫痫的患病率为 1.2%；孤独症谱系障碍患儿中女童比男童更易患癫痫。与只患有孤独症谱系障碍的儿童相比，共患癫痫的患儿表现出更多的日常生活技能受损及更高的激惹性和更多的多动症状。

3. 孤独症谱系障碍共患睡眠障碍　睡眠障碍主要包括失眠、睡前抵抗、异态睡眠、早醒、白天嗜睡、睡眠呼吸障碍等。53%的孤独症谱系障碍患儿至少有一个频繁出现的睡眠问题，最常见的睡眠障碍为入睡困难和夜间醒来。

4. 孤独症谱系障碍共患胃肠道问题　胃肠道问题包括胃食管反流、慢性便秘、腹痛、持续性腹泻、大便失禁、腹胀、肠道炎症等。有胃肠道问题的孤独症谱系障碍患儿更容易出现对立、挑衅或破坏性行为。

六、孤独症谱系障碍的亚型

（一）阿斯伯格（Asperger）综合征

Asperger 综合征由奥地利精神病学家阿斯伯格（Asperger）于 1944 年首先提出，是一种主要以社会交往困难、局限而异常的兴趣行为模式为特征的神经系统发育障碍性疾病，在分类上属于孤独症谱系障碍。该病的发病率明显高于典型的孤独症，男女之比为 4∶1。

1. Asperger 综合征的临床表现　Asperger 综合征有类似儿童孤独症谱系障碍的某些特征，表现为社交活动的质的异常，以及兴趣与活动内容局限、刻板和重复，一般到学龄期症状才明显，但无明显的言语和智能障碍。

（1）在社会交往方面存在质的损害：Asperger 综合征患者通常是离群、孤立的，往往以一些异常的或奇怪的举动去接触别人。尽管知道别人的存在，但通常是以自我为中心。例如，他们会喋喋不休地向听众进行"演说"，内容一般是一些与众不同的范围狭窄的话题。患儿也常表现出对交朋友和与别人见面的兴趣，但是这些愿望经常会因为他们笨拙的交往技巧或不能明白别人的感受、愿望而不能实现。患儿的行为反应强烈依赖公式化和刻板的社会行为规范和社会规则，而不能以直觉和自发的形式理解别人的意图，因此 Asperger 综合征患儿给人以社会行为幼稚可笑和行为刻板的强烈印象。

（2）语言沟通方面存在质的缺陷：尽管在 Asperger 综合征的定义中并没有此领域显著的功能障碍，但在 Asperger 综合征的语言沟通技能上至少有以下 3 点是值得注意的。

1）虽然患儿的语调并不像孤独症那样单调和刻板，但言语的韵律性差，在事实的申述、幽默的评论中往往缺乏抑扬顿挫。

2）言语经常是离题和带偶然性的，给人一种松散、缺乏内在联系和连贯性的感觉。

3）患儿交流方式的最典型特征是冗长的表达方式，有部分医师认为这是这种疾病区别于其他疾病最明显的特征。

（3）狭隘的、重复的、固定模式的行为、兴趣和活动：Asperger 综合征患儿可能对某些不寻常而非常局限的题目十分感兴趣，并积累了大量相关知识，经常在第一次与他人的社会交往中就表述这些知识。患儿的话题也会每隔 1 年或 2 年发生变化，它常常主导着患儿社会交往的内容和日常活动，经常将整个家庭长时间地沉浸于某一事物。这一症状表现在儿童时期并不容易被发现，因为许多儿童都会对诸如恐龙、流行的卡通人物等产生强烈的兴趣，但当题目逐渐变得不寻常和狭隘时就会使症状突出。

（4）笨拙的运动：运动发育延迟和运动笨拙并不是 Asperger 综合征诊断所必需的，但多数 Asperger 综合征患儿有运动技能发展落后的个人史，如比同龄人更晚学会骑自行车、接球、开罐头等。他们通常不灵活，步态僵化、姿势古怪、操作技能差，在视觉-运动协调能力方面有显著缺陷。

2. Asperger 综合征的诊断　在美国《精神障碍诊断与统计手册》第 4 版（DSM-4）中对 Asperger 综合征的诊断标准见表 3-5。

表 3-5　DSM-4 中 Asperger 综合征的诊断标准

（1）在社交方面存在障碍，表现出至少以下两种情况：①在使用一些非言语性的行为进行社会交往的能力有显著缺损，如目光对视、面部表情、身体姿势和手势；②不能建立与其年龄相称的适当的伙伴关系；③缺乏自发地寻求与他人分享快乐、喜好或者成功的欲望；④缺少交际性和情感性的互惠行为

（2）在行为、喜好和活动方面固执地坚持重复和不变的模式，表现出至少以下一种情况：①总是处于一种或一种以上的不变的兴趣中，其强烈程度和兴趣集中之处都是不正常的；②显著而顽固地坚持一些特殊的、无意义的程序和仪式；③重复不变地维持一些自己形成的特殊习惯；④长时间注意物体的一部分

（3）上述障碍严重损害了儿童在社会交往、职业或其他重要领域的功能

（4）在语言发育上没有明显的具有临床意义的全面迟滞（如在 2 岁以前会讲单个词，3 岁以前懂得使用交谈性的短语）

（5）在认知能力的发育、自理能力、适应行为（社交方面的除外）和儿童时期对外界环境的好奇心等方面的发育不存在明显的具有临床意义的迟滞

（6）不符合其他广泛性发育障碍和精神分裂症的诊断标准

3. Asperger 综合征的主要特征和干预建议

（1）极小的变化也会使 Asperger 综合征患儿受不了。他们对环境中的应激物高度敏感。他们在无法预料会发生什么时，就会很焦虑，并有强迫性的担忧。应激、疲劳和感觉超负荷很容易使他们失去平衡。

干预建议：提供一个前后一致的日常的例行程序和可预期的、安全的环境，以减轻患儿对未知之物的恐惧。

（2）Asperger 综合征患儿不能理解社会互动中的复杂线索。他们是天真的、极端自我中心的，

也可能不喜欢身体接触；他们不能理解笑话、讽刺或隐喻；错误阐释社会线索；不能判断"社会距离"；开始和维持谈话的能力很差；容易为人所利用。

干预建议：使患儿不受欺侮和取笑，促使其他同学能设身处地理解并宽容 Asperger 综合征患儿。应该教会他们如何就社会线索做出反应，并教会他们在各种不同的社会情境所使用的反应。

（3）Asperger 综合征患儿会强烈专注于一些古怪的事物，反复提问，不能放弃观念；有时，不愿意学习任何在其有限的兴趣范围之外的事物。

干预建议：不要让 Asperger 综合征患儿无休止地就其感兴趣的事物提问。每天指定一个特定的时间让他思考其所感兴趣的事。有些具有 Asperger 综合征的患儿不愿意做在其兴趣之外的作业。必须坚决要求他完成作业。应该向其清楚地表明，他并不能控制一切，他必须遵循一些具体的规则。

（4）Asperger 综合征患儿经常偏离任务，为内部的刺激所分散注意力，非常没有条理，难以将注意力集中在课堂活动上；Asperger 综合征患儿倾向于退回其复杂的内心世界，难以在团体情境中学习。

干预建议：将作业分解成许多小的单元，教师经常给予指导和反馈。具有严重注意力问题的患儿会受益于定时的工作安排。定时的工作安排能让他们比较有条理。

（二）雷特（Rett）综合征

Rett 综合征是一种严重的神经异常障碍，可能由 X 染色体上的基因突变而导致，目前只发现女性病例，发病率为 1/10000。1966 年首先由雷特（Rett）报道，直至 20 世纪 80 年代才逐渐受到重视并被纳入 ICD-10。这也是一种少见病。Rett 综合征病因不明，患儿通常在母亲孕期和围生期发育正常，出生时头围正常，出生 5 个月精神运动发育正常。多在 5～30 个月发病，病情发展通常经历 4 个阶段。

1. 早期起病停滞阶段（6～18 个月）　表现为头围生长减速或停滞，肌张力减退。

2. 快速倒退阶段（1～4 岁）　表现为孤独症样行为，语言功能丧失，失去对人和周围环境的兴趣，智力严重倒退，过度通气，出现刻板动作，面部呈现"社交性微笑"，特征性表现是逐渐丧失已经获得的手部精细运动技能，并出现手部无目的的刻板性动作，表现为扭动、拍手、搓手或"洗手"样动作。

3. 假性停滞阶段（学龄前～学龄早期）　这一时期，患儿症状相对稳定，突出的表现是严重的智力低下和身体姿势异常。

4. 晚期运动衰退阶段（5～15 岁）　表现为大小便失禁，肌张力异常，步态不稳、躯干运动性共济失调和失用、脊柱侧凸和后凸，重症患儿出现强直状态，多数病例伴有癫痫发作。病程进展较快，预后较差。

（三）黑勒（Heller）综合征

Heller 综合征由黑勒（Heller）于 1930 年首先报道，又称婴儿痴呆、童年瓦解性障碍或衰退性精神病。其病因未明，男童较多见，男女比例约为 4：1。Heller 综合征大多起病于 2～3 岁，具有以下特征：

（1）发病前有一段明显正常的发育阶段，在这一阶段身体生长发育正常，语言、行为和简单生活技能获得也与健康儿童无差别。

（2）患病后短时间内（通常为数月到 2 年）既往所获得的各种技能的全面、迅速丧失。主动言语减少、理解语言和表达语言的能力严重受损，甚至丧失。

（3）游戏和生活技能退化。游戏兴趣和玩游戏的能力减弱。已具备的生活能力丧失，饮食、大小便难以自理。

（4）行为紊乱：运动活动量增多，行为难以自控，出现刻板、重复行为或仪式行为。多数患儿伴情绪异常，易发脾气、烦躁、易激惹、焦虑不安等。

（5）在社会交往和人际联系方面有孤独症谱系障碍样损害。丧失与周围人交往和对周围环境的兴趣，孤僻离群。

（6）社会技能衰退阶段后，常有一段病情相对稳定的"平台期"。平台期过后，症状改善相当有限，尤其是语言能力几乎无任何改善。

（7）预后较差：伴中枢神经系统器质性损害者可在短时间内死亡，大多数最终发展为痴呆，但仍保持"聪慧的面容"。

七、孤独症谱系障碍的治疗干预

（一）孤独症谱系障碍的治疗干预原则

1. 孤独症谱系障碍没有特效药物治疗。
2. 促进家庭参与，让父母也成为治疗的合作者或参与者。
3. 坚持以非药物治疗为主，药物治疗为辅，两者相互促进，综合治疗。
4. 治疗方案应个体化、结构化和系统化。
5. 治疗、训练的同时要注意患儿的躯体健康，预防其他疾病。
6. 坚持治疗，持之以恒。

（二）孤独症谱系障碍的治疗干预方法

孤独症谱系障碍的教育训练目的在于改善核心症状，即促进社会交往能力、言语和非言语交流能力的发展和减少刻板重复行为。同时，促进智力发展，培养生活自理和独立生活能力，减少不适应行为，减轻残疾程度，提高生活质量，缓解家庭和社会的精神、经济和照顾方面的压力。力争使部分患儿在成年后具有独立学习、工作和生活的能力。

由于社会对孤独症谱系障碍的关注越来越多，相应的干预疗法也层出不穷，常见干预疗法包括如下方法：

1. 结构化教育（treatment and education of autistic and communication handicapped children，TEACCH）　该方法主要针对患儿在语言、交流及感知觉运动等各方面所存在的缺陷有针对性地进行教育，核心是增进患儿对环境、教育和训练内容的理解和服从。它以"结构性"作为教学设计的原则，包括教学环境结构化、作息时间结构化、工作制度化和视觉结构化。训练内容包含儿童模仿、粗细运动、知觉能力、认知、手眼协调、语言理解和表达、生活自理、社交以及情绪情感等各个方面。强调训练场地或家庭家具的特别布置、玩具及其有关物品的特别摆放；注重训练程序的安排和视觉提示；在教学方法上充分运用语言、身体姿势、提示、标签、图表、文字等各种方法增进儿童对训练内容的理解和掌握；同时运用行为强化原理和其他行为矫正技术帮助患儿克服异常行为，增加良好行为。

2. 应用行为分析疗法（applied behavior analysis，ABA）　该方法采用行为塑造原理，强调对患儿内在需求和行为功能进行分析，在此基础上巧妙运用强化、惩罚、塑造、连锁、消退、渐隐等行为矫正技术来消除问题行为和塑造社会适应性行为。

ABA 干预治疗主要有两种策略，分别是前提控制策略和后果控制策略。前提控制策略，即通过对问题行为发生前因的分析，改变行为发生的情境，以控制或消除可能引起问题行为发生的刺激因素。例如，某一孤独症谱系障碍患儿每天放学都一定要沿着同一路线回家，当路线改变时就会情绪失控，大发脾气，因为突然的改变会让他感到不安全或紧张。因此，当因道路施工等客观原因一定要改变回家路线时，就需要将改变后的回家路线提前告知，并最好以图卡的方式给予提示，让他知晓接下来可能发生的路线改变，做好心理准备，最终消除情绪失控的现象。后果控制策略，即对个体不同的行为后果进行区别对待。对良好行为进行正强化，对不良的行为进行惩罚或消退。例如，当某一孤独症谱系障碍患儿想要伸手拿巧克力时，如果父母不允许，他就会大哭大闹。如果这时父母给予巧克力以安抚其情绪，实际是强化其哭闹的行为，将导致其哭闹行为的增加。可以采取的做法是让儿童用语言表达需要，当儿童说出"我想吃巧克力"，即给予巧克力，这样将有助于提高其言语表达能力。

3. 人际关系发展干预疗法（relational development intervention，RDI）和地板时光训练体系（floor time） 正常儿童人际关系发展的规律和次序是：目光注视-社会参照，互动-协调-情感经验分享-享受友情。人际关系发展干预疗法依照此次序为孤独症谱系障碍儿童设计一套由数百个活动组成的训练项目，活动由父母或训练者主导，内容包括各种互动游戏，如目光对视、表情辨别、捉迷藏、"两人三腿"、抛接球等，训练中要求训练者或父母表情丰富夸张但不失真实，语调抑扬顿挫。

地板时光训练体系也是以人际关系及社会交往作为训练的主体，但是与 RDI 不同的是，在地板时光训练中，教师或家长是根据患儿的活动和兴趣决定训练的内容，在训练中，父母或老师配合孩子的活动，同时在训练中不断制造变化、惊喜、困难，引导孩子在自由愉快的时光中培养解决问题的能力，并进而发展社会交往能力，训练活动不限于固定的课室，而是在日常生活的各个时段。这样的训练对家长或教师的要求其实更高。

4. 感觉统合训练（sensory integration training，SIT） 感觉统合训练疗法是由美国艾尔斯（Ayres）创立的，主要应用于儿童多动症和儿童学习障碍的治疗，也广泛运用于孤独症谱系障碍患儿的治疗。该疗法主要运用滑板、秋千、平衡木等游戏设施对患儿进行训练，有报道称这一疗法在减少孤独症谱系障碍患儿的多动行为、增加语言表达能力等方面有一定疗效。

5. 艺术疗法——音乐治疗 音乐治疗是指合格的音乐治疗师使用音乐或音乐的声音、节奏、旋律及和声，与个体或团体在一个合乎肢体、心智、社会和认知需求情况下，增进个体或团体的沟通、关系、学习、表达的过程。由于大部分孤独症谱系障碍儿童听觉敏感，他们对音乐表现出极大的兴趣，甚至具有超凡的音乐感和超强的音乐辨音能力，因此在诸多的艺术治疗方法中，音乐治疗在孤独症谱系障碍患儿和 Asperger 综合征患儿的干预治疗中应用得最为广泛。

6. 药物治疗 由于多数孤独症谱系障碍病因学和生化异常改变没有完全阐明，到目前为止，孤独症谱系障碍没有特异性药物治疗，尤其对于核心的语言和交流障碍缺乏有效药物。但在其他的行为控制方面药物治疗取得了进展，这些药物的合理运用可以显著改善孤独症谱系障碍患儿的训练和教育效果，保证患儿正常生活和学习。

（1）多动行为：哌甲酯对注意缺陷多动障碍效果良好，但副作用也明显，可能加重刻板行为、自伤行为、退缩行为。

（2）攻击行为：氟哌啶醇可以用于治疗孤独症患儿的攻击行为，减少刻板行为、多动和自伤，其他治疗攻击行为的药物还有普萘洛尔、卡马西平、丙戊酸钠、丁螺环酮和锂剂。

（3）自伤行为：合成阿片受体拮抗剂纳曲酮，用于治疗患儿自伤和攻击行为疗效较好，纳曲酮还有中度改善多动和刻板行为作用。此外上述治疗攻击行为药物也可以治疗自伤行为。

（4）刻板僵直行为：5-羟色胺重摄取抑制剂氟西汀（百忧解）可治疗孤独症谱系障碍的重复刻板行为。

（5）抑郁：在少年孤独症谱系障碍患者尤其是 Asperger 综合征中抑郁多见，可首选氟西汀，也可使用三环类抗抑郁药丙米嗪、去甲替林和去甲丙米嗪。如果有躁狂，可使用锂剂。

（6）惊厥：一般用卡马西平和丙戊酸钠。

（7）睡眠障碍：可以首先使用褪黑素，每晚 0.5mg。其他包括丙米嗪、水合氯醛、可乐定。

前述药物的使用需要谨慎，是否要使用药物、如何使用药物，都必须在医师指导下进行，严格遵照医嘱用药。

7. 孤独症谱系障碍教育训练中家庭的作用 孤独症谱系障碍的教育训练并不完全是一个医学问题，家庭的社会经济状况以及父母心态、环境或社会的支持和资源均对患儿预后产生影响。在家庭教育或训练过程中应该坚持 3 个原则：①对患儿行为宽容和理解；②异常行为的矫正；③特别能力的发现、培养和转化。

第三节　儿童精神分裂症

一、概述及定义

精神分裂症(schizophrenia)是一组常见的、病因未明的，表现为感知觉、思维、情感、行为上严重异常的功能退化的精神障碍，一般无意识及智能障碍。精神分裂症自然病程多迁延反复，具有低就诊率、高住院率、高致残率、高自杀率等特点，症状特殊而严重，会对家庭和社会造成重大负担，是全世界重点防治的精神疾病。

精神分裂症多起病于青壮年，起病于儿童青少年期的称为儿童期精神分裂症，其中 18 岁以前发病的称为早发性精神分裂症(early-onset schizophrenia，EOS)，13 岁以前发病被称为早早发性精神分裂症(very early-onset schizophrenia，VEOS)。

儿童期精神分裂症常潜隐起病，渐进发展。早期阶段可能会在睡眠、注意力、学习等方面出现困难，会有头痛、全身不适，或无故紧张焦虑、恐惧、情感及行为异常。随病程进展，患者开始出现语无伦次、视幻觉、幻听或错觉。症状改善一段时间后可能会复发，出现思维障碍，主要表现为思维联想过程缺乏逻辑性和连贯性，出现奇异的妄想和偏执。疾病发作过程中患儿可能会有失控行为，如暴力和自杀。患儿年龄越小，症状越简单，随年龄增长症状也逐渐接近成人。

近 10 年在遗传学、影像学、脑神经生化等领域对精神分裂症的研究取得了一些新进展，但仍缺乏特异性，精神分裂症的疾病本质仍存在争议，需要进一步研究。

二、流行病学

精神分裂症可见于世界不同国家和地区，在不同人群、社会文化、年龄阶段也广泛存在，因各种因素影响，流行病学数据差别较大。世界卫生组织估计全球精神分裂症的终身患病率为 0.38%～0.84%，美国报道的终身患病率为 1.3%，英国 2001 年的数据显示精神分裂症发病率为 0.013%，1993年我国在 12 个地区进行的流行病学调查显示终身患病率为 0.655%。

在全部精神分裂症患者中，15 岁以前发病者占 5%，10 岁以前发病者占 0.1%～1%，10 岁后起病者显著多于 10 岁前起病者，发病率在青春期有所增加。临床发现儿童精神分裂症患者多数为 12～14 岁，最小为 3 岁。Asarnow 等 2003 年的研究中估测总人群儿童精神分裂症患病率为(0.14～1)/万，这一数据远低于成人。

Hafner 等发现儿童精神分裂症在男性患者中更常见，男女比约为 2∶1，且男孩发病时间比女孩早 2～4 年，这一现象在成人中也存在。国外精神分裂症男性多于女性，英国 2001 年的多中心调查显示精神分裂症男女发病率比例为 2.3∶1，但我国随着发病年龄增长，这种性别差异逐渐减少，青春期就不再存在，直到成年期女性多于男性，男女比约为 1∶1.6。

三、病因及影响因素

儿童精神分裂症的确切病因至今尚未阐明，其发病可能与下列因素有关。

(一)遗传因素

目前认为精神分裂症为多基因遗传病，人类基因组中有 100 多个基因位点与精神分裂症有关，在很大程度上受到环境因素的影响。家庭谱系研究和双生子研究发现精神分裂症遗传度为 70%～85%，存在显著家族聚集性，且亲缘关系越近，患病风险越大，患者一级亲属终身患病率为一般人群的 10 倍，单卵双生子共病率为异卵双生子的 4～6 倍。目前研究发现 6 号和 8 号染色体异常基因位点与精神分裂症关系密切，在多项大样本分析中发现相关易感基因主要包括多巴胺受体基因 DRD2、NRG1、DISC1、DTNPB1 和锌指蛋白 804(ZNF804)等。表观遗传学研究也显示精神分裂症的发病可能与 DNA 甲基化和去甲基化、组蛋白修饰等异常有关。

(二)神经发育障碍

精神分裂症的神经发育假说认为,在胚胎期大脑发育过程中就出现了某种神经病理改变,导致心理整合功能异常,在后期不良环境因素的诱发下出现相关临床症状。脑内神经元及神经通路发育和成熟过程中出现紊乱、大脑神经环路异常可能导致疾病的发生。近年来神经影像学和神经病理学研究发现的精神分裂症患者存在脑室扩大、皮质体积减小、不同程度的颞叶体积缺失、丘脑体积缩小及神经胶质增生或缺失等结果也证明了该观点,佐证了精神分裂症患者随病程进展出现不可逆的大脑损伤的病理过程。

(三)环境因素

多种环境因素可能与精神分裂症发病有关,主要分为生物学因素和社会心理学因素。生物学因素包括母孕期感染、严重营养不良、重金属中毒、精神应激,尤其是孕早期和孕中期的感染(弓形虫、单纯疱疹病毒、麻疹病毒、流感病毒等)一直被认为可能是后代精神分裂症的重要影响因素;围生期产科并发症、冬季出生;精神活性物质的使用和颅脑损伤等。社会心理学因素包括社会阶层低、居住条件恶劣、社会隔离;受到强烈惊吓、遭受虐待、亲属死亡、父母离异、学习压力过大等。这些因素在一定程度上会影响疾病的发生发展。

(四)神经生理因素

神经递质在正常精神活动的调节方面有重要作用,许多抗精神病药物的疗效也与神经递质的调控有关,因此多种精神分裂症的神经递质假说被提出。多巴胺假说认为中脑-边缘系统多巴胺通路的过度激活与精神分裂症阳性症状相关,中脑-皮质系统多巴胺功能调节的低下则与认知障碍和阴性症状有关。近年来 5-羟色胺(5-hydroxytryptamine,5-HT)假说、谷氨酸假说和 γ-氨基丁酸(γ-aminobutyric acid,GABA)假说也受到广泛的关注和重视,但结果并不一致。

(五)免疫内分泌因素

研究显示精神分裂症患者中存在免疫功能异常,这些异常与阳性家族史、神经递质变化、神经内分泌变化均有关联,甲状腺、肾上腺皮质、性腺、垂体功能障碍有可能与本病有关,这些方面的研究尚无一致的肯定结论。

四、临 床 表 现

精神分裂症临床表现较为复杂,除了意识障碍和智力障碍不常见,精神活动的其他方面都可能会受影响。儿童精神分裂症的临床表现与成人基本相同,也会出现感知觉、思维、情感、注意、自制力、行为障碍等精神症状,以精神活动与环境不协调为典型特征,但表现更加复杂。儿童的智力水平越高、发病年龄越晚,与成人患者的临床表现越相似。

(一)前驱期症状

在典型症状出现前,精神分裂症患者常会出现持续数周、数月甚至数年的非寻常行为方式,这些改变缺乏特异性,不易被关注,往往在探寻病史时才发现。精神分裂症常见的前驱期症状如下:

1. 情绪、行为障碍　有的会出现焦虑紧张、抑郁、无故恐惧、哭泣,或情感淡漠,有的会出现社会活动退缩、敏感、兴趣下降或类似品行障碍的行为,如说谎、逃学、惹是生非且管教困难。

2. 躯体症状　头痛、乏力、睡眠障碍等。

3. 认知功能改变　注意力障碍、记忆力下降、学习能力下降、异常古怪的观念等。

4. 性格改变　表现为执拗、怪癖、懒散被动、粗枝大叶、突然发脾气。这些改变比较缓慢,但出现前驱期症状后患精神分裂症的可能性比一般人更大,对早期识别干预和预后非常重要。

(二)典型症状

到青春期时,症状则变得明显且多为急性起病。临床主要表现为以下 5 个方面:

1. 思维障碍　在诸多症状中，思维障碍是精神分裂症最核心、最本质的核心症状，思维障碍可导致患儿的精神活动与周围环境不协调，大致分为思维形式障碍和思维内容障碍。①思维形式障碍：主要表现为语言障碍，患儿在意识清晰的情况下思维联系缺乏逻辑性、连贯性和目的性，常重复简单言语，自言自语，不知所云，或出现模仿言语，也可出现逻辑倒错、思维中断、思维云集、思维贫乏，严重者出现思维破裂等；②思维内容障碍：妄想是常见的症状，表现为固定不变的、对歪曲事实的强烈信念，妄想内容可能包括多种主题（如被害的、关系的、躯体的、宗教的、夸大的），因而被称为"病理性幻想症候群"，在患儿中比较简单且带有幻想性，其特点是荒谬离奇，脱离现实，自身不能区分想象与真实，活动受幻想支配，自认为是幻想中的角色，沉溺其中，对客观事物漠不关心。可见到青少年疑心父母不是亲的，到处去寻找"亲生父母"（多为社会名人），医学上称为非血统妄想。有的患儿坚信自己是小山羊，在地上爬、要求吃草等。

2. 感知觉障碍　主要表现为多种形式的幻觉，幻听最为常见。幻觉（hallucination）是对看到的、听到的或其他感官感知的事物出现的感知障碍，这些事物也可能是根本不存在或者不真实的。听幻觉多是使患儿不开心的、恐怖的内容，如争论性、评论性或命令性幻听，受幻听影响患儿可能出现思维、情绪和行为上的改变。视幻觉可以是真性幻觉也可以是假性幻觉，在儿童精神分裂症中视幻觉或简单或复杂，多色彩鲜明、形象不完整，内容也多为恐怖性的，如"看到墙上有无数不停在眨的眼睛"。有些患儿会出现感知综合障碍，现实解体较为常见，也会出现视物变形症、时间空间感知觉障碍等。

3. 紊乱或紧张性行为　行为刻板、冲动或违拗（与所要求做的动作相反）。有的患儿兴奋乱跑、旋转身体、撞头或大喊大叫等。有时还出现仪式性动作、奇特姿势或怪异行为等。

4. 阴性症状　儿童精神分裂症存在两个显著的阴性症状：情感淡漠和意志减退。情感淡漠通常表现为兴趣减少，不主动与人接触，对亲人冷淡，情绪不稳、不协调，时哭时笑或紧张害怕，随后表现出对事物无兴趣，情感体验日益减少，有时还会出现情感不协调和情绪不稳定。对社交方面缺乏兴趣和动机，可能与意志减退有关，但也可能是缺少社交机会，意志减退严重时，可出现紧张综合征，包括紧张性木僵和紧张性兴奋，重者可表现为卧床、不语不动不食，呈亚木僵状态，对任何刺激均无反应，但蜡样屈曲少见。

5. 非特异表现　①智力障碍：精神分裂症本身不影响智力，但儿童处于生长发育期，病后影响知识的学习而表现出智力障碍，也可由精神衰退所致。②自知力缺损：不能正确地评估自身和现实环境，认识不到自己患了病，拒绝治疗。③社会功能受损：不能适应学习生活，常退缩或攻击。严重者生活懒散，生活不能自理。④身体和神经系统症状：年龄较小的患儿可出现身体发育迟缓、言语发育延迟、行为笨拙、肌张力异常等。大多数患儿有自主神经系统功能紊乱，如面色苍白、面部油脂较多，女孩可出现月经紊乱等。⑤认知功能障碍：包括注意力障碍、抽象思维障碍、记忆障碍等。⑥其他症状：包括自知力障碍、人格缺陷、强迫症状和头痛、睡眠障碍等躯体症状。

（三）临床亚型

儿童精神分裂症可分为以下 5 种亚型：

1. 偏执型　最常见的一种类型，以妄想为主要临床症状，如被害妄想、关系妄想、物理影响妄想等，常伴有幻觉，特别是听幻觉，较少出现人格改变和衰退。

2. 紧张型　往往为急性起病，主要表现为紧张综合征，交替出现紧张性木僵和紧张性兴奋，紧张性木僵较常见，木僵可维持较长时间，显著特征为剧烈的兴奋发作。

3. 青春型　多起病急、进展快，预后较差，以思维障碍、情感障碍、行为障碍或紊乱为主，如明显的思维破裂、言语难以理解、情感倒错、怪异行为等。

4. 单纯型　起病缓慢但呈渐进性发展，治疗比较困难，预后较差，以思维贫乏、丧失兴趣、生活毫无目的、情感淡漠或意志减退等阴性症状为主而无明显的阳性症状，社会功能严重受损，早期类似精神衰弱的症状。

5. 未分化型　有精神分裂症的一般特性但都不符合其他 4 种亚型的临床表现,或表现 1 种以上临床亚型的特点但无突出的亚型特征,无法归类。

儿童精神分裂症常见青春型、单纯型和未分化型,少见偏执型和紧张型。

五、诊 断 标 准

儿童精神分裂症目前尚无统一的诊断标准,多参照成人的标准。当患者年龄未满 18 岁,则称为儿童精神分裂症或儿童青少年精神分裂症。其中,13 岁以前起病的患者(极少),称为儿童期起病的精神分裂症(childhood onset schizophrenia,COS);起病年龄在 13~18 岁的称为青少年期起病的精神分裂症(adolescentonset schizophrenia,AOS)。

精神分裂症的发病过程分为几个时期:精神病罹病危险状态期(在集中注意、睡眠或做作业方面有困难,可能开始逃避朋友),精神病前驱期(开始出现轻微的思维障碍和幻觉),精神病早期(明显的精神病性症状开始出现,以思维紊乱为特征,还可能出现幻觉、偏执和妄想)和首次发作精神病期(能完全满足精神病性症状诊断标准)。依据《精神障碍诊断与统计手册》(第 5 版)(DSM-5),精神分裂症的诊断标准见表 3-6。

表 3-6　DSM-5 中精神分裂症的诊断标准

A. 2 项(或更多)下列症状,每一项症状均在 1 个月中有相当显著的一段时间里存在(如经成功治疗,则时间可以更短),至少其中 1 项必须是 1、2 或 3:

1. 妄想

2. 幻觉

3. 言语紊乱(如频繁地思维脱轨或联想松弛)

4. 明显紊乱的或紧张症的行为

5. 阴性症状(即情绪表达减少或意志减退)

B. 自障碍发生以来的明显时间段内,1 个或更多的重要方面的功能水平,如工作、人际关系或自我照顾,明显低于障碍发生前具有的水平(或当障碍发生于儿童或青少年时,则人际关系、学业或职业功能未能达到预期的发展水平)

C. 这种障碍的体征至少持续 6 个月。此 6 个月应包括至少 1 个月(如经成功治疗,则时间可以更短)符合诊断标准 A 的症状(即活动期症状),可包括前驱期或残留期症状。在前驱期或残留期中,该障碍的体征可表现为仅有阴性症状或有轻微的诊断标准 A 所列的 2 项或更多的症状(例如,奇特的信念、不寻常的知觉体验)

D. 分裂情感性障碍和抑郁或双相障碍伴精神病性特征已经被排除,因为:①没有与活动期症状同时出现的重性抑郁或躁狂发作;或②如果心境发作出现在症状活动期,则它们只是存在此疾病的活动期和残留期整个病程的小部分时间内

E. 这种障碍不能归因于某种物质(例如,滥用的毒品、药物)的生理效应或其他躯体疾病

F. 如果有孤独症(自闭症)谱系障碍或儿童期发生的交流障碍的病史,除了精神分裂症的其他症状外,还需有显著的妄想或幻觉,且存在至少 1 个月(如经成功治疗,则时间可以更短),才能作出精神分裂症的额外诊断

标注如果是:

以下病程标注仅用于此障碍 1 年病程之后,如果它们不与诊断病程的标准相矛盾的话

初次发作,目前在急性发作期:障碍的首次表现符合症状和时间的诊断标准。急性发作期是指症状符合诊断标准的时间段

初次发作,目前为部分缓解:部分缓解是先前发作后有所改善而现在部分符合诊断标准的时间段

初次发作,目前为完全缓解:完全缓解是先前发作后没有与障碍相关的特定症状存在的时间段

多次发作,目前在急性发作期:至少经过 2 次发作后,可以确定为多次发作(即第一次发作并缓解,然后至少有 1 次复发)

多次发作,目前为部分缓解

多次发作,目前为完全缓解

持续型:符合障碍诊断标准的症状在其病程的绝大部分时间里存在,阈下症状期相对于整个病程而言是非常短暂的未特定型

标注如果是:

伴紧张症

标注目前的严重程度:

严重程度是用被量化的精神病主要症状来评估,包括妄想、幻觉、言语紊乱、异常的精神运动行为,及阴性症状。每一种症状都可以用 5 分制测量来评估它目前的严重程度(过去 7 天里最严重的程度),从 0(不存在)到 4(存在且严重)

除了 DSM-5 的诊断标准外，还有一些支持精神分裂症的症状特征，如不恰当的情感(在缺少合适的刺激下大笑)；紊乱的睡眠模式(白天睡觉和晚间活动)；缺少吃的兴趣或拒绝食物；可能出现人格解体、现实解体和对躯体的担忧、焦虑、恐惧、认知缺陷、注意力缺陷等，一些个体还可能存在对疾病自知力的缺乏和敌对攻击性行为。

目前该疾病缺乏放射学、病理学检查的证据，但有研究发现该疾病患者的前额叶、颞叶皮层在细胞结构上、白质连接及灰质容积上存在明显差异，随着年龄增长，大脑容积的减少更加明显。有精神分裂症的个体在眼动跟踪和电生理指标上与正常个体的表现也存在差异。但是，精神分裂症可能在儿童青少年中有不同的表现，尤其难以对年幼的儿童进行诊断，临床诊断时有时很难区别这些儿童的病理性症状和正常表现。例如，幻觉、妄想和常规的思维障碍在 7 岁前非常少见，即使存在，一般也比较简单，而且和儿童期的主题不冲突，并且儿童可能不会将精神症状体验为痛苦或紊乱，从而容易被忽视。

六、鉴别诊断

儿童精神分裂症需要鉴别的疾病包括孤独症谱系障碍、重性抑郁或双相障碍伴精神病性或紧张症特征、分裂情感障碍、精神分裂症样障碍与短暂精神病性障碍、妄想性障碍、分裂型人格障碍、强迫症与躯体形式障碍、创伤后应激障碍、脑器质性及躯体疾病所致的精神障碍等。

1. 孤独症谱系障碍 相比于孤独症，儿童精神分裂具有以下特点：①出现年龄更晚；②较少智力损害；③社会和语言缺陷的严重程度较低；④随着儿童年龄增长出现幻觉和妄想；⑤可以缓解和复发。

2. 重性抑郁或双相障碍伴精神病性或紧张症特征 两者的区分取决于心境紊乱和精神病性症状的时间关系，以及抑郁或躁狂症状的严重程度。如果妄想或幻觉只出现在重性抑郁或躁狂发作时，则诊断为抑郁障碍或双相障碍伴精神病性特征。

3. 分裂情感障碍 诊断分裂情感障碍，需要重性抑郁或躁狂发作与精神分裂的活动期症状同时出现，心境症状还要存在于活动期的整个病程的大多数时间内。

4. 精神分裂症样障碍与短暂精神病性障碍 正如在 DSM-5 诊断标准中所定义的，精神分裂症需要有 6 个月的病程，而这些障碍的病程与精神分裂症相比是较短的。精神分裂症样障碍的病程小于 6 个月；而短暂精神病性障碍的病程是大于 1 天，并小于 1 个月。

5. 妄想性障碍 可以通过缺少精神分裂症的其他特征性症状(如妄想、听幻觉或视幻觉、言语紊乱、明显紊乱的或紧张症的行为、阴性症状)来与精神分裂症相区别。

6. 分裂型人格障碍 可以通过与持续的人格特征有关的阈下症状来与精神分裂症相区分。

7. 强迫症与躯体形式障碍 有强迫症和躯体形式障碍的个体也可能存在不良的自知力或缺少自知力，其先占观念可能达到妄想的程度。但这些障碍可以通过显著的强迫思维、强迫行为、对外表或体味的先占观念、囤积或聚焦于身体的重复行为，与精神分裂症相区分。

8. 创伤后应激障碍 可能包括与幻觉类似的闪回，以及可能达到妄想程度的过度警觉。但是做出创伤后应激障碍的诊断，需要创伤事件，以及与对创伤事件的反应和重新体验相关的特征性症状。

9. 脑器质性及躯体疾病所致的精神障碍 患者可出现精神病性症状，如幻觉或妄想，但症状发生于脑器质性疾病或躯体疾病之后，详细的病史采集、体格检查和实验室检查可有阳性发现。

七、治疗及预后

(一)治疗

儿童精神分裂症的治疗应采用药物治疗，心理治疗、社会技能训练及教育支持相结合的综合治疗措施。

1. 药物治疗 抗精神病药物是多巴胺的拮抗剂，能增加精神病患者的神经递质的活动和减少患儿的妄想、幻觉和攻击性行为，因此在疾病的早期及精神症状明显阶段应积极给予抗精神病药物来改善症状。传统的抗精神病药有氯丙嗪、过非那嗪、氟哌啶醇、氯氮平等，虽然有一定的疗效，但不良反应相对较多，如头晕、眼花、嗜睡、无力、心动过速、血压下降及药物性肝炎等。新型非典型抗精神病药如利培酮、奥氮平、喹硫平等，以其效能较高、不良反应较小的特点在儿童精神分裂症的治疗中越来越显示出独特的优势。临床上需要根据病情和患者状况，选用不同的药物，若治疗4～6周后症状无改善，则可考虑更换药物，切忌不规律服药或骤加骤停。在药物治疗过程中，要定期检查肝功能、血常规和心电图等。抗精神病药物还有助于防止复发，美国一项研究表明：出院后继续药物治疗的患者在当年有32%复发，停止药物治疗的患者则有70%复发，因此可以认为早期诊断和治疗可以减少患病人数。

2. 心理治疗、社会技能训练及教育支持相结合　根据疾病的不同阶段，采取不同的方法。其中心理治疗在临床实践中被广泛采纳，如心理动力学疗法、认知疗法和行为疗法等。

(1)急性期住院阶段：在该阶段，要创造舒适的生活环境，医护人员要与患儿建立良好的关系，这对消除患儿对住院的紧张、恐惧情绪有重要意义。

(2)稳定治疗阶段(一般住院后10天，急性期过后)：在该阶段，组织患儿参加学习、文娱、游戏或简单劳动，激发患儿对生活的兴趣，转移对症状的注意力，增强适应环境的能力，更好地配合药物治疗。有条件的可开展音乐治疗、体育治疗和康复训练。

(3)恢复阶段：在该阶段，应进行支持性心理治疗，以提高患儿对疾病的认识，增强战胜疾病的信心，培养自觉、主动接受治疗的合作精神。同时，教给患儿父母巩固疗效的方法，劝说父母避免对患儿的生活包办过多，安排好学龄期儿童进入学校学习的时机和相应的准备工作。对有智力影响的儿童，着重加强教育训练以及行为矫正；对有功能缺陷的儿童，则需要辅助康复训练。

(二)预后

儿童精神分裂症是一种慢性障碍，大部分患者都无法获得良好的预后，以前称为早发性痴呆。随着抗精神病药物的应用、诊断水平的提高，特别是早期发现、早期治疗者，预后有明显的改善。关键问题是早期发现、早期治疗，并积极维持疗效，加强心理康复工作，这样才可以避免精神衰退。因此，儿童精神分裂症要早期发现、早期治疗。

第四节　交 流 障 碍

一、定　义

交流障碍(communication disorder)是一组神经发育障碍，涉及语言、言语和交流的缺陷，常发生于儿童中，但可持续到成年。交流包括任何影响行为、观念或对他人态度的言语或非言语行为(无论是有意的或无意的)。根据美国《精神障碍诊断与统计手册》(第5版)DSM-5的最新分类，交流障碍的诊断类别包括语言障碍、语音障碍、儿童期起病的言语流畅障碍(口吃)、社交(语用)交流障碍及其他特定的和未特定的交流障碍。前三种亚型均主要与语言与言语发育出现障碍有关系，通常也称为语言发育相关障碍或语言与言语发育障碍。而值得注意的是，社交(语用)交流障碍是新增加的一种诊断亚型。这种亚型的主要表现是无法为社交目的进行沟通、改变沟通方式以适应环境的能力受损，以及难以遵守对话规则等，与之前的孤独症谱系障碍中的一部分缺陷有重叠的部分，目前尚存在一定的争议，需要更多的研究和实证证据来进一步支持其分类诊断。

语言(language)包括出于交流目的，在规则制约的形式下，由语音、词汇和语法构成的符号系统(如口语单词、手语、书面语单词、图画)，是用来进行思想交流的工具。语言通常分成4个主要成分：语音学、句法学、语义学及语用学。它属于人类所特有的心理社会现象，建立在条件反射基础上的复杂的高级信号活动过程，通常成为第二信号系统，包括口头语言、书面语言和内部语言等3种形式及其有关的形态语言。人们的语言信号是通过视觉器官眼与听觉器官耳感知后输入中枢，在中枢语言处理分析器处理分析、存贮后，再经神经传出支配言语运动器官咽、喉、舌而进行语言的口头表达。若这3个环节中任何一个环节的功能不正常均会产生语言或言语障碍。个体语言功能的发展还依赖于良好的听力，3岁以前听力损害时，因听力障碍而失去语音听觉和辨别能力，导致听力出现障碍或语言辨别障碍。语言的口头表达还需要发音器官的结构的完整与功能正常，否则也会影响个体语言的发展，或者出现口吃、口齿不清等言语障碍。语言障碍患者的语言能力明显低于其年龄的预期水平，限制了他们有效沟通或参与许多社会、学术或专业活动的能力。

言语（speech）是表达性的发音，包括个体的构音、流畅性、嗓音和共振的质量，这些声音经过不同顺序的组合产生了口头语言，它是语言的个体部分，属于一种心理物理现象。言语障碍是指儿童在发音准确性和保持适当的言语流畅性及节律，或者有效使用嗓音方面表现的缺陷及困难。语言障碍则是指儿童在理解或运用语言符号及其规律方面发生的问题，或儿童语言能力的发展明显落后于同龄正常儿童水平。例如，语言理解困难患儿执行语言指令显得困难，或者无法按顺序讲述自己的经历。语言表达困难患儿通常掌握的词汇量偏少，用词的次序颠倒或混乱，造句困难。一般而言，语言表达困难的患儿往往伴有语言理解方面的困难。

最新版的《精神障碍诊断与统计手册》（第5版）DSM-5将社交（语用）沟通障碍（SPCD）引入精神病学的一个新范畴。这种障碍被纳入了交流障碍的宏观范畴，其特征是广义上的语用能力的主要困难。社交（语用）沟通障碍的典型症状是缺乏为社交目的进行沟通的能力，改变沟通方式以适应环境的能力受损，以及难以遵守对话规则DSM-4到DSM-5的过渡过程，有各种各样的原因将社交（语用）沟通障碍这样的新障碍引入到手册中。其中一个原因是要挑选出受语言和沟通障碍影响的人，而这些人不属于典型的特殊语言障碍的范围——事实上，患有社交（语用）沟通障碍的人可能有正常的语音处理、词汇和更高层次的语法和语义技能。

二、流 行 病 学

发育性言语或语言障碍是最常见的神经发育障碍，美国报道2～3.5岁儿童语言发育迟缓的患病率为13.5%～17.5%。4～7岁儿童语言障碍患病率为7.4%～9.4%，公立学校学生中语言障碍流行率为4.7%，推测美国在籍学童中语言障碍的流行率约6%。国内至今缺乏关于儿童语言障碍的流行病学资料。可能的原因是国内介入该领域的研究较迟，迄今国内还没有一个权威的语言能力测验或阅读理解测验，在早期筛查和界定工作方面还相当落后。4～6岁儿童发育性语音障碍患病率为2.14%；4～6岁儿童口吃患病率为0.63%；7～9岁儿童为1.19%。中国台湾报道4～15岁儿童中语言障碍发生率为2.64%。部分重度的语言障碍往往导致儿童学龄期后发生学习障碍，甚至影响终身的语言能力。

语言与言语发育障碍存在性别差异，男性略多于女性。国外研究指出，男童的患病率约为8%，女童则约为6%。国内有部分研究报道，江苏省1120名小学和幼儿园儿童语言障碍发生率在4.62%，其中男童4.93%，女童2.93%；语言发育迟缓在24～29个月男童、女童中的检出率分别为16.2%和15.2%，30～35个月男童、女童中的检出率分别为8.3%和2.6%。

三、病   因

发育性言语或语言障碍的病因和发病机制目前仍不清楚，一般认为是由生物学因素引起的，包括遗传和围生期损害等因素。虽然目前未发现患者大脑有明显的结构异常，但是一些证据支持患儿存在脑发育障碍，如脑电图异常率高于正常儿童，言语任务的脑诱发电位检查显示与语言有关的中枢存在功能障碍，部分患儿的听觉诱发电位检测存在轻度异常，高频范围听力可能受损。患者存在言语与语言障碍的家族史，围生期高危因素也明显多于一般儿童。因此，该类障碍被认为与遗传因素和导致脑损害的围生期高危因素引起听觉传入、记忆、整合、理解的功能不足有关。后天语言环境不良、现代电子产品占据儿童语言交流的时间也可能对语言障碍的发展起到部分促进作用。

(一)遗传

临床观察及流行病学的研究显示语言延迟在男童中更多一些。双生子研究、连锁性研究等都显示特殊性语言障碍有高发家族史倾向，说明遗传起着明显作用，可能与 15 号短臂染色体、6 号染色体异常有关。

(二)听力障碍

听知觉和听觉辨认对语言获得有重要的影响，如中枢性的听觉信息处理问题使儿童对听觉刺激的辨认、分析和储存出现困难。儿童听力受损害(包括传导性及感觉神经性受损)直接导致语言发育迟缓。传导性听力障碍伴有反复和长期的中耳炎，这对早期言语和语言发育可产生不良的影响。长期中耳有渗出的儿童早期可引起语言表达延迟，在学龄初期出现语言问题。

(三)智力发育迟缓

智力障碍是导致患儿语言发育迟缓的最常见原因。虽然其语言发育进程同于正常儿童，但其速度比正常儿童慢，当环境沟通需求增加时，这类问题导致的语言障碍则更为明显。某些染色体和遗传性疾病伴有语言障碍，如唐氏综合征(21-三体综合征)患儿有程度不等的语言障碍；脆性 X 染色体综合征患儿的语言障碍在韵律和语言内容上有特别的形式。

(四)孤独症

这类患儿的典型特征之一即语言沟通障碍，并伴有社交困难和刻板的重复性动作。其语言障碍可表现为完全不理解，没有语言，或言语过于刻板、学究式的，并有夸张的韵律。语言应用也出现问题，出现回声样语言或非言语的交流，几乎没有眼神交往，面部表情和姿势也很有限。

(五)神经损伤

涉及语言与言语相关脑区受到各种原因影响均有可能导致发育障碍，尤其是左脑。儿童左侧大脑的病变对语言、阅读、书写的影响较右侧大脑病变的影响更大。言语困难和阅读障碍患儿的脑病理检查表明，许多异常可能太细微，以致不能在通常影像扫描中发现。局灶性脑皮质发育不良、神经元异常、小脑回的发育不良、颞区的囊性病变、异位(ectopia)等可导致语言发育障碍。脑瘫患儿因神经运动通路的阻断而影响说话，常出现构音障碍，他们对语言的感受能力比表达能力好得多。特定脑损伤同样会引起语言发育障碍，如不同类型的失语症等。

(六)行为障碍

语言障碍和行为问题之间有密切的关系，两者可以互为因果。从原因方面来看，明显的情绪创伤或心理社会的不良因素可影响儿童语言发育或引起语言障碍。例如，选择性缄默症是一种较少见的语言障碍，通常在 5 岁发病，患儿在某些特定的情境中(如在陌生环境等)不说话。这些患儿一般语言正常，行为障碍可能由交流障碍所致，常需要数月的治疗。

(七)环境剥夺

不良环境或语言环境剥夺可影响儿童语言能力的正常发展。父母在与孩子交往中所使用的词汇量，在言语交流中如何重复和扩展词汇直接关系到儿童词汇量的增长和语言发展的速度。如果儿童生活在缺乏语言刺激的环境中则可造成语言发育迟缓，而当给予这些儿童干预性治疗后，其语言功能出现明显的改善。

四、发展与病程

3 岁之前的儿童，语言发育迟缓的比例可能高达 10%～20%，其中至少半数在 3 岁时能够达到正常水平。为了促进儿童的语言发展，需要医师或言语治疗师及心理治疗师对家长进行养育指导，包括沟通和语言促进指导，存在口腔运动功能异常者还需要进食指导和口腔运动功能训练指导。3 岁以后语言功能仍然落后者将发展为特定言语或语言障碍，合并情绪问题、行为问题的概率增加，甚至出现胆小退缩等性格改变，此时除了由言语治疗师进行语言康复外，还需要对家长进行行为管理指导，对患儿进行游戏治疗。到学龄期以后，部分患儿将发展为学习障碍，在治疗上除了语言康复以外，还需要进行学习辅导和学习技能训练。到小学高年级以后，患儿的学业发展需要发挥优势。到了青春期中期或后期，大多数有"发展性沟通障碍"（developmental communication disorder）的患儿会获得正常的语言能力。约 50% 的患儿能完全克服他们的问题；另外的 50% 也会有相对的发展，不过到了青春期后期，他们的语言能力还是可能会有某种程度的缺损。相比较而言，存在"获得性沟通障碍"（acquired type of communication disorder），有某些与发展无关的因素，如脑损伤、头部受伤或受到撞击等导致的沟通障碍的患儿，其病程和预后主要取决于损伤的严重程度与位置、损伤发生时患儿的年龄及当时的语言发展程度。

五、临床表现与诊断

有沟通障碍的患儿，即使他们的语言问题通常会随着时间而消失或减轻，但其早期就开始出现的负性行为发生率往往要高于正常儿童。相关的行为问题（如 ADHD）会附加到沟通障碍上，进而改变那些与同伴关系或教育要求相关的发展过程。为了让有特殊需要的患儿有机会与正常发展的儿童相处，学校已经开始吸纳这些有不同需求的儿童进入正常班级，而不是把他们分离出去。

（一）临床症状

1. 构音异常　说话不清晰，有的患儿是个别发音的错误，有的则是很多的错误，以致他人听不懂。常见的构音异常有以下几种。

（1）舌根音化：即以舌根音如 g、k、h 代替大多数语音，如把"耳朵"说成"耳郭"，把"草莓"说成"考莓"，把"头发太长"说成"头发盖扛"。这些患儿常用舌根摩擦音代替舌前位的发音。

（2）舌前音化：即以舌前音 d、t 代替某些语音，如把"乌龟"说成"乌堆"，把"公园"说成"东园"，把"裤子"说成"兔子"。

（3）不送气音化：汉语中有许多音如 p、t、k、c、s 等是送气音。当患儿把送气音用不送气的音作替代，即为错误，如把"婆婆"说成"跛跛"，把"泡泡"说成"抱抱"，说明患儿气流与语音协调的问题。

（4）省略音化：即省略语音的某些部分。例如，把"飞机"省略辅音"飞"后变"飞一"；或把复韵母 ao、ie、iu、ang 等省略或简单化，如把"蚊子"说成"无子"，把"汪汪"说成"娃娃"。

2. 发音问题　可以是功能性的，也可以是器质性的，表现为音调、响度、音质共鸣的异常。具体可见声音嘶哑、嗓音柔软或缺如、弱的、喘息样的哭声、鼻音过重或过轻、无鼻音的发声等。

3. 流利性问题　患儿说话流利性问题表现为说话中有停顿、重复、延长和阻塞现象，常始于 2.5～4 岁的患儿。重复过于频繁如每 1000 个词语中超过 50 次重复、说某词语时拖长某一声音、连带动作如面部扭曲、张大嘴、伸舌、瞪眼、下颌抽搐等。

4. 语言问题　一般将患儿语言问题分为 3 种类型。

（1）表达型障碍：言语运用障碍，言语和语言理解好，但学习说话特别困难，患儿可能无生理性损害如发音困难或麻痹，而是发声运动性活动的协调存在问题，表现为自幼听力和智力正常，能理解言语，但语言表达落后，包括开口说话延迟，语言表达发展缓慢，词汇量少，语言简短，说话常省略辅音、转换和用词变化，不能使用功能性语言（即意义词组），语句里少用关系词，语言叙述能力低下，可大致理解谈话对方的词汇，也能够明白对方讲话的意思。部分患儿可能伴有肢体轻度障碍，有口吃表现，节律混乱，语调缺乏抑扬，说话伴身体摇晃。幼儿园大班和学龄期表现为拼词困难，口语受限明显。学龄期常出现阅读和书写障碍。多有家族性，预后一般较好。

（2）感受型障碍：该型在患儿中较少见，多见于脑卒中的成人。因年幼儿童一般尚未建立完全的语言技能，而语言感受性的丧失常导致表达技能的低下。此型患儿通常听力和智力正常，语言理解明显损害，对他人言语理解困难，常表现为"听而不闻"，语言表达亦有缺陷。这一类型的障碍，近些年的分类多见于交流障碍的社交(语用)障碍，表现较似孤独症，唯在对人亲昵感上有区别。机械记忆文章突出，而且能运用较复杂的词汇，但对文章理解低劣，不合时宜地使用语词或文章。幼儿期较常出现镜像言语(鹦鹉学舌般)，有时能够命名物体名称，但常表现喋喋不休或多嘴多舌。用词联想奔逸，使人难懂在讲什么。喋喋不休是患儿为了寻求社交、期望他人理解而又难以实现时的表现。智力测验操作智商(PIQ)高于言语智商(VIQ)，类似成人超皮质感觉性失语或语义性失语。障碍定位不清楚。

(3)表达和感受两者混合的障碍：言语听觉性认识不能，即患儿能听到言语的声音，但不能理解其中的意思。这些患儿常能理解姿势或手势，能学习阅读但不会讲。这种情况也提示中枢性听觉困难或词语性耳聋。

(二)诊断

交流障碍的诊断较为困难，需要结合多方面的信息做出判断，通常应根据父母提供的病史(如语言情况、说话清晰度、发声状况、表达的流利性等，以及认知、社交和行为表现，家族史，疾病史等)、体格检查(口腔器官的异常，如畸齿、腭裂、舌系带问题等)、口腔运动功能的检查(下颌的位置是否居中、嘴唇的运动、舌的位置和运动、口的轮替运动、发声情况等)、行为观察(游戏的技巧、手眼协调、大运动、注意力、自发语言和沟通技能等)以及语言评估(见后)综合判断。

1. 语言障碍

(1)语言障碍的核心诊断特征是由于词汇、句式结构和表述的理解或生成方面的缺陷而导致的语言习得和使用的困难。语言缺陷在口头交流、书面交流或手语中非常明显。语言的学习和使用基于感受和表达的技能。表达能力是指声音、姿势或言语信号的生成，而感受能力是指接收和理解语言信息的过程。要对语言技能从表达和感受两个方面进行评估，这两个方面的严重程度可能不同。例如，个体的表达性语言是严重受损的，而其感受性语言却几乎没有损害。

(2)语言障碍通常影响到词汇和语法，而这些影响限制了表述能力。在起病时，患儿首次运用单词和短语的出现可能延迟；词汇量比预期的更少且缺乏变化；句子更短且更简单并伴有语法错误，特别是在过去时态中。语言理解的缺陷常常被低估，因为患儿可能善于使用语境来推断含义。可能有找词困难，贫乏的言语释义，或较难理解同义词、多重含义或与年龄和文化相符的双关语。记忆新单词和句子的问题表现为难以跟上增加长度的指导、难以复述言语信息的字符串(如记忆电话号码或购物清单)、难以记忆新的声音序列——这个技能对于学习新单词非常重要。表述困难表现为提供重要事件的充足信息及叙述一个连贯故事的能力下降。

(3)语言障碍表现在能力显著的、可量化地低于年龄预期，且明显妨碍了学业成绩、职业表现、有效交流或社会化程度。语言障碍的诊断基于对个体病史、不同环境中(即家庭、学校或工作)直接的临床观察及可用来协助严重程度估计的语言能力标准化测评分数等方面的综合考虑。依据《精神障碍诊断与统计手册》第5版(DSM-5)，语言障碍的诊断标准见表3-7。

表3-7　DSM-5中语言障碍的诊断标准

A. 由于语言的综合理解或生成方面的缺陷，导致长期在各种形式的语言习得和使用中存在持续困难(即说、写、手语或其他)，包括下列情况：
　1)词汇减少(字的知识和运用)
　2)句式结构局限(根据语法和词态学规则，把字和词连在一起形成句子的能力)
　3)论述缺陷(使用词汇和连接句子来解释或描述一个主题或系列事件或对话的能力)
B. 语言能力显著的、量化的低于年龄预期，导致在有效交流、社交参与、学业成绩或职业表现方面的功能受限，可单独出现或任意组合出现
C. 症状发生于发育早期
D. 这些困难并非由于听觉或其他感觉的损伤、运动功能失调或其他躯体疾病或神经疾病所致，也不能用智力缺陷(智力发育障碍)或全面发育迟缓来更好地解释

2. 语音障碍

(1)包括语音障碍和构音障碍。当语音生成不符合儿童的年龄和发育阶段的预期，且缺陷不是由躯体、结构、神经系统或听力损害引起时，才可以诊断为语音障碍。正常发育的4岁儿童，说话大致上可以被听懂，而2岁儿童的话语，只有50%能被听懂。

(2)语言障碍，特别是表达性缺陷，可能与语音障碍共同出现。经常存在语音或语言障碍的阳性家族史。如果快速协调发音的能力是某一方面的困难，可能在获得那些利用发音器官和相关面部肌肉的技能方面，存在延迟或不协调的病史；其中，这些技能包括咀嚼、保持口腔闭合和擤鼻子。如同发育性协调障碍，运动协调的其他领域也可能受损。语音运用障碍也是用于语音生成问题的术语。依据《精神疾病诊断与统计手册》第5版(DSM-5)，语音障碍的诊断标准见表3-8。

表3-8　DSM-5中语音障碍的诊断标准

A. 持续的语音生成困难影响了语音的可理解度，或妨碍了信息的口语式交流
B. 该障碍导致了有效交流方面的局限，干扰了社交参与、学业成绩或职业表现，可单独出现或任意组合出现
C. 症状发生于发育早期
D. 这些困难并非由于先天的或获得性疾病所致，如脑瘫、腭裂、耳聋或听力丧失、创伤性脑损伤、其他躯体疾病、神经疾病

3. 童年发生的言语流畅障碍(口吃)

(1)基本特征是相对于个体年龄不恰当的言语的正常流利程度和时间模式的紊乱。这种紊乱的特征是语音或音节的频繁重复或延长，且有其他形式的言语不流利，包括字词的断裂(如在一个字词内停顿)，有声或无声的阻断(如言语内容中有内容或无内容的停顿)，迂回的说法(如以其他字词替代困难字词)，字词生成伴有过度的躯体紧张以及重复单音节的字(如"我我我——我看见他")。

(2)流畅性的紊乱妨碍了学业、职业成绩或社交交流。紊乱的程度随情境而变化，且在有交流的特殊压力时(如在学校做报告、求职面试)经常更加严重。在朗读、歌唱或跟无生命的物体或宠物说话时很少出现流畅性障碍。

(3)可能出现对问题的害怕性预期。说话者可能利用语言学上的机制(如改变说话的速度、避免某些单词或语音)或回避某些说话情境(如打电话或公开演讲)，试图避免流畅性障碍。除了该疾病的特征以外，应激和焦虑可以加重流畅性障碍。

(4)童年发生的言语流畅障碍也可能伴有躯体运动(如眨眼、抽动、嘴唇或面部震颤、转头、呼吸运动、握拳)。有流畅性障碍的儿童显示出一定范围的语言能力，而流畅性障碍和语言能力的关系尚不清楚。依据《精神障碍诊断与统计手册》第5版(DSM-5)，童年发生的言语流畅障碍的诊断标准见表3-9。

表3-9　DSM-5中童年发生的言语流畅障碍的诊断标准

A. 言语的正常流利程度和停顿模式的紊乱，对于个体的年龄和语言能力而言是不适当的，且长期持续存在，其特点是频繁和显著地出现下列1项(或更多)症状：
1)语音和音节的重复
2)元音和辅音的语音延长
3)字词的断裂(如在一个字词内停顿)
4)有声或无声的阻断(言语中有内容的或无内容的停顿)
5)迂回的说法(以其他字词替代困难字词)
6)字词生成伴有过度的躯体紧张
7)重复单音节的字(如"我我我——我看见他")
B. 这种障碍造成说话焦虑或有效交流、社交参与、学业成绩或职业表现的局限，可单独出现或任意组合出现
C. 症状发生于发育早期(注：晚期发生的案例应被诊断为F98.5成年发生的流畅性障碍)
D. 这种障碍并非由于言语-运动或感觉缺陷，与神经系统损伤有关的言语障碍(如卒中、肿瘤、外伤)或其他躯体疾病所致，且不能用其他精神障碍来更好地解释

4. 社交（语用）交流障碍诊断标准

(1)特征是主要在语用学或语言的社交使用和交流上存在困难，表现为在自然背景中理解和遵循言语和非言语交流的社交规则、根据听众或场景的需要变换语言以及遵循对话和讲故事的规则方面存在缺陷。

(2)社交交流的障碍导致有效交流、社交参与、社交关系的发展、学业成绩或职业表现等方面的功能受限。这些障碍不能更好地用结构性语言或认知功能等领域的能力低下来解释。

(3)有延迟达到语言发育标志的既往史，同时，即使目前没有，过去也曾有过结构性的语言问题。有社交交流障碍的个体可能回避社交互动。注意缺陷多动障碍、行为问题和特定学习障碍在患儿中也更为常见。依据《精神疾病诊断与统计手册》第 5 版(DSM-5)，社交交流障碍的诊断标准见表 3-10。

表 3-10　DSM-5 中社交交流障碍的诊断标准

A. 在社交使用口语和非口语交流方面的持续困难，表现为下列所有各项症状：

1) 以社交为目的的交流缺陷，如在社交情景下以合适的方式进行问候和分享信息

2) 变换交流方式以匹配语境或听众需要的能力的损伤，如在教室里和在操场上讲话不同，与孩子和与成年人交谈不同，并避免使用过于正式的语言

3) 遵循对话和讲故事的规则有困难，如轮流交谈，被误解时改述，知道如何使用语言和非语言的信号去调节互动

4) 理解什么是没有明确表述出来的(如做出推论)和非字面或模棱两可的意思(如成语、幽默、隐喻，根据语境解释有多重含义的)有困难

B. 这种缺陷导致了有效交流、社交参与、社交关系、学业成绩或职业表现方面的功能局限，可单独出现或任意组合出现

C. 症状发生于发育早期(但是，直到社交交流的需求超过其有限能力时，缺陷可能才会完全表现出来)

D. 这些症状并非由于其他躯体疾病或神经疾病，或构词、语法方面的低能力所致，且不能用孤独症谱系障碍、智力障碍(智力发育障碍)、全面发育迟缓或其他精神障碍来更好地解释

（三）评估

1. 听力测试　儿童构音异常，说话不清晰、迟迟不开口说话均应常规做听力测试，可用声阻抗测听法、耳声发射、听觉脑干诱发电位以排除听力障碍对儿童言语和语言的影响。

2. 语言评估　包括语言理解和语言表达的评估。

(1)语言理解：儿童语言发育中，理解先于表达。如果一个儿童只说少量的词语，事实上他应该懂得更多。评估儿童语言理解能力时，注意不能给予任何暗示，也应避免一些情景性的联系。评估中要符合儿童整体的发育水平，较小的儿童可用实物或玩具测试，较大的儿童可看图片回答，了解其是否懂得主体、动作、定位、属性等词汇。

(2)语言表达：在评估儿童的语言表达能力时，一个十分重要的条件是要给孩子机会去表达而不是问太多的问题。年幼儿童可通过游戏化的情境诱导，观察其表达能力、语言的流利性等，并记录下来。

由于我国语言治疗开展的时间不长，至今尚无完整的标准化语言评估测试。但是，非标准化的测试和观察也能客观地反映儿童的语言水平，应用中更为随意和自然，能获得可靠的信息，在当前更具有现实的意义。

3. 标准化测试

(1)图片词汇测试：该测试于 20 世纪 70 年代末期进行了标准化，最初作为儿童智力筛查的工具。由于该测试采用图片和词汇联系的方式，它反映了儿童的语言感受能力，故多用于儿童语言迟缓或障碍的评估。

(2)丹佛发育筛查测验：这是一项发育筛查，我国早已有量表，主要用以了解婴幼儿的发育水平，寻找与发育有关的语言发育迟缓，并为语言治疗提供适合发育年龄的可行方案。

(3)韦氏智力测验：包括学前和学龄初期、学龄期两种韦氏智力测验。主要用以了解年长儿童的认知水平，认知中的语言状况，并根据其中的操作智商将语言障碍与智力发育迟缓区分开来。

值得注意的是，对言语、语言和交流能力的评估必须考虑到个体的文化和语言背景，特别是在

双语环境中长大的个体。对语言发育和非言语智力能力的标准化测评必须适应相应的文化和语言群体(即为某个群体开发和标准化的测评可能无法为另一个群体提供恰当的常模)。

六、治疗与康复

(一)原则

1. 构音异常的治疗

(1)构音治疗程序:大多数发音错误的儿童并未意识到自己的问题,因此治疗开始时,需要夸大儿童的错误发音,并与正确发音做比较,让儿童听录音机中正确的和错误的声音,要求其辨认,一旦儿童能完全辨别,而且意识到自己错误发音时,则进入下述各阶段的治疗。

1)音素水平的治疗:当儿童出现数个错误发音时,治疗总是选择正常儿童最早出现的音(也是最容易的音)入手,这个音称为目标音,首先帮助儿童认识正确发目标音的口形及其他特征,其次进行听觉训练,即区分目标音和另外一个声音,接着让儿童比较自己发目标音和正常目标音之间的差别,建立正确的感知,最后用语音定位法,让儿童看着发目标音时,治疗人员的唇、舌、下颌的运动和口型,让儿童对着镜子模仿发音。有的儿童在这个过程中并不能立即学会发目标音,于是,治疗人员要寻找与目标音接近,而且儿童又会发的过渡音,从过渡的模仿学习逐渐延伸到目标音,其间要求儿童以镜子为视觉反馈,观察自己的唇、舌、下颌位置,有的发音甚至要用手触摸声带振动情况。当儿童学会发目标音后,则继续下一步治疗。

2)音节水平的治疗:一个新的目标音在初学时往往是脆弱而不稳定的,如果不放在音节及其以后水平的治疗中进行强化,就很容易丢失或仍旧回到原来的错误发音。音节治疗即把目标音与其他的元音或辅音组成无意义的音节,让儿童在学习发音时巩固目标音,只有在完全正确地发出音节后,才可顺延至下一组水平的治疗。

3)单词水平的治疗:治疗人员在这时把目标音应用到有意义的单词中。这个新的发音可以放在单词的开始、中间或末尾,单词的水平要符合儿童的认知水平,而且是日常生活中经常出现的。治疗中可将单词与相对应的图片结合起来,增加趣味性。

4)句子水平的治疗:治疗人员选择一些符合儿童的句子,采用放慢说话速度、重复说、模仿说、与儿童一起说等方式。在重复说时,儿童必须跟随治疗人员说话的音调、强度和节奏。治疗人员有意在说话时发出儿童以往不正确的发音,训练儿童能否善于发现并自行纠正。

(2)口功能训练:口腔运动功能问题会影响说话的清晰度。因此,临床上发现这类问题的儿童必须进行口功能训练,包括增强口腔内的立体感,即要求每天按压或轻柔快速地弹击儿童的面颊、下颌、唇部;用软硬适中的牙刷或硅胶棒刺激口腔内的舌、牙龈、颊黏膜和硬腭;改善食物质地,从软向硬;改善口腔协调运动如教吹泡泡、吹喇叭、用吸管吸食;模仿动物叫声、口腔快速轮替运动等。

2. 语言异常的治疗
语言治疗包括以下4个方面,即制订目标、治疗方法和治疗策略及家庭的配合。

(1)制订目标:在制订语言治疗的目标时,所定的目标应略高于个体儿童的发育水平,但又能使儿童在帮助下能够达到。例如,当儿童只会讲一个字时,在治疗时可用叠词,然后向两个字的词语发展;当儿童只会短语不会成句时,治疗中略微扩展词语,让儿童模仿,使他建立一个模式,逐渐向句子过渡。

(2)治疗方法:语言治疗应在有意义的情景中进行,并伴随着玩具和游戏活动,语言治疗方法有两种:一种是以治疗人员为中心的方法,主要采用练习、游戏中操练和塑造3种形式。练习即分配给儿童任务,告诉他给予回答,如果说字或单词这种形式比较单调,儿童常缺乏动力。游戏中操练即先给儿童一个游戏活动,要求儿童按要求学习所定的语言目标,当目标完成后,给予儿童感兴趣的游戏活动强化目标的应答。塑造是给儿童听觉刺激,逐步诱导儿童产生接近目标的反应。这三种形式均在治疗人员有组织的安排下进行,适用于年幼儿童或严重语言异常的儿童。另一种是以儿童为中心的方法。治疗人员将制订的目标作为游戏中的一个部分,跟儿童边说边玩,有意引导儿童,一旦儿童达到所定的目标,治疗人员立即给予反馈，与其交流。治疗人员在与儿童互动过程中，不断地应用模仿、组词、扩展的技能作为示范，该方法适用于固执、怕羞的儿童，也适用于有一定语言能力的学前儿童。

(3) 治疗策略：对尚未开口、只能理解的儿童，治疗采用前语言阶段的干预。干预的内容包括对声音、物品的注意，与他人共同玩游戏，可玩一些轮流性和想象性的游戏。在干预中所用的策略如下：①用单词或叠词做语言刺激，反复应用于环境中，称为"听力轰炸"；②将儿童感兴趣的物品和玩具与单词相匹配；③鼓励儿童用姿势、发声做交流，不必理会其发音不佳；④用最简单的语言与儿童交流；⑤纠正哭叫、发怒、扔物等不良的交流；⑥创造情景，促使儿童与他人交流，并迅速给予应答。对已经有语言，但内容少、形式简单的儿童，要求其模仿治疗人员的说话，诱导自发性地表达，并应用在生活中。干预中用的策略是在想象性游戏中，使儿童模仿，治疗人员在示范性语言中用手势和动作加强儿童的感受；激励儿童有意识地交流；创造各种机会与儿童对话；在角色扮演的游戏中教儿童生活用语，如去商店购物、接待来访朋友、礼仪等。

(4) 家庭配合：父母和照料者在儿童语言发育和语言治疗中起着非常重要的作用。父母需要积极地参与，在生活中应用语言治疗的方法和策略，向着治疗的既定目标努力。如今临床的语言治疗模式就是治疗人员与家庭之间的协作和配合，在实践中已证实是富有成效的。

3. 发音问题的治疗 在儿科领域中，发音治疗主要用于对听力障碍和智力发育迟缓儿童的发声训练，包括音调、响度、清浊音、起音和声时的训练。目前国内已利用多媒体功能，采用临床医学软件作为一种治疗手段，结合个体治疗中的其他方法，如改变响度、喉部按摩、半吞咽、改变舌位、减少硬气音、放松、呼吸训练等，达到治疗效果。

4. 语言不流利的治疗 年幼儿童的语言不流利与口吃难以区分，当这种不流利现象十分频繁时，常采用非直接的治疗，如儿童的游戏、父母的指导、改变父母与儿童的交流方式、调整环境等。之所以采用间接的治疗方法是因为避免让儿童因刻意矫治语言不流利而引起紧张。治疗人员要劝告家人不要指责孩子说话的不流利，让他重说和复诵。可设计一些游戏性情境，如故事接龙、儿歌、童谣等，促进语言表达的流利。

5. 社会交往技能干预 治疗的目的主要是改善社会沟通结果，促进社会关系改善，并防止破坏性行为和社交退缩等负面后果，目标是3个方面的发展：社会理解和社会互动；语言和非语言的实用技能，包括对话；语言处理，包括叙述、推理和发展词汇知识。特别针对社会(语用)交流障碍儿童，社会交往技能的干预应该作为主要的干预方法。随机化的临床研究表明，在针对上述3个目标的干预项目中，经过20次强化干预后，研究人员报告对话能力评分(盲评分)、父母对语用技能和社交沟通评分(非盲评分)和教师对课堂学习评分(非盲评分)均取得显著治疗效果，而语言基础临床评价或叙事表达测试均未见显著治疗效果。

第四章　儿童行为障碍

第一节　注意缺陷多动障碍

一、概　　述

注意缺陷多动障碍(attention deficit hyperactivity disorder，ADHD)是一种常见的神经发育障碍疾病，患儿主要表现出持续的、与年龄不相称的注意力分散，注意广度缩小，不分场合的过度活动和情绪冲动，并伴有认知障碍和学习困难。随着年龄的增长，30%～80%的症状可持续到青少年期，50%～60%的症状持续到成年期，造成学习困难、人际交往障碍、社会适应不良等远期社会功能损害。

美国精神病学协会(APA)制定的第5版《精神障碍诊断与统计手册》(DSM-5)根据主要症状将ADHD分为3个亚型。

1. 注意力缺陷型(predominantly inattentive type，ADHD-PI)　主要症状为注意分散。

2. 多动/冲动型(predominantly hyperactive-impulsive type，ADHD-HI)　主要表现出不分场合的多动和情绪上极易冲动。

3. 混合型(combined type，ADHD-C)　既表现出注意分散，又有多动/冲动症状。

ADHD-PI型患儿的主要症状为注意分散，表现出昏昏欲睡、迷迷糊糊的状态。这是因为PI型患儿接收和加工信息速度更慢，记忆储存能力和学习能力低下，同时ADHD患儿表现出选择性注意缺陷。

与ADHD-PI型患儿对比，HI型和C型患儿更多是行为抑制和行为维持的缺陷。一方面，行为抑制缺陷表现在儿童很难克制即时反应或者不能在行动前进行思考，日常生活中的等待或轮流行事是极困难的，所以他们会干涉或打断别人的活动。另一方面，行为维持缺陷则表现在儿童难以维持同一种行为状态，容易注意分散且表现出多动症状。这些患儿精力旺盛、活动强度大，但行为却没有明确目的，表现出极其好动但却不合时宜。研究发现，C型患儿比PI型患儿有更严重的认知障碍，表现在焦虑障碍患病率最高、行为问题和学习问题出现率最高、总体多动指数更高。

大部分ADHD患儿起病早，且部分ADHD症状可持续到成年期，对患儿生活和患儿家庭都带来较大影响。托马斯(Thomas)等于2015年通过荟萃分析发现，全球儿童青少年ADHD患病率为7.2%。国内最新流行病学调查显示，我国儿童青少年ADHD患病率约为6.3%。此外，男孩患病率高于女孩，可能是因为男孩更易表现出破坏性多动行为及出现对抗违抗障碍或品行障碍等外化性疾病，而患有ADHD的女孩更有可能患有焦虑或抑郁等内化性疾病。

二、病　　因

ADHD的病因及发病机制仍不清楚，目前认为是多种因素相互作用所致。

(一)遗传因素

家系研究、寄养子、双生子研究发现ADHD具有明显的家族遗传倾向。利文斯顿(Livingstone)等于2016年发现，ADHD患儿家族患ADHD的危险程度高于正常儿童家族成员2～8倍。在ADHD家庭中，患儿同胞的患病率约为65%，而正常儿童同胞的患病率仅为9.0%。国内有双生子研究认为，ADHD遗传率在55%～92%，且同卵双生子ADHD的共患率显著高于异卵双生子，其中同卵双生子的同病率约为55%，异卵双生子的同病率约为33%，两者患病率均高于正常双生子。

寄养是指从小将孩子送给他人教养，寄养时孩子不会受到亲生父母教养方式的影响。在寄养子研究中主要发现，罹患ADHD的父母寄养出去的子女比非ADHD父母寄养出去的子女患ADHD的概率更大，且 ADHD 患儿的亲生父母有物质依赖、癔症和 ADHD 病史的概率均大于养父母。部分研究发现，患儿的收养亲属患有 ADHD 或连带问题的概率比患儿血缘亲属更小。但 ADHD 具体的遗传方式尚不明确，可能为基因多阈值遗传。

（二）中枢神经系统神经递质改变

神经生化研究发现，大脑内神经化学递质的失衡会增加儿童 ADHD 的患病率。而 ADHD 患儿的社交能力、自我控制能力低源于患儿行为抑制系统的中枢性破坏。功能磁共振成像显示，静息状态或任务状态模式下，ADHD 患儿执行控制网络激活强度比非 ADHD 儿童弱，这与患儿的注意控制、冲动、对抗行为、反应抑制等执行功能受损密切相关。研究发现，ADHD 患儿的副交感神经支配过度，导致交感与副交感神经失衡，使得患儿的持续性觉醒不足。此外，ADHD 患儿存在脑功能的损害，在脑影响学研究中，较一致地发现 ADHD 患儿大脑和小脑功能区容量比正常儿童小 4% 左右，且 ADHD 患儿脑中关于活动和注意力的区域神经递质活动较少。脑损害部位主要分布在额叶、扣带回、纹状体及相关的基底神经节网络结构。其中，额叶功能异常可导致注意缺陷、行为冲动、情绪波动、活动过度等行为。

患儿大脑中儿茶酚胺(catecholamine，CA)类神经递质功能失调可能与其多动症状和注意缺陷有关，其中多巴胺(dopamine，DA)和去甲肾上腺素(norepinephrine，NE)两种单胺类化学物质具有协调大脑神经活动的作用。国内外研究发现，ADHD 患儿多动、认知能力较低等症状可能与额叶纹状体环路 DA 系统功能受损有关，DA 的转运体及介导生物学效应的相关神经受体异常，将会影响突触间的 DA 水平。患儿的额叶纹状体 DA 功能异常是患 ADHD 的病理生理学基础，多巴胺转运蛋白(dopamine transporter，DAT)的主要功能是调控细胞外的多巴胺 T 1/2，其机制是将多巴胺从神经元突触间隙摄取到突触前神经元末端，使突触间 DA 水平下降。研究发现，ADHD 患儿脑中纹状体区域的 DAT 密度高于正常儿童。

（三）生化因素

ADHD 患儿存在严重的大脑执行功能损害，Kpzielec 等于 1977 年利用原子分光光度计检测研究发现，ADHD 患儿身体中镁的缺乏率高于正常儿童。ADHD 患儿通过补充镁元素，注意力得到了提高，多动症状显著减轻。

此外，许多 ADHD 患儿缺乏必需脂肪酸(essential fatty acid，EFA)。原因可能是患儿不能正常从肠道吸收 EFA 或不能正常代谢亚油酸，使其体内花生四烯酸比例显著减小，患儿易产生明显的行为问题、脾气暴躁、学习障碍和睡眠障碍。这些患儿体内长链多聚不饱和脂肪酸占比小，可能与血清叶酸(FA)摄入不足，EFA 转化障碍及代谢水平提高有关。

（四）家庭和心理社会因素

流行病学研究表明，遗传因素在 ADHD 的病因学中占主要地位，但 ADHD 的致病因素不是单一的。ADHD 致病因素与各种环境因素之间存在关联，包括出生前和围生期间存在的风险因素，如孕期孕妇进行烟酒接触、服用管制药物、情绪异常、低出生体重和早产。研究发现，孕妇在妊娠期饮酒易引起胎儿脑结构的异常，尤其是小脑结构的异常，易导致儿童出现认知和行为问题，如违反纪律、多动、冲动、攻击和破坏行为(儿童的学习、记忆、语言、注意力和执行功能下降等)。

出生后，儿童神经系统的发育贯穿于生长发育的早期阶段，特别是胎儿期到出生后 2 岁是婴儿神经系统发育的生长关键期，此阶段的环境暴露可能影响或加重 ADHD 症状。儿童生活环境中的部分因素也存在威胁，如包括环境毒素(有机磷、多氯联苯、铅)，实验研究发现这类物质对神经行为的影响和 ADHD 症状相似，如工作记忆、反应抑制等方面的影响。家庭环境中，父母较低的文化水平、教育方式不当、不和谐的家庭氛围和不稳定的家庭结构常导致 ADHD 患儿长期处于警觉状态，可能出现异常心理问题。此外，父母对待 ADHD 的态度与对 ADHD 的重视度，也会影响患儿的治疗进程。

三、评估与诊断

(一)临床特征

注意障碍、活动过度、情绪和行为冲动是 ADHD 的核心症状。ADHD 的症状可能随着年龄增长而发生变化，注意障碍可能持续到成年期，多动症状常在青春期至成年期减轻。

1. 注意障碍　ADHD 患儿表现出持续的注意障碍，难以长时间保持注意的集中。进入小学后，ADHD 患儿的注意障碍等核心症状表现得更加显著，患儿注意力容易受到环境影响而分散，在课堂上随意离开座位或东张西望，难以将注意力集中在课堂，影响学习效果，转而出现学习困难状态。

在临床诊断中，应该结合年龄和发展水平来评估，年龄越大，儿童的注意能力应随之提高，注意保持时间延长。此外，注意力容易受到兴趣动机的影响，ADHD 患儿对感兴趣的事情能自然地投入，而对无趣味或重复性的事情则表现出注意分散和不耐烦，在询问病史时注意了解相关情况。常见的注意障碍包括上课不专心听讲、写作业容易分心、与他人对话时心不在焉、逃避需要持久脑力活动的任务、经常忘记日程安排、遗忘玩具或学习用具等。

2. 多动/冲动　多动症状常出现在幼儿期，患儿在生活中表现出难以抑制不恰当的运动反应和不分场合的活跃。日常生活中，他们经常处在"忙碌"状态，如上课时上蹿下跳、东张西望，课间追逐打闹、大声喧哗、尖叫、乱涂乱画等表现。多动症状随年龄变化很大，幼儿期主要表现为大运动增多，如奔跑、攀爬；学龄期大运动有所减少，青春期常常只有坐立不安的主观感受。而冲动症状下，ADHD 患儿表现为对延迟奖励的不耐烦，喜欢插话、无法等待、破坏游戏规则和课堂秩序，冲动时易伴有攻击行为，造成严重的事故。

(二)DSM-5诊断标准

ADHD 诊断普遍采用 DSM-5 诊断标准，症状要求出现在两个以上的场合，干扰正常的学业、职业和社交功能，且不能用其他精神障碍来解释。依据《精神障碍诊断与统计手册》第 5 版(DSM-5)，注意缺陷多动障碍的诊断标准见表 4-1。

表 4-1　DSM-5 中注意缺陷多动障碍的诊断标准

A. 一个持续的注意缺陷和(或)多动/冲动的模式，干扰了功能或发育，以下列 1 或 2 为特征

1. 注意障碍：6 项(或更多)的下列症状持续至少 6 个月，且达到了与发育水平不相符的程度，并直接负性地影响了社会和学业/职业活动

注：这些症状不仅是对立行为、违拗、敌意的表现，还不能理解任务或指令。年龄较大(17 岁及以上)的青少年和成年人，至少需要下列症状中的 5 项

a. 经常不能密切关注细节或在作业、工作或其他活动中犯粗心大意的错误(如忽视或遗漏细节，工作不精确)

b. 在任务或游戏活动中经常难以维持注意力(如在听课、对话或长时间的阅读中难以维持注意力)

c. 当别人对其直接讲话时，经常看起来没有在听(如在没有任何明显干扰的情况下，显得心不在焉)

d. 经常不遵循指示以致无法完成作业、家务或工作中的职责(如可以开始任务但很快就失去注意力，容易分神)

e. 经常难以组织任务和活动(如难以管理有条理的任务；难以把材料和物品放得整整齐齐；凌乱、工作没头绪；不良的时间管理；不能遵守截止日期)

f. 经常回避、厌恶或不情愿从事那些需要精神上持续努力的任务(如学校作业或家庭作业；对于年龄较大的青少年和成年人，则为准备报告、完成表格或阅读冗长的文章)

g. 经常丢失任务或活动所需要的物品(如学校的资料、铅笔、书、工具、钱包、钥匙、文件、眼镜、手机)

h. 经常容易被外界的刺激分神(对于年龄较大的青少年和成年人，可能包括不相关的想法)

i. 经常在日常活动中忘记事情(如做家务、外出办事；对于年龄较大的青少年和成年人，则为回电话、付账单、约会)

2. 多动/冲动：6 项(或更多)的下列症状持续至少 6 个月，且达到了与发育水平不相符的程度，并直接负性地影响了社会和学业/职业活动

注：这些症状不仅是对立行为、违拗、敌意的表现，还不能理解任务或指令。年龄较大(17 岁及以上)的青少年和成年人，至少需要符合下列症状中的 5 项

a. 经常手脚动个不停或在座位上扭动。

b. 当被期待坐在座位上时却经常离座(如离开他或她在教室、办公室或其他工作的场所，或是在其他情况下需要保持原地的位置)

续表

c. 经常在不适当的场所跑来跑去或爬上爬下(注：对于青少年或成年人，可以仅限于感到坐立不安)

d. 经常无法安静地玩耍或从事休闲活动

e. 经常"忙个不停"，好像"被发动机驱动着"(如在餐厅、会议中无法长时间保持不动或觉得不舒服；可能被他人感受为坐立不安或难以跟上)

f. 经常讲话过多

g. 经常在提问还没有讲完之前就把答案脱口而出(如接别人的话；不能等待交谈的顺序)

h. 经常难以等待轮到他或她(如当排队等待时)

i. 经常打断或侵扰他人(如插入别人的对话、游戏或活动；没有询问或未经允许就开始使用他人的东西；对于青少年和成年人，可能是侵扰或接管他人正在做的事情)

B. 若干注意障碍或多动/冲动的症状在 12 岁之前就已存在

C. 若干注意障碍或多动/冲动的症状存在于 2 个或更多的场所(如在家里、学校或工作中；与朋友或亲属互动中；在其他活动中)

D. 有明确的证据显示这些症状干扰或降低了社交、学业或职业功能的质量

E. 这些症状不能仅仅出现在精神分裂症或其他精神病性障碍，也不能用其他精神障碍来更好地解释(如心境障碍、焦虑障碍、分离障碍、人格障碍、物质中毒或戒断)

标注是否是：

组合表现：如果在过去的 6 个月内，同时符合诊断标准 A1(注意障碍)和诊断标准 A2(多动/冲动)

主要表现为注意缺陷：如果在过去的 6 个月内，符合诊断标准 A1(注意障碍)但不符合诊断标准 A2(多动/冲动)

主要表现为多动/冲动：如果在过去的 6 个月内，符合诊断标准 A2(多动/冲动)但不符合诊断标准 A1(注意障碍)

标注如果是：

部分缓解：先前符合全部诊断标准，但在过去的 6 个月内不符合全部诊断标准，且症状仍然导致社交、学业或职业功能方面的损害

标注目前的严重程度：

轻度：存在非常少的超出诊断所需要的症状，且症状导致社交或职业功能方面的轻微损伤

中度：症状或功能损害介于"轻度"和"重度"之间

重度：存在非常多的超出诊断所需要的症状，或存在若干特别严重的症状，或症状导致明显的社交或职业功能方面的损害

(三)其他常用量表

如 SNAP-4 量表等。SNAP 量表由斯旺森(Swanson)、诺兰(Nolan)和佩勒姆(Pelham)等根据 ADHD 诊断标准编制而成，目前最常用的版本是 SNAP-4。SNAP-4 量表为父母和教师共用量表，主要用于 6~18 岁儿童青少年的 ADHD 筛选、辅助诊断以及治疗疗效与症状改善程度的评估。SNAP-4 量表有 18 项、26 项两个版本，SNAP-4(18 项)包括注意缺陷、多动/冲动两个分量表，SNAP-4(26 项)包括注意缺陷、多动/冲动、对立违抗 3 个分量表。因为儿童在不同场合表现出来的状态也会不同，可能父母和教师的评定结果会有所差异，所以在评估时要结合儿童的其他情况进行综合分析。

(四)鉴别诊断

由于 ADHD 的症状无特异性，可见于其他情况，由此需要仔细鉴别，包括与正常活泼儿童相鉴别，以及除外各种躯体、神经系统及精神疾病所致的注意障碍。

1. 智力发育障碍　患儿表现出智力发育落后，标准智力测验可供鉴别；如果 ADHD 症状对智力测验结果影响较大，可在经过 ADHD 治疗症状得到改善后进行复查。

2. 焦虑障碍　焦虑患儿常表现为注意力不能集中，鉴别要点在于注意缺陷障碍通常起病较早，呈长期慢性病程，而焦虑障碍通常在一定的心理因素下起病，有明显的紧张、恐惧等情绪障碍表现，常伴有躯体不适。

3. 心境障碍　双相障碍的躁狂期或轻躁狂期与 ADHD 的症状有重叠，但 ADHD 通常起病早，通常在幼儿期或学龄期被发现，呈慢性持续性病程且延续至成年期。而双相障碍则通常起病于青春期及以后，为发作性病程。

4. 抽动障碍　通常表现为一组或几组肌群突然不自主地快速运动，表现出抽动的动作；ADHD的多动症状表现在整体活动增多，而非部分肌肉群的兴奋。

5. 发育性学习障碍　表现为阅读、计算、书写能力发展落后，低于生理年龄和智商预期水平。而ADHD患儿出现学习障碍的原因是ADHD表现出的注意分散和多动/冲动症状带来的消极影响。

6. 对立违抗性障碍和品行障碍　常表现为不听话和破坏性行为。鉴别要点在于单纯的对立违抗性障碍和品行障碍没有多动和注意缺陷的典型表现。

四、治　　疗

(一)治疗原则

目前普遍认为ADHD需要长期的治疗，确诊为ADHD的患儿需要接受药物和心理行为联合治疗，且定期随访。

(二)常用治疗模块

1. 西医治疗

(1)药物治疗：在大多数临床环境和指南中，药物治疗仍是治疗儿童ADHD的主要方法之一。根据相关资料和实践经验，儿童青少年常用治疗ADHD药物，包括盐酸哌甲酯和苯丙胺，属于中枢兴奋剂；还有其他治疗ADHD药物，如托莫西汀，属于非兴奋类药物。

1)中枢兴奋剂：研究发现，在临床上中枢兴奋剂是被研究得最多的，目前为止有100多项临床试验研究此类药物。结果证明，兴奋类药物治疗ADHD的效果是最有效的，在足够剂量用药后的1小时内，会出现明显的治疗效果。

①哌甲酯：具有温和的振奋精神的作用，是美国食品药品监督管理局(Food and Drug Administration，FDA)推荐用于治疗ADHD的药物。ADHD患儿大脑中多巴胺和去甲肾上腺素的生成与正常儿童无异，主要区别在于患儿大脑中这两种递质的释放与再摄取出现异常。哌甲酯的作用机制是，阻止多巴胺转运体(DAT)和去甲肾上腺素转运体(NET)对突触间隙中DA和NE地重新摄取，使突触间隙中DA和NE的浓度增加，促进这些神经递质的信号传递活动。由此，显著增强ADHD患儿的皮质内抑制功能，减少多动症状，具有提高注意力集中度、延长注意力集中时间、提高学习能力和神经心理发育的作用。此外，哌甲酯可改善ADHD患儿的纹状体活性，调节刺激控制任务中参与运动抑制的神经元活动，提高ADHD患儿的执行功能。其常见的不良反应包括食欲减退、睡眠障碍，且停药后会产生明显的症状反弹，给临床治疗造成困难。

②苯丙胺：也具有使中枢神经系统兴奋的作用。研究证明，ADHD患儿大脑内中枢单胺类受体不足，而苯丙胺能增加这种递质，从而起到治疗效果。在临床治疗中，给予合适剂量的苯丙胺能使90%的ADHD患儿的症状得到改善，并无严重不良反应。

2)非中枢兴奋剂。托莫西汀是一种非中枢兴奋类药物，属于特异性去甲肾上腺素再摄取抑制剂，其主要作用部位在患儿前额叶皮质的NET。托莫西汀对NET的亲和力很高，而对其他神经递质的亲和力极低，从而实现其作用机制：托莫西汀与神经突触前膜上的NET结合，抑制前额叶皮质的NET对NE的再摄取，提高突触间隙内的NE含量，使得突触间隙中的NE含量大幅提升来发挥翻转效应，从而提高ADHD患儿的认知和注意力水平。

(2)营养素治疗：在一项荟萃分析中研究发现，与健康对照组对比，ADHD组患儿血清中维生素D的浓度明显较低。ADHD患儿的多巴胺能神经元的功能减退，造成多巴胺分泌不足。维生素D可以增加DA和NE的释放，减轻ADHD的症状。此外，维生素D可以促进乙酰胆碱的产生，有助于保持注意力和促进神经细胞的生长。Kpzielec等研究发现，ADHD患儿补充镁元素后，多动症状明显减轻。

2. 中医治疗　中医学认为，ADHD的主要病机是患儿阴阳失调，脏腑功能紊乱；病机特点是阴不制阳，动静变化失衡，病位常涉及心、肝、肾。临床上的诊疗方案将ADHD分为心肝火旺、痰火内扰、肝肾阴虚、肝郁脾虚、心脾两虚5个主要证型。此外，中医治疗中的针灸、推拿、太极拳、药膳等治疗也是治疗ADHD的一部分。针灸治疗主要通过刺激腧穴达到调节经络气血、调整脏腑功能的目的，其对儿童ADHD的治疗有积极作用。许学兵等(2017)对68例儿童ADHD进行研究证实，针灸(辨证选取大椎穴、神阙穴)治疗的疗效优于药物治疗，且远期效果佳。推拿治疗则是基于中医经络理论，通过推拿治疗(推补肾经、揉二人上马、揉小天心、推补脾土、清肝木等)按摩头部、胸部，刺激患儿的压力感受器，增强迷走神经活动，降低皮质醇水平，改善ADHD患儿的临床症状以及使行为能力改善更加明显，且不良反应少。

随着对儿童ADHD的研究不断深入，越来越多的研究表明，ADHD需要结合多种治疗方法进行干预，在疾病的不同时期采用不同的治疗方法。中医重视急则治标，缓则治本，儿童ADHD早期或症状急性期可给予西药治疗，在其慢性发作期可配合中医传统疗法，达到系统治疗的目的，实现中西医学的结合与发展。

3. 非药物治疗　非药物治疗ADHD核心症状主要通过行为治疗和父母培训，特别适用于低龄患儿。行为治疗中包括对患儿的行为矫正和执行功能的训练，可有效改善儿童的行为表现。

在一项认知行为治疗中，研究者通过理性情绪治疗来纠正ADHD患儿对学习和生活的非理性信念，给患儿建立正确认知和理性信念；然后，通过自我指导训练发展患儿通过自我暗示和指导来规范自我行为，患儿通过内隐的自我指导来实现控制自己的行动，减轻多动/冲动症状；最后通过代币疗法和放松训练，在行动中建立奖惩机制与放松机制，增强患儿的理性信念和自我控制能力。治疗后发现患儿注意分散和多动/冲动症状有很大改善，在患儿家长、社工督导的访谈评价中都指出，通过认知行为疗法干预，患儿逐渐改变从前的错误认知，逐渐建立正确的认知，并开始用新的认知指导自己的行为，从而缓解ADHD症状。

此外，针对家庭教育模式、行为管理方法等家庭心理教育和父母培训，可给予家长如何养育ADHD儿童指导和帮助。对伴有学习困难的儿童应进行特殊教育，包括学习技能、学习方法和学习内容。

五、小　结

ADHD是一种神经发育障碍疾病，患儿的中枢神经系统神经递质发生改变，儿童大脑内神经递质的失衡可能造成ADHD患儿的社交能力、自我控制能力低下等消极影响。儿童所表现出的注意缺陷、多动/冲动的状态易在学校中与其他儿童产生区别，而中枢性的破坏可能也会导致儿童产生身心问题，如出现焦虑、抑郁情绪，对立违抗行为等。这就需要在临床治疗的过程中，不仅需要药物治疗，也需要注重对患儿训练自我认知和自我控制的能力。部分ADHD症状可能持续到成年，对ADHD患儿来说，需要面对辍学率高、就业困难和社会经济地位低的风险，所以在患病初期应做到早发现、早治疗、早训练，通过药物治疗、行为治疗、家庭治疗等进行ADHD的综合干预，帮助患儿建立社会适应性，促进ADHD患儿掌握学习和生活技能。在家庭环境中，ADHD表现出的不服从管理等行为问题，都需要父母耐心对待并且进行行为训练。父母可以参与相关的父母技能培训，通过学习来改善教育方式，更好地了解ADHD并且进行家庭干预。

第二节　品行障碍

一、概　述

品行障碍(conduct disorder，CD)是一种严重的外向性行为障碍，是指在儿童、青少年期出现的反复持续的干涉他人权利、违反社会规则的行为，包括语言侵犯、打架、逃学、离家出走、反复说谎、偷窃、纵火、虐待动物、性虐待、躯体虐待、过早追求性体验、违抗与不服从、严重的破坏性和攻击性行为等一系列异常行为。CD患儿多存在语言表达困难、执行功能异常和社会认知相关的信息加工异常等神经发育相关的缺陷。

这些行为有不同程度的破坏性和攻击性，从咒骂、暴怒到破坏公物、偷窃到暴力袭击，违反与其年龄相应的社会行为规范和道德准则，侵犯他人或公共的利益，影响儿童青少年自身的学习和社会功能。调查发现，有2%～8%的儿童、青少年存在品行障碍，男性多见，男女性别比为4∶1～10∶1。研究发现，起病早的CD患儿中，约有50%的问题会持续到成年期；而在青少年期起病的CD，绝大多数(超过85%)患儿在20多岁时会停止反社会行为。此外，在患有精神障碍的成年人中，高达60%的人在生命早期患有CD或其常见的发育先兆——对立违抗性障碍(oppositional defiant disorder，ODD)。在不同民族和种族的国家中，CD的患病率相当一致。从儿童期到青春期的患病率有升高的趋势，男性比女性更高，而部分有损害的CD儿童很少接受治疗。

美国精神病学协会(APA)制定的第5版《精神障碍诊断与统计手册》(DSM-5)根据起病时期将CD分为3个亚型。

1. 儿童期起病型　在10岁以前，个体至少表现出CD的1种特征症状。

2. 青少年期起病型　在10岁以前，个体没有表现出CD的特征症状。

3. 未特定起病型　符合CD的诊断标准，但是没有足够的可获得的信息来确定首次症状起病于10岁之前还是之后。

此外，DSM-5还根据症状将CD分为3个程度。

1. 轻度　表现出诊断所需要的行为问题较少和行为问题对他人造成较轻的伤害(如说谎、逃学、未经许可天黑后在外逗留等情况)。

2. 中度　行为问题的数量对他人的影响处在特定的"轻度"和"重度"之间(如没有面对受害者的偷窃、破坏)。

3. 重度　存在许多超出诊断所需要的行为问题，或行为问题对他人造成伤害(如强迫的性行为、躯体虐待、使用武器、强取豪夺、破门而入)。

二、病　　因

(一)生理因素

1. 遗传因素　人的行为受到遗传、种族等先天因素制约。研究发现，CD是由遗传等生物学因素和环境因素经过复杂的交互作用所致。已经有证据表明CD具有遗传性，遗传度为40%～70%。

寄养子研究中，有学者发现，生物学父母没有反社会史的寄养子，在低危险家庭中成年犯罪率为3%，在高危险家庭中为6%；而生物学父母有犯罪史的寄养子，在低危险家庭中成年犯罪率为12%，在高危险家庭中高达40%。寄养子研究显示，父母之一有犯罪史的儿童犯罪危险性是其他人群的1.9倍。几项双生子研究表明，双生子的共同特征是由基因型和环境共同决定的，其中遗传因素在青少年的行为问题上起到重要作用。在品行问题中，同卵双生子的相关性远高于异卵双生子。

2. 发育异常　可能导致儿童、青少年易患CD。国外多项研究发现，有睡眠呼吸障碍的儿童，比正常儿童更容易出现注意缺陷多动障碍、攻击行为以及同伴问题。研究者在排除了性别、宗教、母亲受教育水平、母亲婚姻状况和家庭收入因素后发现，睡眠呼吸障碍与行为问题仍然有显著的相关性，由此研究者推断，间歇性缺氧可能会导致行为问题。除睡眠呼吸障碍的因素外，早产也被证实与儿童行为问题有关。嘉得勒(Gardner)于2004年用长处和困难问卷对15～16岁的早产儿(平均孕期27周)进行调查，结果显示，早产儿童与正常儿童相比，更容易出现多动、同伴关系问题和情感问题。神经影像学研究发现，CD患儿的前额叶皮质的结构存在异常。神经生理学研究提示，CD患儿的生理指标可能存在异常，如心率慢、唤醒度低等。此外，低体重儿、精神发育迟滞及注意缺陷、患神经系统软体征的儿童CD的发生率均高于正常儿童。

3. 生化因素　对CD的生化研究多集中在研究单胺类神经递质的差异中，如研究发现，中枢的5-HT功能水平降低的个体对冲动的控制能力降低，容易出现违抗和攻击行为。此外，低胆固醇可能会通过降低 5-HT 递质活性而使儿童患 CD 的危险性增加。

4. 性别差异 国内外调查发现，有反社会、攻击性、多动等行为问题的青少年中，男性多于女性。对同性别双子使用儿童行为量表（CBCL）的调查发现，男孩比女孩存在更多的外向性问题，而女生更多表现出内化性问题。对双生子的纵向研究表明，在儿童发展过程中，随着年龄增长而具有症状稳定性的外向性行为问题是由遗传因素决定的。研究者发现，攻击性行为在不同文化背景下的男孩群体中均可发现，可能是反映了生物学上性激素水平的差异，导致男女行为表现方面的差异。可能有生物学的因素，也可能与社会对男女儿童的期待和评价不同有关。许多研究者认为，男女行为的不同也是不同社会化过程的结果。

（二）心理因素

气质是指表现在心理活动的强度、速度、灵活性与指向性等方面的一种稳定的心理特征，个体的气质差异是先天形成的。婴儿刚出生最先表现出来的差异就是气质差异，有的婴儿爱哭好动，有的孩子安静平稳。研究发现，儿童在婴幼儿时期的心理与行为发展上的偏离将导致儿童晚期发生品行问题。早年具有困难气质的儿童行为问题发生率明显更高，表现出婴儿期易激惹、对母亲的敌对性，或童年期反社会行为。

此外，在有攻击性的儿童青少年中，他们在生活中常对他人持怀疑、嘲讽、轻蔑的态度，表现出明显的认知归因偏见。通过视觉刺激对 CD 患儿情感反应的研究发现，CD 患儿对情感刺激的再认和情感控制能力偏低，往往存在错误的归因和应对方式，易产生攻击行为。

（三）家庭因素

很多研究表明，母亲抑郁与儿童行为问题有关。母亲产后抑郁会导致母子之间关系的紊乱，教养方式出现问题，从而影响儿童行为、认知和发育的健康发展。双生子研究发现，母亲有产前抑郁与母亲无产前抑郁的儿童，反社会行为无显著差异；但母亲有产后抑郁的儿童其反社会行为多于母亲有产前抑郁的儿童；而母亲产前产后都抑郁的儿童与母亲仅有产后抑郁的儿童反社会行为相似，此研究则表明母亲产后抑郁对儿童心理行为发展产生的负性影响，表现在儿童更易产生反社会行为。除了产后抑郁因素外，母亲妊娠期吸烟也预示儿童更容易发展行为问题。妊娠期吸烟组的儿童患各种行为问题的危险性显著增高，儿童出现严重的违纪行为的平均年龄提前。

家庭环境中存在的危险因素，也易造成儿童出现行为问题。例如，父母的排斥和忽略、儿童期父母不正确的教养方式、频繁地更换照料者、早期居住在福利机构、被躯体或性虐待、父母有犯罪行为等，是儿童患 CD 的危险因素。研究发现，在众多危险因素中，父母不正确的管教方式、父母教育儿童的态度不一致、家庭成员之间亲密程度低和家庭经济状况差是儿童患 CD 的主要因素。

（四）社会因素

1. 亚文化因素 亚文化指非大众、非普适的文化，是特定年龄、特定人群的特定文化形式。西方理论认为，儿童青少年的局部文化特征具有叛逆和冲动的特性，在儿童青少年团体中，违逆和冲动被同化到他们的一般行为中，以至于部分缺少机会接受正确教养的儿童青少年很容易融入这种行为氛围中。

2. 标签作用 当儿童青少年出现多次的违纪行为时，容易被他人贴上"标签"。儿童青少年易产生自卑的想法和对自己的消极自我认识，当面对教导时，更倾向于用冲动、暴力的方式去回应。对有前科的儿童青少年来说，他们更容易遭到社会的拒绝和排斥，使得儿童青少年更容易进入不良团伙，导致违纪行为的重复发生。

3. 伙伴影响 伙伴之间更容易有着相似的心理特征和行为模式，伙伴和团体对儿童青少年的行为和态度有着重要影响。班杜拉（Bandura）在社会学习论中认为，儿童青少年的不良行为是在与他人交往中习得的，学习对象主要是儿童青少年生活中常见的人物。同伴之间接触的次数越多，相互学习的影响就越大。一些研究发现，从儿童青少年的朋友或熟人所犯违纪行为的次数和频率可以预测该儿童青少年将来可能出现的违法行为。在社区层面的风险因素则包括经常面对同伴的拒绝，与行为不良的同伴群体交往，以及充斥暴力或高犯罪的生活环境。生活在不能给予安全的社会环境中，儿童青少年没有获得足够的安全感，更容易出现攻击行为或反社会行为。

三、评估与诊断

(一)临床特征

DSM-5 中将 CD 主要分成两组临床特征：攻击性行为和反社会行为。

1. 攻击性行为　CD 患儿的攻击性主要表现在对他人的人身或财产的攻击。例如，采用殴打、折磨、骚扰及长期威胁他人等手段，虐待弱小、残疾人和动物，故意破坏他人财物或公共财物，抢劫钱财，强迫他人与自己发生性行为等。男性患者多表现为躯体性攻击，如使用棍、石块等硬物或者武器造成对他人身体上的伤害。女性则以语言性攻击为多，如咒骂、侮辱、诋毁等，直到青春期，CD 症状的性别差异会再次增加。研究发现，CD 患儿情绪不良时，更倾向通过使用攻击性行为方式来发泄。

2. 反社会行为　是指患者表现为不符合社会道德规范及行为规范的行为。例如，偷窃贵重物品、入室抢劫大量钱财、猥亵他人、对他人进行躯体虐待、故意纵火、经常逃学、夜不归宿、离家出走、参与社会上的犯罪团伙，从事犯罪活动等。研究发现，男孩品行问题的早期症状是攻击和偷窃，而女孩的早期症状通常是性过错。

3. 违抗性行为　儿童故意违抗和不服从他人，易激动和暴怒，情绪反应强烈。儿童会表现出对成人，特别是对家长所采取的明显的不服从、违抗或挑衅行为，表现为常发脾气、怨恨父母、易暴怒、长期严重的不服从管教、违反纪律等。学龄期以前的儿童在未被满足时出现反抗行为，而当满足要求后便会自然恢复。但学龄期后的儿童出现的违抗性行为，则会与老师、父母对抗，不服管教，当自己被忽视或未满足自己的要求时，违抗性行为会表现得更加明显。

4. 说谎　儿童主要表现为有意地对他人说假话。面对说谎行为，需要具体分析儿童说谎的心态和动机，在 10 岁之后，儿童才开始意识到说谎与动机之间的关系，才能渐渐建立起说谎是一种错误行为的认知。而对 CD 患儿来说，早期说谎是为了逃避自己应受的处罚和责任，或者幻想能获得父母和老师的表扬，或者寻求关注而通过谎言来抬高自己。在谎言中，患儿能获得一定的益处或达到自己的目的，在生活中渐渐养成说谎的习惯，甚至父母和老师都无法判断儿童所说的话是真是假，使得说谎渐渐变成儿童的行为模式。

5. 逃学或离家出走　指儿童离家出走或私自逃离学校，可发生于不同年龄的儿童。学龄前的儿童可能因为对外界环境的好奇心太强，所以不愿意回家；而年龄较大的儿童可能因为在家中父母的关心不足、态度强硬、惩罚，而导致儿童不愿待在家中；或因为在学校中犯错而被批评、学习成绩不好而产生厌学情绪，儿童害怕受到家长和老师的惩罚而出走。青春期中，儿童出逃的原因更加复杂，可能是为了冒险或者是自暴自弃，在这种自由的状态下体验没有拘束的感觉，或因为恋爱、家庭矛盾、厌学情绪等原因。倘若父母在儿童有出逃行为后不及时管教或粗暴对待，这些儿童就会渐渐发展成经常逃学、离家出走而四处流浪，甚至可能和社会人士结交，团伙进行违法活动。

6. 性攻击　多发生在青年期以后的男性，最初因为对性产生好奇，产生偷窥欲望或者对性幻想对象产生猥亵行为。而女性一般不出现性攻击行为，但在被诱骗初次发生性行为之后，若能获得物质的满足，则可能发展成卖淫或淫乱行为。

(二)临床诊断

诊断 CD 时要注意，单一的反社会行为或犯罪行为本身并不是充分的诊断依据。CD 的诊断要点包括以下几点：

1. 出现反复和持续地以侵犯他人的基本权利或违反与其年龄相符的社会规则为特征的行为模式，如对人或动物的侵犯、破坏财物、欺诈或盗窃和严重违反规则。

2. 这种行为模式的严重程度足以对个人、家庭、社会、教育、职业或是其他重要功能领域造成重大损害。

3. 这种行为模式必须持续 12 个月或更长时间。

(三)DSM-5诊断标准

依据《精神障碍诊断与统计手册》第 5 版(DSM-5)，品行障碍的诊断标准见表 4-2。

表 4-2 DSM-5 中品行障碍的诊断标准

A. 一种侵犯他人的基本权利或违反与年龄匹配的主要社会规范或规则的反复的、持续的行为模式，在过去的 12 个月内，表现为下列任意类别的 15 项标准中的至少 3 项，且在过去的 6 个月内存在下列标准中的至少 1 项：

1. 攻击人和动物
(1)经常欺负、威胁或恐吓他人
(2)经常挑起打架
(3)曾对他人使用可能引起严重躯体伤害的武器(如棍棒、砖块、破碎的瓶子、刀、枪)
(4)曾残忍地伤害他人
(5)曾残忍地伤害动物
(6)曾当着受害者的面夺取(如抢劫、抢包、敲诈、持械抢劫)
(7)曾强迫他人与自己发生性行为
2. 破坏财产
(8)曾故意纵火企图造成严重的损失
(9)曾蓄意破坏他人财产(不包括纵火)
3. 欺诈或盗窃
(10)曾破门闯入他人的房屋、建筑或汽车
(11)经常说谎以获得物品或好处或规避责任(即"哄骗"他人)
(12)曾盗窃值钱的物品，但没有当着受害者的面(如入店行窃，但没有破门而入；伪造)
4. 严重违反规则
(13)尽管父母禁止，仍经常夜不归宿，在 13 岁之前开始
(14)生活在父母或父母的代理人家里时，曾至少 2 次离开家在外过夜，或曾 1 次长时间不回家
(15)在 13 岁之前开始经常逃学
B. 此行为障碍在社交、学业或职业功能方面引起有临床意义的损害
C. 如果个体的年龄为 18 岁或以上，则需要不符合反社会型人格障碍的诊断标准

(四)诊断特征

CD 的基本特征是侵犯他人的基本权利或违反与年龄匹配的主要社会规范或规则的反复的、持续的行为模式(诊断标准 A)。这些行为可分为四大类：导致或威胁导致对他人、动物躯体伤害的攻击行为(诊断标准 A1~A7)；导致财物损失或损坏的非攻击行为(诊断标准 A8~A9)；欺诈或盗窃(诊断标准 A10~A12)；严重违反规则(诊断标准 A13~A15)。在过去 12 个月，必须存在 3 种或更多的特征性行为，在过去 6 个月至少存在 1 种行为。该行为紊乱引起有临床意义的社交、学业或职业功能损害(诊断标准 B)。

(五)鉴别诊断

1. 注意缺陷多动障碍 ADHD 儿童自我控制能力低下，会出现多动/冲动行为，常表现为不遵守纪律、易打断他人活动，常发生和同伴的纠纷，可能因为出现攻击行为，而被认为是 CD。鉴别之处在于，ADHD 患儿同时会表现出注意缺陷，表现为注意力很难长时间集中、东张西望、对不感兴趣的事情表现出不耐烦，而服用兴奋剂治疗药物后，其注意缺陷和多动/冲动症状都能得到控制，CD 儿童则没有注意缺陷表现。研究发现，68%的 CD 患儿可同时诊断为 ADHD，13.8%的 ADHD 患儿共病 CD。

2. 情绪障碍 也可使儿童表现出烦恼、易暴怒、攻击性和破坏性行为，如儿童期焦虑症和抑郁

症。躁狂发作时也会表现出易怒和攻击倾向，与 CD 症状相似。但是，情绪障碍的病程是发作性的，处于发病期的患儿表现出易怒、易激惹、破坏性和攻击性等行为，但非发病期则不会出现攻击性表现。患儿出现异常行为往往因为焦虑、抑郁等异常情绪而引发出来，患儿的行为异常和情绪异常密切相关，在治疗后则能渐渐恢复。少数 CD 儿童也可以同时伴有情绪异常，对于这类以反社会行为和攻击性行为是主要表现，又同时伴有情绪问题的儿童，应诊断为 CD。

3. 多发性抽动症 患儿具有强迫型或冲动型骂人、秽语，也可伴有攻击性行为。研究发现，10%～30%的多发性抽动症患儿伴有 CD 的表现，两者因此常被混淆。但多发性抽动症主要表现为多发性的运动和发声抽动，这一症状还可用来区分 CD 和多发性抽动症。

4. 脑器质性精神障碍 脑组织的损伤使得患儿的脑功能下降，若患儿表现出冲动控制能力减弱，则容易出现攻击性行为和反社会行为。患儿可能出现攻击他人、毁坏物品、偷窃等类似 CD 的表现，诊断时可以根据有无脑损伤的病史和神经系统的阳性体征进行鉴别。

5. 心境障碍 当患儿处于躁狂期或抑郁期时，可能产生攻击、破坏或者对抗行为，心境障碍患儿表现出明显的情绪高涨和低落，经过药物治疗情绪和行为异常的症状可全部消失，由此与 CD 相鉴别。

6. 儿童少年精神分裂症 精神分裂症患儿会表现出行为紊乱，可能会被认为是 CD。但分裂症患儿也可伴有思维障碍、感知觉异常和语言异常等分裂症基本表现，诊断时可根据有无其他分裂症症状进行鉴别。

四、治　疗

CD 的治疗还是比较困难的，目前还没有一种确实有效的治疗方法，一般会采用教育与心理治疗相结合的方法。

（一）行为治疗

在行为矫正前，要先了解患儿出现不良行为的原因，针对不同情况做出矫正，以达到矫正的作用。首先，应耐心倾听患儿的诉说，了解患儿对自己不良行为的看法和认识；其次，若患儿有纠正不良行为的愿望，则与患儿讨论目前存在的问题，阐述这些行为的危害和治疗的必要性。如果患儿的认识不够全面或者没有纠正不良行为的愿望，则需要进行诱导和启发，使其产生正确的认识和纠正愿望。

行为治疗家认为，所有的行为问题都可以被分为两类：行为不足或行为过度，通过行为矫正来实现建立新的合适的行为和消除旧的不合适的行为。行为矫正的方法主要包括正强化疗法和惩罚疗法。正强化疗法应用操作性条件反射原理，当儿童出现某种被期待的行为时，即刻给予强化以增强这种行为出现的频率。强化物可以是消费性、活动性或者拥有性的正强化物等，如带患儿吃喜欢的食物，去一次游乐园或者是获得一个喜欢的玩具等等，通过正强化的奖励来实现正向激励的作用。惩罚疗法则是通过负强化达到治疗效果，通过厌恶刺激来抑制患儿的不良行为，重建合适的行为方式。治疗时，当患儿一旦出现某种良好行为就立即减少原先的惩罚性刺激或情景，并在相同情况下获得同样的奖励，增强良好行为的出现率。

在行为矫正方法中，正强化疗法和惩罚疗法密切相关，两者的目的都是增加患儿良好行为的发生频率。需要注意行为矫正时奖励要多于惩罚，要用表扬、奖品等方式鼓励患儿，而犯了大错误时给予惩罚。在矫正中可将奖惩与说理结合，更好地重建患儿的认知和行为方式；多鼓励，对患儿的进步采取纵向的比较，让其感受到自己的改变；奖励和惩罚都要及时，由此建立从行为到奖惩的条件反射，逐渐减少患儿的攻击性行为和反社会性行为，增加亲社会行为。

（二）家庭治疗

1. 家庭功能训练 家庭治疗理论的理论基础源于系统论和行为心理学理论，将整个家庭视为一个功能系统，不仅只关注 CD 患儿，也关注家庭的关系情况，通过家庭成员之间的互动，来改变

CD 患儿的不适当的交流方式和不正确的行为模式。通过家庭成员提出某个观点后开始循环式询问，使得每个人从不同角度来看问题，然后根据他人的反馈，重新认识自己。这种方式增加了家庭成员之间的直接交流和相互支持，从根本上打破原有的家庭状态，重建家庭成员之间的关系，达到改善家庭功能的效果。这种训练依赖于每个家庭成员的配合，这决定家庭功能训练的成败。

2. 父母管理训练（parental management training，PMT）　理论假设是 CD 患儿的父母没有履行父母责任，教养患儿的方式不正确，从而造成儿童出现行为问题。据报道，PMT 对于 CD 具有良好的效果，尤其是治疗 12 岁以下的儿童。在这类家庭中，父母没有注重培养儿童的行为规范，或者当儿童犯错误时，对儿童采用过度粗暴的惩罚，从而强化儿童的不良行为。因此，PMT 是通过改变父母的教养方式，来实现改善父母和儿童之间的关系。在治疗前，先需要了解父母对 CD 患儿存在的问题的认识、曾经采取的措施和成效。然后，治疗师需要有针对性地向儿童的父母介绍儿童在青少年时期的身心发育特点及各个时期过渡时产生的变化。治疗上直接训练父母在管理孩子时采取亲社会方式，用外显的积极行为示范，改变父母和儿童之间的相互作用模式，为儿童的社会学习提供榜样。训练中采用正强化来奖励孩子表现出亲社会行为，如分享、关心和帮助他人等。必要时可采取轻微的惩罚措施消退儿童的不良行为。

（三）药物辅助治疗

CD 目前尚无特效的药物治疗方法，因此仅使用药物治疗是无效的。在治疗 CD 中，药物治疗只能做辅助治疗，主要是用来缓解 CD 的伴随症状。若患儿常伴有偏执或一过性的知觉障碍，可给予小剂量的抗精神药物进行治疗。对伴有抑郁症状的 CD 患儿，可使用三环类抗抑郁药进行治疗。

第五章 儿童情绪障碍

第一节 抑郁障碍

一、概 述

抑郁障碍(depressive disorder)是以持久的心境低落、愉快感丧失、对日常生活的兴趣丧失为主要特征的综合征，多伴有焦虑、躯体不适感和睡眠障碍，是儿童青少年常见的一种心理疾病，通常呈现反复发作、慢性病程和功能受损的特点。对抑郁障碍的诊断是个复杂的问题，因为正常人也会有抑郁的体验，也可能是躯体疾病和心理疾病伴随的一个症状。诊断需要对症状进行仔细的评估，强调确定抑郁障碍诊断的前提是患儿的社会功能受损，还需要排除酷似抑郁障碍的疾病。抑郁障碍常与其他精神疾病共病，结果会导致抑郁障碍容易被漏诊，尤其是与注意缺陷多动障碍及破坏性行为障碍共病时，因为这些患儿的父母和老师会把目光聚焦在他们令人讨厌的行为上，而忽略了其不愉快的情绪及抑郁的心境。

二、病 因

(一)遗传因素

家系研究、寄养子、双生子研究已经揭示抑郁障碍存在家族聚集性。在抑郁障碍患者中，有40%都是遗传作用导致的。有研究表明，父母中有人患抑郁障碍，其子女发病年龄早，发生抑郁障碍的风险增加4~6倍。父母患抑郁障碍的子女不仅发生抑郁障碍的危险性高，而且一般精神病危险率也增高，包括焦虑性障碍和破坏性障碍。莱布(Leib)等于2002年认为父母抑郁与儿童抑郁的发病早、症状多、损害多及高复发相关。儿童抑郁障碍的发生率与父母发病的年龄呈负相关。康默(Conmor)等于1998年进行的一项双生子研究发现抑郁障碍受到明显的遗传因素影响。目前很多研究认为，抑郁障碍是生物因素和环境因素相结合的结果。遗传因素能通过影响大脑的化学物质的平衡、影响抑制消极情绪的脑区发育，或影响应激时体内的激素反应，从而引发抑郁。

环境因素与基因的相互作用可以通过几个机制出现。不良事件可能通过启动子(promotor)区脆弱点甲基化的方式以一种耐受的方式"关掉"基因，环境因素也可能"启动"病理基因，或者基因影响某些行为特质去"选择"特定的恶劣环境。

5-羟色胺转运体启动子区(5-HTTLPR)多态性调节应激事件对抑郁的影响。有一个或两个短的5-HTTLPR多态性等位基因的个体显示出比拥有长的等位基因的个体更多的应激相关的抑郁症状和自杀。有研究显示，在自杀、抑郁、冲动-攻击障碍中5-HTT基因型不同，拉腊(Lara)等发现自杀行为与5-HTT基因第三内含子区的10等位基因明显相关。本研究结果发现抑郁障碍组中S/S基因型患者HAMD自杀项评分明显高于L/L和L/S基因型患者，推测S/S基因型可能是抑郁障碍发生自杀的风险因子。塞加尔(Segal)等发现S/S基因型患者有较高的自杀风险。Anguclova等发现携带s等位基因的患者与自杀行为或自杀企图之间有关联。

(二)神经生化因素

早年研究发现，大脑内单胺类神经递质，尤其是去甲肾上腺素(NE)和5-羟色胺(5-HT)的耗竭，会使人体出现抑郁症状，因而提出了"单胺耗竭假说"。假说认为，单胺类神经递质浓度水平的降低会导致抑郁障碍的发生。单胺耗竭假说认为，抑郁障碍是由脑内一处或多处单胺类神经递质功能的异常所致。药理学、神经行为和治疗学的研究结果表明，5-羟色胺系统和去甲肾上腺素系统可能参与抑郁障碍的发病机制。5-羟色胺系统在情绪、运动活动、睡眠节律的调节中起了重要作用。成人及儿童和青少年中大量的数据都强调了 5-羟色胺在抑郁和攻击中的作用。近年来选择性 5-羟色胺再摄取抑制剂(SSRIS)治疗抑郁障碍取得了较好的疗效，进一步支持了抑郁障碍的 5-羟色胺假说。有研究发现，抑郁障碍患者脑脊液中 5-羟色胺代谢产物 5-羟吲哚乙酸含量较正常人低。脑内 5-羟色胺的合成来源于它的前体——左旋色氨酸。在未经治疗的抑郁障碍患者中血浆色氨酸浓度降低。对健康个体的研究显示，通过节食降低体重的同时也能降低血浆色氨酸，这似乎能够解释部分但不是全部抑郁障碍患者所出现的血浆色氨酸减少症状。血浆色氨酸水平的下降可能是抑郁障碍患者脑内 5-羟色胺功能缺陷的原因之一，但很可能不是重要的致病因素。通过测定 NE 代谢产物或测定 5-羟色胺及其代谢产物等以研究抑郁障碍生化病理机制发现，抑郁障碍患儿 24 小时尿内 3-甲氧基 4-羟基苯乙二醇(MHPG)的含量较正常对照组为低；躁狂症则相对较高。

(三)应激性的生活事件

大量的文献证实，应激性的生活事件常会引起抑郁发作，当然也可能促进其他精神疾病发作。一些事件似乎与抑郁发作有关，而其他一些事件可能导致抑郁的易感性增加。儿童被虐待与这两方面都有关。儿童被虐待包括躯体虐待和性虐待，这是在儿童期发生的最严重的事件之一，会增加其在青春期和成年后患抑郁障碍、焦虑障碍、进食障碍的风险。有研究表明，丧失与抑郁发作有关，如某位家庭成员的死亡或失去一位亲密的朋友；与其他疾病相比，丧失与抑郁的联系较为密切。

(四)家庭因素

父母患抑郁障碍是其子女在儿童期或青春期患抑郁障碍的高风险因素，这是受到遗传因素和环境因素两方面的影响。一方面，遗传的风险通过父母传递给孩子；另一方面，可以看到患抑郁障碍或遭遇应激的父母常常不能胜任父母的角色，结果他们的子女在情绪自我调节、依恋、自尊方面都受到消极因素的影响，导致许多认知和社会技能受损。有研究发现，患抑郁障碍的父母容易对孩子采取拒绝或过于控制的养育方式，而且拒绝的方式远比控制的方式多。此外，父母亲对孩子持敌意态度，这与儿童青少年患抑郁障碍也有密切关系。有研究认为，父母-孩子关系的全面破坏，如躯体虐待或性虐待之时造成的关系破坏，是成年后多种精神疾病的风险因素，其中也包括重性抑郁障碍。

(五)人际关系理论

加伯(Garber)提出，在人际关系糟糕和抑郁障碍之间有两个明显关联。首先，在有抑郁障碍父亲(或母亲)的家庭中存在依恋障碍和父母角色的缺失问题。其次，抑郁障碍青少年本身有人际交往困难，包括沟通能力较差、缺乏解决问题的技巧。与无抑郁障碍的青少年相比，患抑郁障碍的青少年表现出自信心不足。抑郁障碍本身可导致患儿人际交往困难，因为他们可能在人际交往中缺乏自信。精神分析专家认为，儿童期由于分离或丧失导致母爱被剥夺是成年后患抑郁障碍的易感因素。一些精神分析研究强调外在的和内在的丧失是引起青少年抑郁发作的重要因素。外在的丧失包括父母和亲戚的死亡等，内在的丧失是指在儿童期内化的父母形象的丧失。

(六)认知理论

认知理论认为，个体对自己或世界若持有消极信念，在遇到应激源(如应激性事件)时，会影响到个体对应激和逆境的反应。抑郁障碍的患者具有特征性的负性思维。贝克(Beck)提出，抑郁性的认知包括显示对自我、世界和未来负性看法的自动思维。抑郁障碍患者通常也以类似的情绪看待过去。这些似乎因不合理的思维方式(认知歪曲)而进一步得到巩固。Beck 提出了一类发生于抑郁之前的认知观念，认为是这些观念导致了个体对抑郁易感。这种消极的视角会增加个体患抑郁障碍的风险。长期研究的证据表明，有负性认知、看事物用消极的解释模式可预测大年龄的儿童和青少年今后出现抑郁症状的状况。还有很多精神病学家认为这些抑郁性的认知是继发于原发的心境障碍。

（七）其他因素

不良的环境因素，如早年被虐待、早年不良的生活事件等被发现是儿童期各种各样抑郁的原因。抑郁障碍青少年通常有习得的无助感，特别是从父母那里学习和模仿，这种学习是潜移默化的。

三、评估与诊断

（一）临床特征

1. 情感症状　抑郁障碍患儿常表现为明显的抑郁情绪，觉得悲愤、无助、空虚等，甚至无故哭泣。对一点小事感到绝望、愤怒，易激惹，不受控制地发脾气，尤其是对父母，甚至摔东西、打骂父母。自我评价低，无价值感，认为自己什么都干不好或总比别人差，进而产生自责、自罪等想法。将一些生活事件，如过去的失败等过分夸大，变得过分担心。严重者觉得自己是家庭的累赘，觉得未来没有希望，常常思考与死亡有关的主题，会出现自杀想法、自残行为，甚至有自杀计划和自杀行为等。

2. 思维障碍　抑郁障碍患儿的思维障碍主要表现为思维迟缓，患儿往往会说"觉得自己脑子转得很慢""自己变笨了"，表现为反应慢、语速慢、语量少。还表现为跟不上正常的学习进度，觉得老师上课讲的东西听不懂，学习很吃力，并伴有学习成绩下降等现象，这会进一步加重患儿的自卑、自责等抑郁情绪。

3. 精神运动性迟滞或激越　精神运动性迟滞的患儿，主要表现为活动减少、少语少动，行动迟缓，做一些日常行为常需要很长时间，严重者可能整日卧床少动；精神运动性激越的患儿，主要表现为烦躁、发脾气、坐立不安、来回踱步、紧张、无法控制自己的行为等。

4. 躯体症状（隐匿症状）　患儿容易感到身体疲惫，缺乏活力和朝气。会出现各种类型的睡眠障碍，如入睡困难、睡眠中途易醒、早醒、失眠或睡眠过多、睡眠节律紊乱（睡眠时间颠倒，表现为白天睡而晚上不睡）等。患儿的食欲发生变化，部分患儿表现为食欲差、进食减少，在短期内有明显的体重减轻；部分患儿表现为食欲增多、暴饮暴食，明显增重；还有一部分患儿会表现为食欲减退与食欲增加交替出现。患儿会表现为多种躯体不适，如躯体疼痛，其中最常见的为头晕、头痛、胃肠道不适等。部分躯体症状带有明显的暗示性，如一靠近学校就出现，但若此时将孩子带回家，症状便会消失。

5. 行为改变　患儿有时会出现冲动过激行为、攻击行为、对抗父母。社交退缩，不愿意外出，不愿意参加集体活动，甚至都不愿同从前最亲密的朋友交流。对于日常活动或既往感兴趣的事情表现出兴趣减退，甚至丧失。出现自残、自杀等过激行为，主要表现为割伤自己、过度地穿刺（如打很多耳洞、唇环）、多种形式的自杀行为等。

6. 精神病性症状　抑郁障碍患儿的精神病性症状主要表现为片段的幻觉和妄想，多见于青少年。抑郁障碍的妄想症状不像典型的精神分裂症的妄想那样荒谬、不切实际，而是大多与负性情绪相协调，主要是关系妄想和被害妄想。例如，患儿会认为学校老师或同学看不起他（她），常讲他（她）的坏话，想迫害他（她）等。

7. 不同年龄阶段抑郁障碍患儿的表现不同　儿童青少年的心理正处在不断发展中，不同年龄阶段的儿童青少年抑郁障碍的特点不尽相同。2006 年，Dopheide 汇总 5 项研究，总结了儿童青少年抑郁障碍的临床特征发现，3～5 岁的学龄前儿童抑郁障碍的主要特点为明显对游戏失去兴趣，在游戏中不断有自卑、自责、自残和自杀表现；6～8 岁的儿童主要表现为躯体化症状，如腹部疼痛、头痛、不舒服等症状，并有痛哭流涕、大声喊叫、无法解释的激惹和冲动等症状；9～12 岁的儿童更多地会出现空虚无聊、自信心低下、自责自罪、无助无望、离家出走、恐惧死亡等症状；12～18 岁的青少年更多地会出现冲动、易激惹、行为改变、鲁莽不计后果、学习成绩下降、食欲改变和拒绝上学等症状。

（二）DSM-5诊断标准

目前的诊断标准主要是针对成人抑郁障碍设立，暂无明确的为儿童青少年设定的诊断标准。尽管儿童的抑郁症状不典型，使用成人的诊断标准并不完全适合，但目前在诊断过程中使用具有可操作性的成人诊断标准，仍然能够提高诊断可信度。依据《精神障碍诊断与统计手册》第 5 版(DSM-5)，抑郁障碍的诊断标准见表 5-1。

表 5-1 DSM-5 中抑郁障碍的诊断标准

A. 在同样的 2 周时期内，出现 5 个或以上的下列症状，表现出与先前功能相比不同的变化，其中至少 1 项是心境抑郁或丧失兴趣或愉悦感

1. 每天几乎大部分时间都心境抑郁，既可以是主观的感受(如感到悲伤、空虚、无望)，也可以是他人的观察(如表现流泪)

注：儿童和青少年，可能表现为心境易激惹

2. 几乎每天或每天的大部分时间，对于所有或几乎所有活动的兴趣或乐趣都明显减少，既可以是主观体验，也可以是观察所见

3. 在未节食的情况下体重明显减轻或体重明显增加(如 1 个月内体重变化超过原体重的 5%)，或几乎每天食欲都减退或增加

注：儿童则可表现为未达到应增体重

4. 几乎每天都失眠或睡眠过多

5. 几乎每天都精神运动性激越或迟滞，由他人观察所见，而不仅仅是主观体验到的坐立不安或迟钝

6. 几乎每天都疲劳或精力不足

7. 几乎每天都感到自己毫无价值，或过分地、不恰当地感到内疚，甚至达到妄想的程度，并不仅仅是因为患病而自责或内疚

8. 几乎每天都存在思考或注意力集中的能力减退或犹豫不决，既可以是主观的体验，也可以是他人的观察

9. 反复出现死亡的想法，而不仅仅是恐惧死亡，反复出现没有特定计划的自杀意念，或有某种自杀企图，或有某种实施自杀的特定计划

B. 这些症状引起有临床意义的痛苦，或导致社交、职业或其他重要功能方面的损害

C. 这些症状不能归因于某种物质的生理效应或其他躯体疾病

注：诊断标准 A～C 构成了重性抑郁发作。对于重大丧失(如丧痛、经济破产、自然灾害的损失、严重的躯体疾病或伤残)的反应，可能包括诊断标准 A 所列出的症状，如强烈的悲伤、沉浸于丧失、失眠、食欲减退或体重减轻，这些症状可以类似于抑郁发作。尽管此类症状对于丧失来说是可以理解或反应恰当的，但除了对于重大丧失的正常反应之外，也应该仔细考虑是否还有重性抑郁发作的可能。这个诊断结果必须要基于个人史和在丧失的背景下表达痛苦的文化常模来做出。

D. 这种重性抑郁障碍的发作不能更好地用分裂情感障碍、精神分裂症、精神分裂症样障碍、妄想障碍或其他特定的或未特定的精神分裂症谱系及其他精神病性障碍来更好地解释

E. 从无躁狂发作或轻躁狂发作

若所有躁狂样或轻躁狂样发作都是由物质滥用所致的，或归因于其他整体疾病的生理效应，则此排除条款不适用。儿童、青少年抑郁障碍的识别率低，诊断难度大。

(三)鉴别诊断

因为几种疾病可以表现出与抑郁障碍相似的临床症状，所以需要仔细询问病史、进行精神检查及其他相关的检查。

1. 双相障碍 首先需要排除双相障碍，因为首次发作的抑郁有可能是双相障碍，也可能是单相抑郁。如果有双相障碍的家族史、精神病性症状、药物诱发的躁狂，均可能是双相障碍的征兆。对于临床医师来说，需要长期观察有无躁狂或轻躁狂症状，观察有无前面提及的双相障碍的征兆。

2. 沮丧反应 一些儿童在所爱的亲人去世后很快出现抑郁症状，这些症状包括悲伤、食欲下降、失眠、注意力不集中等。如果这些症状超过 2 个月，而且症状越来越严重(如出现精神病性症状，具有高自杀风险)或社会功能明显减退，那么需要考虑重性抑郁障碍的诊断。

3. 创伤后应激障碍 创伤后应激障碍与抑郁障碍的某些症状相似，有时酷似抑郁障碍，因此也需要与此病相鉴别。可表现出抑郁症状、快感缺乏、社会隔离、绝望感、睡眠节律打破(警觉性增高)、易激惹、注意力集中困难。如果患儿有自杀倾向，需要考虑抑郁障碍的诊断。如果患儿存在被虐待情况，或患儿再次经历创伤性事件时，会重复性地在游戏中玩与创伤相关的主题，则需要考虑创伤后应激障碍的诊断。但是，创伤后应激障碍与抑郁障碍共病的现象也很常见。

4. 注意缺陷多动障碍和对立违抗性障碍 注意缺陷多动障碍和对立违抗性障碍统称为破坏性行为障碍。抑郁障碍患儿由于易激惹，可能有对立和违抗的行为，有些患儿易发脾气，这也可能是抑郁心境的一种表现。鉴别要点是：有行为障碍或抑郁障碍与行为障碍共病的患儿，他们的行为问

题持续时间长、程度严重，而没有共病行为障碍的抑郁障碍患儿与前者相比，行为问题的程度比较轻，最重要的一点是后者在抑郁症状出现后才开始有行为问题。

5. 躯体疾病引起的心境障碍 许多躯体疾病会表现出酷似抑郁障碍的症状。如果怀疑有躯体问题或存在某种躯体疾病的迹象时，需要做一系列全面的躯体检查及相关的医学检查。为了排除躯体疾病导致的抑郁，对目前和既往的躯体疾病史做彻底的评估，特别需要关注与躯体疾病改变相关出现或代偿的症状。还需要排除感染性疾病，如单核细胞增多症；神经系统疾病，如周期性头痛、脑外伤；内分泌疾病，如甲状腺疾病、糖尿病。需要进行实验室检查，对于甲状腺疾病，需要检测血浆游离甲状腺素和促甲状腺激素水平，对于糖尿病，需要检测糖化血红蛋白、血糖水平。其他疾病，如贫血、电解质异常和营养不良也需要排除。

四、治　疗

（一）治疗原则

儿童与青少年抑郁障碍的治疗一般包括心理治疗、药物治疗和物理治疗。抑郁发作的程度为轻度或者中度时，可以考虑先做心理治疗，如果治疗 4～6 周之后，症状仍没有得到明显改善，可进行药物治疗。严重的抑郁障碍患儿，首先应选择药物治疗。对于有自杀倾向或木僵、拒食及采用其他治疗无效的患儿，年龄在 12 岁以上者应在医师的建议下采用无抽搐电休克治疗。

（二）心理治疗

心理治疗适用于各个年龄阶段的儿童青少年。不论哪种心理治疗方法，治疗师都需要与父母一起配合进行。一般来说，患儿的年龄越小，治疗师与父母配合的时间就越多。儿童青少年抑郁障碍的心理治疗，包括认知行为治疗、人际心理治疗、家庭治疗、团体心理治疗、精神分析/动力性心理治疗、游戏治疗、艺术治疗等。

1. 认知行为治疗 对于症状较轻的抑郁障碍患儿来说，是首选治疗手段。根据认知的素质-应激模型，抑郁是认知易感性和应激性生活事件相互作用的结果。抑郁的认知结构是对自我和环境的消极思考。抑郁障碍患儿选择性地注意周围环境的负性刺激，对于自己和周围的世界有着消极的看法。抑郁的行为模型是遇见不良事件时会引起正常适应性行为的瓦解，使用适应不良事件的方法控制自己抑郁的感受，结果使得抑郁感受更糟糕。而认知行为治疗就是改变这种导致情绪低落的认知行为模式。在抑郁障碍急性发作期，认知行为治疗通常包含 12 次会谈，每周 1 次，每次 60～90 分钟。在整个治疗过程中，大多数会谈是一对一会谈，但如果需要的话可以进行家庭会谈。在每次单独会谈开始前，治疗师通常会花 5～10 分钟先和家长进行沟通，了解情况。会谈开始时，治疗师会先和患儿一起拟定本次会谈的程序，然后回顾患儿目前的情绪症状，并对自杀风险进行评估。之后，对上次会谈结束后到现在这段时间里发生的事情，以及对练习的认知行为治疗技术进行回顾。接下来，治疗师对上次会谈中涉及的问题进行回顾，包括家庭作业，并利用剩下的会谈时间教给患儿新的技能，通过角色扮演和患儿一起利用新技能进行练习。在继续下一步之前，治疗师应先获取来自患儿的反馈，之后再和患儿一起拟定家庭作业。虽然各种具体的认知行为治疗指南所强调的技术会存在些许不同，但主要包括心理教育、情绪监测、问题解决、认知重建、情绪管理、行为激活、社交技能训练、家庭干预、放松技术、复发预防。

2. 人际心理治疗 基于"抑郁发生于人际关系互动的背景"这一假设。能够解决患儿的人际冲突，以及帮助患儿适应环境，尤其适合亲子关系矛盾冲突、单亲家庭，以及家人角色模糊的儿童。其治疗目的是发现并治疗抑郁症状和与抑郁发作相关的问题，治疗效果较好。

3. 家庭治疗 目的是改变家庭成员间的互动，改变与儿童问题相关联的关系模式。治疗开始时，治疗师会向家庭的全部成员做出家庭治疗的说明和原则等，建立较好的治疗关系；然后治疗师再运用具体的方法，来改善儿童的情绪行为及家庭成员之间的关系；当家庭养成自行审查、改进的习惯，并能维持改善的行为时，则治疗师就慢慢退出，家庭恢复自然秩序。家庭问题与儿童抑郁障碍的发生有较高的相关性，所以对抑郁障碍患儿进行家庭治疗是必要的。

4. 团体心理治疗　由于儿童青少年心理发展的自我中心化，以及与父母的情感日渐分离，团体心理治疗能使他们在同辈群体中找到认同感。使用支持性团体心理治疗能让抑郁障碍患儿总结经验，相互支持，提高应对能力，快速减轻患儿症状，而社交技巧训练的团体治疗则着重于病人的自我肯定、情绪认知，提高患儿对人际冲突的解决能力，完善自我概念，显著改善患儿的社会功能。

5. 精神分析/动力性心理治疗　对青少年进行精神分析治疗的目的包括减少病理性防御机制的使用，解除既往心理创伤，对家庭与自我能力有更大程度的接纳。少数研究发现，精神分析治疗不仅能改善症状，也能帮助患儿改善其社会功能。沙盘游戏疗法是一种充满乐趣且意义深远的精神动力性心理治疗方法。在治疗过程中，治疗师提供沙盘、水、许多物件和材料，患儿在沙盘所限定的区域里，运用这些道具发挥自主想象，创造一些场景。这个场景是患儿的内心世界被具体形象地展现，患儿展示出自我的世界，然后改造这个世界，沙盘就是介于患儿内心世界和外在生活的"中间地带"。它可以呈现和澄清患儿所面临的问题，以及使儿童专注在治疗室。它借助于沙盘和各种物件，使儿童的问题以物化的方式真实重现，同时儿童也可以在沙的世界中进行动态演绎，从而身临其境地感觉、体验、反复检验内在的困惑和感觉，并在动态发展中调整自己的认知结构和行为模式。对未来生活进行演练，甚至可以创造性地与内在自我、他人和社会进行心与心的对话与交流。

6. 游戏治疗　是以游戏活动为主要媒介，让患儿有机会自然地表达自己的感情或暴露问题，产生心理投射和升华，从游戏中获得解脱，促进身心发展的一种心理治疗方法。游戏能使患儿提高专注力，表达困扰和不安，加强快乐和控制自己的感受，通过想象创造、探索和寻找自己的世界来学习真实的世界。治疗师无条件地接纳患儿，并尽快和患儿建立温馨的关系，治疗师作为患儿的跟随者，不会引导患儿的行为和对话，但会观察患儿的情绪，反馈给患儿，帮助患儿明白自己的行为，接纳自我，提高自信，对自己的行为负责。

7. 艺术治疗　由于年龄因素和认知因素的影响，与那些需要用语言表达的心理治疗方法相比，艺术治疗的支持者认为患儿更易用艺术形式来表达自己的困难情绪或者想法，因此艺术治疗让患儿通过各种艺术方法，如绘画、音乐、黏土造型制作等过程，自由表达与抑郁有关的各种困境或压力。治疗师以此帮助患儿将抑郁症状与压力通过艺术作品而得到外化，与个体分离，使得个体有机会在治疗师的帮助下寻求更好的方法来解决抑郁困境。艺术治疗尤其适用于因症状或者语言发育障碍导致语言表达与沟通困难的患儿。

8. 学校辅导与咨询　学校既是一个促进儿童认知发展的重要场所，又是一个促进儿童社会化的场所。儿童青少年在学校可能会遭遇各种压力事件，如同伴关系、师生关系、学习困难、暴力或欺凌等，如果应对能力差或者缺乏解决问题的能力，或者在学校得到的支持与帮助少，都很容易诱发或者导致儿童青少年产生抑郁情绪。因此，了解抑郁障碍患儿在学校的学习、人际互动、是否遭遇特别的压力事件，以及是否获得良好的支持，对有上述问题的孩子，学校心理辅导老师宜及时给予积极的帮助，及时识别患儿的抑郁情绪，发现病情严重者，宜及时转诊至当地专科医院。

简言之，无论采用上述哪一种或多种心理治疗方法，治疗师均应结合儿童青少年的具体情形，定期与父母或家庭主要养育者、学校老师等一起配合，及时与家庭、学校等机构的人员面谈，最大限度地帮助患儿的主要养育者更好地理解其心理需求与面临的困境，提供积极的、切实可行的建议，帮助患儿的主要养育者发展出适应患儿发展的良好环境。

（三）药物治疗

儿童青少年抑郁障碍的药物治疗一直存在比较大的争议，主要集中在药物治疗的疗效、不良反应，以及自杀风险等方面。根据相关资料和实践经验，儿童青少年常用抗抑郁药物，包括舍曲林、氟伏沙明、圣·约翰草提取物、氟西汀、艾司西酞普兰；还有其他抗抑郁药物，如文拉法辛、米氮平、安非他酮、度洛西汀等。

抗抑郁药物可有效改善抑郁情绪，对伴随的焦感、紧张情绪和身体不适也有较好的效果。荟萃分析发现，56.6%的抑郁障碍患儿从选择性 5-羟色胺再摄取抑制剂治疗中获益，而安慰剂组的获益者则仅为45.8%。这表明选择性 5-羟色胺再摄取抑制剂在治疗儿童青少年抑郁障碍中具有较好疗效。

常用于儿童青少年抑郁障碍的选择性 5-羟色胺再摄取抑制剂主要包括以下几种。

1. 舍曲林　对儿童青少年抑郁障碍和强迫障碍同样有效，该药可用于6～17 岁强迫障碍患儿。虽然舍曲林尚无儿童青少年抑郁障碍的临床适应证，但研究显示，舍曲林对儿童青少年抑郁障碍的临床显效率和抑郁症状改善程度，均明显优于安慰剂。舍曲林的主要不良反应有恶心、腹泻、厌食、呕吐、激越、尿失禁和紫癜等。

2. 氟伏沙明　可用于 8～17 岁强迫障碍患儿。目前，虽然没有关于氟伏沙明对儿童青少年抑郁障碍的系统性随机双盲对照研究，但部分研究表明，氟伏沙明可以缓解患儿的抑郁症状。氟伏沙明的常见不良反应有恶心、呕吐、困倦、口干、过敏等，但一般连续使用 2～3 周后，不良反应可逐渐消失。

3. 氟西汀　对儿童青少年抑郁障碍具有较好疗效，可缓解抑郁障碍的相关症状，临床缓解率较安慰剂高。氟西汀用于治疗 8～18 岁抑郁障碍患儿。氟西汀的主要不良反应包括胃肠道不适、厌食、运动不安、头痛、睡眠障碍和皮疹等。

4. 艾司西酞普兰　对于抑郁障碍患儿的疗效明显优于安慰剂。艾司西酞普兰可用于治疗 12～17 岁抑郁障碍患儿。艾司西酞普兰的不良反应多发生在开始治疗后的第 1～2 周。

五、小　结

因为遗传、生活环境、个性特质的不同，抑郁障碍在不同人群中有着不同的易感性，应注意关注易感人群。有抑郁障碍家族史的儿童青少年患抑郁障碍的风险更大，尤其是父母发病年龄较早者。性格内向、不擅长与人交往的孩子更容易出现抑郁情绪。有大量经验证据表明，儿童青少年的应激生活事件与抑郁之间是有关联的，经历过家庭生活中的不良事件或者生活压力事件的孩子都是抑郁障碍的高危人群。尽可能确保孩子有良好的社会支持，可以通过老师、其他家庭成员和朋友获得鼓励和理解。父母应学习识别抑郁障碍的早期症状，一旦关注到相关的情况，应立即寻求诊断和治疗。早期的诊断治疗对于患儿的康复和社会功能的重建均有重大意义。目前，国外有一些相关研究和预防训练项目，主要将认知行为技巧作为预防项目的重点，其中包括认知重构、问题解决、自信训练、认知应对策略等。众多的预防项目重点关注的是应对压力的方式、认知重构，以及问题解决训练的内容，其实也包括了各种应对方式的训练。合理应对应激的情绪、认知与行为策略，包括以情绪为中心的应对方法，以及生成替代性选项、放松、理性预期和问题解决等以问题为中心的应对方式。还有一些预防项目所涉及的应对方式训练则是针对更为具体的问题，如父母离婚、父母酗酒、父母去世等具体事件，这些项目的优点在于他们针对特殊的儿童青少年群体，满足了其具体的需要。但是在我国，相关的预防工作并未得到很好的开展，抑郁障碍的另一项重要的预防工作是针对复发性抑郁障碍的预防。复发性抑郁障碍往往比首发需要更加慎重地对待，相较于首发抑郁也更加难以控制。对于已患有抑郁障碍的孩子，应敦促患儿按时服药、均衡饮食、定期锻炼等。应保证到医院或相关的正规机构定期复诊和咨询。

第二节　双相障碍

一、概　述

双相障碍（bipolar disorder，BD）是以情感高涨和低落为主要特征的一组重性精神障碍，伴有相应的认知、行为、心理生理和人际关系方面的改变或紊乱，同时可以伴有一定的躯体症状。

儿童双相障碍（pediatric bipolar disorder，PBD）在症状表现和病程方面均与成人存在一定差异，从临床角度看，青春期前起病的双相障碍和成年期双相障碍的差异更大，而青春期以后起病的双相障碍和成人双相障碍的差异较小。研究显示约 65%的双相障碍儿童有自杀企图，75%的需要住院治疗。与成人相比，自杀和物质滥用的比例更高。早期识别和干预 PBD 成为儿童精神病学的热点。

二、病　　因

（一）遗传因素

家系研究提示遗传因素与双相障碍（BD）存在密切关系。BD 患者的一级亲属的患病风险约是健康对照者的 10 倍。有研究者提出，当 1 位父母患有双相障碍时，孩子有 30%的概率患有一种情感障碍；如果第 2 位父母也有一种情感障碍时，患病的概率增加至 70%。双生子研究结果提示 BD 单卵双生子和双卵双生子的同病概率分别为 79%～87%和 38%～44%。麦古芬（McGuffin）等于 2003 年研究后认为，BD 具有较强的遗传性，估计的遗传度高达 85%～89%。库彻（Kutcher）于 1991 年研究显示起病于青春期的 BD 患儿一级亲属 BD 的患病率增高。斯乔博（Strober）等于 1988 年研究后发现双相Ⅰ型（重躁狂重抑郁）的一级亲属具有明显的家族聚集现象和对碳酸锂具有明显的抗药性，并认为 BD 患儿起病年龄越小，预示着家族成员的患病率越高。关于遗传方式，目前认为与 BD 相关联的遗传标记包括 5、11 和 X 染色体。但迄今为止没有一项研究成果能够被重复，因此 BD 被认为是一种综合征，由一些遗传基础不同的疾病单元组成。

（二）生化因素

几种神经递质可能与 BD 有关，包括去甲肾上腺素能、5-羟色胺能、胆碱能和多巴胺能系统。特别是单胺系统（5-羟色胺、去甲肾上腺素和多巴胺）在 BD 的病理生理和神经内分泌调节中起着重要的作用。有研究发现可的松、生长激素、催乳素可能与 BD 有关，但需要进一步证实。另有作者认为，BD 患者的躁狂症状如思维奔逸、易激惹、随境转移和精力充沛与钠钾泵活性降低导致的神经元兴奋性增高有关；BD 患者的抑郁症状可能继发于钠泵活动的进一步降低和随之出现的神经递质的释放减少。鸟嘌呤核苷酸结合蛋白可能在 BD 的分子生物学原因中起着重要作用，因为锂盐调节 G 蛋白功能并强化心境稳定系统。

（三）神经影像学

德尔贝洛（Delbello）等综述文献后认为，BD 儿童青少年和对照组相比较，在额叶、颞叶中部和皮质下边缘结构（包括纹状体、下丘脑）等部位出现结构、神经生化和神经功能的异常。结构磁共振的研究发现海马和杏仁核参与了情绪调节的神经环路，其中有两个 PBD 的研究发现海马体积减小。高（Gao）等对 BD 躁狂发作患儿 18 例和对照组 18 例进行脑结构研究发现，患儿左侧海马灰质体积减小，右侧前扣带 FA 值显著下降，提示患者广泛的脑结构异常主要出现于前边缘网络，表明这个网络可能与儿童青少年 BD 的情绪和认知失调有关。运用情绪或认知加工任务的功能性磁共振的研究，显示 PBD 患儿腹侧前额皮质（VLPFC）、背侧前额皮质（DLPFC）和前扣带回（ACC）的活性增强或减弱。在面部表情加工任务中 PBD 左侧杏仁核与右侧后扣带回（PCC）、右侧海马旁回（PHG）的功能连接减弱。在认知任务中，PBD 患儿显示出 DLPFC、额上回、壳核和丘脑的活性增强。Pavuluri 等运用情绪性斯特鲁普（Stroop）的方法同时研究情绪和认知加工过程，发现 PBD 患儿 ACC 和杏仁核的活性增强，而 VLPFC 和 DLPFC 的活性减弱。Xiao 等对 BD 躁狂发作患儿 15 例、对照组 15 例进行静息态研究，发现患者组 ReHo 值与杨氏躁狂量表得分在额上回存在负相关，与海马和前扣带回存在正相关。

（四）环境因素

研究发现，BD 首次发作前常会存在应激性生活事件。一种解释是应激会改变神经内分泌、引起即刻基因（凋亡基因）的表达，改变边缘系统及其他相关部位微结构。这些可能导致或诱发易感素质者 BD 的发生，特别是对于发育中的儿童青少年。不良的家庭环境如父母经常吵架、打架，或离婚、分居，不良的父母养育方式如过度保护、过度干涉、虐待等可能构成 PBD 发作的诱发因素。

三、评估与诊断

(一)临床特征

1. 抑郁发作　详见上文。

2. 躁狂发作

(1)情绪高涨：患儿表现为兴高采烈、快乐、喜悦、欢笑，自我感觉良好、内心充满幸福感、愉快感，精力充沛，但年幼儿内心体验不深刻，较难识别。值得注意的是某些儿童青少年躁狂症没有明显的情绪高涨，而表现为易激惹。据报道80%以上患儿明显易怒、愤怒、攻击，有人认为是情绪高涨的补充或代替。患儿可以表现为周期性情感暴发、严重的破坏性行为、喜怒无常、睡眠困难、冲动、多动、注意力不集中。继发于愧疚、抑郁和学业成就低下而引发的愤怒，容易误诊为青春期逆反心理。

(2)联想加快：患儿思维奔逸、意念飘忽、常诉"思维在飞"；语速加快、言语华丽、幽默、空泛、充斥着幻想，如自己是超人、有神功等；有夸大观念，对自己的学业、能力估计过高，如可以当歌星、世界首富，觉得整个世界都属于自己，甚至达到妄想的程度；注意力易分散甚至随境转移。

(3)言语及活动增多：患儿常寻找新鲜刺激、顽皮、惹是生非、恶作剧、举止轻浮、乱花钱、频繁打电话、外出，行为冲动、好斗、冒险，严重者毁物、攻击性发作包括对家庭成员、其他孩子、成人和教师的攻击性行为。青春期出现的躁狂症和成人相比特别具有爆发性和紊乱性，并容易触犯法律。

(4)躯体症状：食欲减退或亢进、体重减轻、睡眠需要减少，晚上只睡2~3小时而不感到疲劳，有的出现梦魇。性意向增强，对女教师、女同学不礼貌的言行，或频繁手淫。

(5)精神病性状：约1/5躁狂或抑郁发作患儿伴有精神病性症状。例如，夸大妄想、自罪妄想、与心境不协调的幻觉、妄想；躁狂时出现被害妄想；明显的思维障碍和情绪不稳定或怪异的行为等，易误诊为精神分裂症。

PBD的临床特征常不典型，不同年龄阶段的儿童还具有其年龄所独有的症状学和病程特点。

1. 学龄前儿童　①躁狂发作可能表现为不能自控的脾气暴躁、性戏谑、梦魇和暴力行为；②抑郁状态的患儿可能出现悲伤、言语和眼神交流减少、行为迟缓、眨眼反应减少；③症状易在微小的刺激下诱发，症状轻微且延续时间长，慢性病理性情绪唤起状态和伴随轻度抑郁的发作性暴力行为很常见；④有的孩子行为出现戏剧性变化。

2. 学龄期儿童　①主要表现为易激惹和情绪不稳，在9岁以下的躁狂症孩子中更普遍；②年龄越小的儿童其症状越不典型，行为问题和心理生理问题越突出。

3. 青春期及更大的少年青少年的症状　更接近成年人的症状和发作性病程的特点，但病程相对于成年患者来说表现为更慢性化，躁狂状态和抑郁状态的冲动性和行为的不可预测性更加突出。

(二)DSM-5诊断标准

依据《精神障碍诊断与统计手册》第5版(DSM-5)，双相障碍的诊断标准见表5-2。

表 5-2　DSM-5 中双相障碍的诊断标准

符合下列躁狂发作的诊断标准是诊断为双相Ⅰ型障碍的必要条件。在躁狂发作之前或之后可能有轻躁狂或重性抑郁发作。

躁狂发作

A. 在持续至少1周的一段时间内，在几乎每一天的大部分时间里(或如果有必要住院治疗，则可以是任何时长)，有明显异常且持续的心境高涨、膨胀或易激惹，或异常且持续的有目标的活动增多或精力旺盛

B. 在心境紊乱、精力旺盛或活动增加的时期内，存在3项(或更多)以下症状(如果心境仅是易激惹，则为4项)，并达到显著的程度，且代表着与平常行为相比有明显的改变

1. 自尊心膨胀或夸大

2. 睡眠的需求减少(如仅3小时睡眠，就精神饱满)

3. 比平时更健谈或有持续讲话的压力感

4. 意念飘忽或主观感受到思维奔逸

5. 自我报告或被观察到的随境转移(即：注意力太容易被不重要或无关的外界刺激所吸引)

6. 目标导向的活动增多(工作或上学时的社交或性活动)或精神运动性激越(即：无目的非目标导向的活动)

7. 过度地参与那些很可能产生痛苦后果的高风险活动(如无节制购物，轻率的性行为，愚蠢的商业投资)

C. 这种心境紊乱严重到足以导致显著的社会或职业功能的损害，或必须住院以防止伤害自己或他人，或存在精神病性特征

D. 这种发作不能归因于某种物质的生理效应(如滥用毒品、药物、其他治疗)或由其他躯体疾病所致

注：由抗抑郁治疗(如药物、电休克治疗)引起的一次完整的躁狂发作，持续存在的全部症状超过了治疗的生理效应，这是躁狂发作的充分证据，因此可诊断为双相Ⅰ型障碍。如果存在精神病性特征，根据定义，则为躁狂发作

注：诊断标准 A～D 构成了躁狂发作，诊断为双相Ⅰ型障碍需要个体一生中至少有 1 次躁狂发作

轻躁狂发作

A. 在至少连续 4 天的一段时间内，在几乎每一天的大部分时间里，有明显异常且持续的心境高涨、膨胀或易激惹，或异常且持续的活动增多或精力旺盛

B. 在心境紊乱、精力旺盛或活动增加的时期内，存在 3 项(或更多)以下症状(如果心境仅是易激惹，则为 4 项)，它持续存在，并且与平时行为明显不同，且达到显著的程度

1. 自尊心膨胀或夸大

2. 睡眠的需求减少(如仅 3 小时睡眠，就精神饱满)

3. 比平时更健谈或有持续讲话的压力感

4. 意念飘忽或主观感受到思维奔逸

5. 自我报告或被观察到的随境转移(即注意力太容易被不重要或无关的外界刺激所吸引)

6. 目标导向的活动增多(社交的，工作或上学的，或性活动)或精神运动性激越

7. 过度地参与那些很可能产生痛苦后果的高风险活动(如无节制的购物，轻率的性行为，愚蠢的商业投资)

C. 这种发作伴有明确的功能改变，这些改变在没有症状时不是个体的特征

D. 心境紊乱和功能改变能够被其他人观察到

E. 这种发作没有严重到引起社交或职业功能方面的显著损害或需要住院。如果存在精神病性特征，根据定义，则为躁狂发作

F. 这种发作不能归因于某种物质的生理效应(如滥用毒品、药物、其他治疗)

注：由抗抑郁治疗(如药物、电休克治疗)引起的完整的轻躁狂发作，持续存在的全部症状超过了治疗的生理效应，这是轻躁狂发作的充分证据。然而，需要谨慎的是，通过 1 项或 2 项症状(特别是使用抗抑郁药物后出现的易激惹性增高、急躁或激越)不足以做出轻躁狂发作的诊断，也并不一定表明个体有双相的素质

注：诊断标准 A～F 构成了轻躁狂发作，轻躁狂发作虽然常见于双相Ⅰ型障碍，但对于双相Ⅰ型障碍的诊断而言并不必要

重性抑郁发作

A. 在同一个 2 周时期内，出现 5 项(或更多)下列症状，代表着以往功能出现了明显改变，至少其中 1 项是抑郁心境或丧失兴趣或愉悦感

注：不包括明显由其他躯体疾病所致的症状

1. 几乎每天大部分时间都存在抑郁心境，既可以是主观的报告(如感到悲伤、空虚、无望)，也可以是他人的观察(如表现为流泪)(注：儿童和青少年可能表现为心境易激惹)

2. 每天或几乎每天的大部分时间内，对于所有或几乎所有的活动兴趣或愉悦感都明显减少(既可以是主观陈述，也可以是观察所见)

3. 在未节食的情况下体重明显减轻，或体重增加(如一个月内体重变化超过原体重的 5%或几乎每天食欲都减退或亢进(注：儿童则可表现为未能达到应增体重)

4. 几乎每天都失眠或睡眠过多

5. 几乎每天都精神运动性激越或迟滞(由他人看得出来，而不仅是主观体验到的坐立不安或变得迟钝)

6. 几乎每天都疲劳或精力不足

7. 几乎每天都感到自己毫无价值，或过分地、不适当地感到内疚(可以达到妄想程度)，而且并不仅仅是因为患病而自责或内疚

8. 几乎每天都存在思考能力减退或注意力不能集中，或犹豫不决(既可以是主观的陈述，也可以是他人的观察)

9. 反复出现死亡的想法(而不仅是恐惧死亡)，反复出现没有具体计划的自杀观念，或有某种自杀企图，或有某种实施自杀的具体计划

B. 这些症状引起有临床意义的痛苦，或导致社交、职业或其他重要功能的损害

C. 这些症状不能归因于某种物质的生理效应，或是由其他躯体疾病所致

注：诊断标准 A～C 构成了重性抑郁发作。重性抑郁发作虽然常见于双相Ⅰ型障碍，但对于双相Ⅰ型障碍的诊断而言并不必要

注：对于重大丧失(如丧痛、经济破产、自然灾害的损失、严重的医学疾病或残障)的反应，可能包括诊断标准 A 所列出的症状：如强烈的悲伤，沉浸于损失，失眠、食欲不振和体重减轻，这些症状可以类似抑郁发作。尽管此类症状对于丧失来说是可以理解的或反应恰当的，但除了对于重大丧失的正常反应之外，也应该仔细考虑是否存在重性抑郁发作的可能。这个决定无疑是一个需要基于个人史和在丧失的背景下表达痛苦的文化常模的临床判断

双相Ⅰ型障碍

A. 至少一次符合了躁狂发作的诊断标准(上述躁狂发作 A～D 的诊断标准)。

B. 这种躁狂和重性抑郁发作的出现不能更好地用分裂情感障碍、精神分裂症、精神分裂症样障碍、妄想障碍、或其他特定的或未特定的精神分裂症谱系障碍及其他精神病性障碍来解释。

双相Ⅱ型障碍

A. 至少一次符合轻躁狂发作(上述轻躁狂发作 A～F 的诊断标准)和至少一次符合重性抑郁发作(上述符合重性抑郁发作 A～C 的诊断标准)的诊断标准。

B. 从未有过躁狂发作。

C. 这种轻躁狂和重性抑郁发作的出现不能更好地用分裂情感障碍、精神分裂症、精神分裂症样障碍、妄想障碍、或其他特定的或未特定的精神分裂症谱系障碍及其他精神病性障碍来解释。

D. 抑郁症状或抑郁期和轻躁狂期的频繁交替所致的不可预测性，引起有临床意义的痛苦，或导致社交、职业或其他重要功能的损害。

(三) 鉴别诊断

儿童青少年轻度躁狂状态易误诊为其他问题，如品行障碍和 ADHD。严重的精神病性躁狂难以与精神分裂症相区别；易感个体也容易因服用抗抑郁药而引起躁狂发作。

1. 躯体情况需要与各种躯体疾病相鉴别　①神经系统疾病：脑肿瘤、中枢神经系统感染(包括艾滋病)、多发性硬化、颞叶癫痫病、克莱恩-莱文(Kleine-Levin)综合征。②躯体疾病：甲状腺功能亢进症、尿崩症、威尔逊(Wilson)病、卟啉病。③药物：抗抑郁药、肾上腺皮质激素均可导致精神运动性兴奋。详细的病史、体格检查、实验室检查有助于鉴别。

2. 行为表现需要与躁狂状态相鉴别　躁狂状态与 ADHD 的症状重叠，而且它们可以互为共病，并且注意力分散、冲动、多动和情感不稳定等症状在两者均可见到。如果按 ADHD 治疗，很容易导致病程慢性化和治疗无效。鉴别要点：①ADHD 儿童起病年龄一般在学龄前期，而躁狂症发作一般在青春期以后。②ADHD 儿童的睡眠障碍和活动过度表现为慢性化，而且成为其基本行为的一部分；躁狂症的睡眠障碍与躁狂的发作有关，并且表现为睡眠需要减少而不是睡眠紊乱。③ADHD 一般无精神病性症状；思维奔逸、心境高涨、夸大等症状一般只出现于躁狂状态。虽然 ADHD 儿童也有时会吹牛，但一般表现为低自尊。④躁狂症儿童的活动过度具有目标指向性，而 ADHD 儿童常表现为无目的性、不自控的行为。

近年来 PBD 和 ADHD 的关系引起关注，彼德曼(Biederman)于 1996 年在对 140 例 ADHD 儿童的 4 年随访研究发现：ADHD 样本中的 22%符合 BD 的诊断标准，ADHD 与 ODD 共病者 30%符合 BD 的诊断标准。汤珺等对 64 例成人 BD 患者回顾性调查其儿童期的行为，发现 18.75%符合 ADHD 诊断标准，对照组仅为 3.13%。PBD 和 ADHD 家系存在交叉现象。Faraonne 发现在患 BD 的成人的子女中 ADHD 的患病率为 15%，而对照组仅 5%，ADHD 儿童的亲属与对照组的亲属相比患 PBD 的危险性升高 2 倍。Lopez-Larso 等用 MRI 研究 PBD 组、PBD+ADHD 组、ADHD 组和健康对照 4 组患者(年龄 6～19 岁，平均 10.8 岁)的皮质下结构，发现 PBD 共患 ADHD 组与 PBD 的皮质下结构更相似，与单纯 ADHD 没有共同之处。支持 PBD+ADHD 是 BD 的一个亚型或者说是 PBD 更严重的类型，而不是严重的 ADHD。

3. 品行障碍　可能是 PBD 的首发表现，这些症状的出现与患儿自控力降低及夸大有关：有研究者报道 69%的躁狂症儿童共病品行障碍，另有研究者发现 42%的躁狂症住院儿童共病品行障碍。Lewinsohn 等报道 BD 儿童的破坏性行为发生率很高，两者的区别在于躁狂儿童的行为通常是恶作剧式的，而不像品行障碍儿童的行为那样具有报复性和计划的周密性。了解起病年龄、过去行为表现有助于鉴别。

4. 精神分裂症　因为 BD 可以出现精神病性症状，在急性期与儿童期精神分裂症有时难以鉴别：儿童精神分裂症的情感倾向于淡漠，交流有阻隔，行为更紊乱，存在幻觉、妄想和思维连贯性、逻辑性障碍。躁狂症的儿童愿意和医师交流、行为紊乱与心境相一致。通过治疗，患儿症状减轻后能报告其心境体验。追溯阳性家族史可能有助于诊断，患儿可能患有和一级、二级亲属相同的疾病。但需要注意，因为我国学界对 BD 的认识较晚，早年许多 BD 被误诊为精神分裂症，应详细询问家族中患者的临床表现。

四、治　　疗

(一)治疗原则

对 BD 症状的早期识别，基于循证依据的药物治疗和针对家庭的心理干预可以起到神经保护作用，改变或阻止由于疾病慢性化导致的认知受损和脑结构损害，使这些儿童有健康发展的机会，避免对儿童及其家庭的不良后果。

(二)常用治疗模块

1. 心理治疗　对于年幼的儿童，改善家庭环境和养育方式有助于其抑郁状态的好转。在良好的家庭环境和养育方式中，儿童能体验到温暖、安全、归属、被保护的感觉，从而减少抑郁的发生；而不良的家庭环境使儿童产生愧疚、不安全、没有归属的感觉和低自尊水平。父母教育方式的一致性、父母制订出良好的行为标准和始终按行为标准来规范自己的行为和孩子的行为、良好的奖惩方式等，有助于约束躁狂孩子的外化性行为。专业的心理治疗和心理教育(包括父母和孩子)对于年幼儿童的 BD 始终是有效的。符合年龄特征的游戏治疗、社会技能训练、叙事治疗，有助于年幼孩子对自我抑郁的认识、提高自尊水平、改善人际关系、纠正功能失调性认知。而这些治疗方式配合合适的阳性强化训练、自我指导与自我控制训练、模仿法等，有助于减少躁狂状态儿童的冲动、危险行为。对于年长一些的儿童和青少年的抑郁状态可以采用感觉-思维甄别训练、治疗性苏格拉底对话、理性分析训练及社会技能训练，对于躁狂状态同样可以使用上述行为技术。

2. 药物治疗　一旦确诊为 BD，通常必须使用药物治疗。尽管年幼儿童对药物治疗反应不太敏感，药物治疗对于 PBD 仍是最有效的治疗手段。有效的药物包括锂盐和抗癫痫药，对于合并的破坏性行为和幻觉、妄想等精神病性症状应适当使用抗精神病药。对于 BD 中的抑郁状态一般不主张使用抗抑郁药，因为可能诱发躁狂并使双相发作的转换加快。

(1)心境稳定剂：是治疗 BD 的主要药物，用于躁狂发作及 BD 的维持治疗。对儿童青少年的心境稳定剂的研究不多，Kowatch 等对 42 例 I 型和 II 型 BD 儿童青少年(平均年龄 11.4 岁)随机、开放性地用丙戊酸盐、卡马西平和碳酸锂治疗 6 周，丙戊酸盐的有效率为 46%，而卡马西平和碳酸锂的有效率为 34%。

(2)抗精神病药：在患儿合并冲动、攻击、破坏性行为及出现精神症状时，可以合用维思通等新型抗精神病药；奥氮平、喹硫平、阿立哌唑等也可以选用。

(3)药物联用：有作者主张碳酸锂与抗癫痫药合用，还有作者报道锂盐和拉莫三嗪合用对快速循环型 BD 具有良好的效果。但注意的是锂盐和丙戊酸钠合用可能增加震颤，其他不良反应和相互作用需要进一步研究。锂盐和氟哌啶醇合用可能损害儿童的认知和加重意识障碍。

3. 电休克治疗　对于有严重自杀倾向的抑郁状态和自伤、伤人行为的躁狂状态的年长的儿童可以考虑无抽搐电休克治疗，年幼儿童不宜选用。

五、小　　结

有较多的研究发现：青春前期发作的 BD 会导致社会功能损害。不经过治疗的 BD 儿童绝大多数不能康复，一半左右的儿童会反复发作。

第三节 破坏性心境失调障碍

一、概 述

破坏性心境失调障碍(disruptive mood dysregulation disorder，DMDD)是一种以持续存在的易激惹、频繁发作的行为失控为特征性表现的情绪障碍，属于抑郁障碍中一个相对较新的类别。2013年出版的《精神障碍诊断与统计手册》第5版(DSM-5)正式提出这一疾病的概念，并制订了明确的诊断标准。调查显示，儿童青少年破坏性心境失调障碍的患病率不算高，年幼儿童较年长儿童多见，学龄儿童患病率为 0.12%～1%，学前儿童患病率为 3.3%，青春期后发病较少。但该疾病的症状在儿童青少年中却很常见，80%的学前儿童和 46%～49%的学龄儿童存在严重的发脾气行为等破坏性心境失调障碍的症状。

二、病 因

(一)遗传因素

目前对破坏性心境失调障碍针对性的遗传研究较少。有研究比较了父母为双相障碍、其他精神障碍及双健康人群的三组儿童的破坏性心境失调障碍概率，双相障碍父母的后代更有可能表现出慢性易激惹及达到破坏性心境失调障碍的症状，因此有心境障碍家族史的患儿罹患破坏性心境失调障碍的风险可能更高。

(二)神经生物学因素

功能性磁共振成像、事件相关电位，以及脑磁图等相关研究发现易激惹的患儿存在神经功能损害。

1. 注意及识别情绪功能损害 严重情绪失调综合征患儿受挫时常表现过度兴奋，注意出现与状态相关的功能损害。他们对负反馈的反应呈现不同的中枢神经系统激活模式。这种功能损害及神经激活模式可能导致破坏性心境失调障碍患儿需要更长时间才能从沮丧情绪中恢复，且更有可能表现出反应性攻击行为。严重的心境失调和双相障碍患者存在大脑杏仁核左基底外侧、前额叶，以及扣带回的功能连接改变。

2. 操作性学习功能损害 操作性学习是指通过奖励或结果学习。操作性学习功能损害被认为是出现持续攻击性或易激惹患者的核心缺陷。研究发现严重心境失调的患儿对变换刺激调整自身反应的能力(倒序学习)下降，当他们在争取一个想要的奖励受阻而沮丧时这种缺陷会加重。也有人提出，就像焦虑患儿一样，对失败的高敏感性导致了严重心境失调综合征患儿的情绪反应。

(三)心理与社会因素

婴幼儿期不安全的依恋，以及儿童气质类型的早期差异使得某些儿童心理弹性欠佳，难以正确应对成长过程中的挫折，更多地出现消极、负性情绪并难以自我控制，因为更容易发生破坏性心境失调障碍。

1. 家庭环境 养育成长环境可能对破坏性心境失调障碍的形成有重要影响。不良的家庭环境有较多情况，如父母的管教方式粗暴，儿童缺乏高质量的父母陪伴，祖父母对孩子过多、过快地满足需求，家长不重视孩子的内心体验等，均可导致儿童的情绪行为异常。

2. 生活事件 无论是搬家、转学、慢性病、二胎出生等应激性事件，还是遭遇虐待、丧亲、重大事故等创伤性事件都可能影响儿童青少年的情绪行为发展。但目前尚无相关研究证实这些负性生活事件与破坏性心境失调障碍间有必然联系。

三、评估与诊断

(一)临床特征

1. 频繁地发脾气　发脾气既可以是言语的，如骂人、讲粗话、尖叫、大声吼叫等；也可以是行为上的，如摔东西、踢东西、打人捅人等；有的患儿有自伤行为，如用头撞墙或者打自己耳光，青春期患儿可能会用刀片划手臂，或尖锐的东西戳手背等。

2. 发脾气间期存在慢性持续性不高兴或生气的情绪　发脾气间期，患儿几乎每天都处于不高兴、生气的状态。患儿可能总是皱着眉、拉长脸、没什么笑脸，不知道为什么就生气，且生气持续时间长。经常因为小事情就和别人翻脸，觉得别人都对自己不好，觉得自己经常被冤枉。学习及生活中遇到困难容易沮丧，当任务需要反复练习时容易烦躁愤怒。由于破坏性心境失调障碍的共患率很高，而且共患病的范围很广，临床中很少发现症状仅符合破坏性心境失调障碍诊断标准的个体。因此破坏性心境失调障碍患儿通常同时存在其他共患病的症状，如注意力缺陷、多动冲动、焦虑、抑郁、社交困难等，与对立违抗性障碍有最多的重叠。

(二)DSM-5诊断标准

依据《精神障碍诊断与统计手册》第5版(DSM-5)，破坏性心境失调障碍诊断标准见表5-3。

表5-3　DSM-5中破坏性心境失调障碍的诊断标准

A. 严重的反复的脾气爆发，表现为言语(比如言语暴力)和(或)行为(比如以肢体攻击他人或财物)，其强度或持续时间与所处情况或所受的刺激完全不成比例

B. 脾气爆发与其发育阶段不相符

C. 脾气爆发每周发生3次或3次以上

D. 几乎每天或每天的大部分时间，脾气爆发间期表现为持续易激惹或发怒，可被他人观察到(比如父母、老师、同伴)

E. 诊断标准A~D的症状已经持续存在12个月或更长时间，在此期间，个体从未有过连续3个月或更长时间没有出现诊断标准A~D中的全部症状的情况

F. 诊断标准A和D至少在家、学校或与同伴在一起的两种场景中存在，且至少其中一种场景中是严重的

G. 首次诊断不能在6岁前或18岁后

H. 根据病史或观察，诊断标准A~E的症状出现的年龄在10岁前

I. 从未有过持续超过1天的符合躁狂或轻躁狂发作的全部诊断标准(除外病程诊断标准)的情况

注：与发育阶段相似的情绪高涨，如遇到或预期到一个非常积极的事件发生，则不能被视为躁狂或轻躁狂的症状

J. 这些行为不仅出现在重性抑郁障碍的发作期，而且不能用其他精神障碍来更好地解释，比如孤独症谱系障碍、创伤后应激障碍、分离焦虑障碍、持续性抑郁障碍等心境恶劣

注：此诊断不能与对立违抗性障碍、间歇性暴怒障碍或双相障碍并存，但可与其他精神障碍并存，包括重性抑郁障碍、注意缺陷/多动障碍、品行障碍和物质使用障碍。

若个体的症状同时符合破坏性心境失调障碍和对立违抗性障碍的诊断标准，则仅诊断为破坏性心境失调障碍。如果个体曾有过躁狂或轻躁狂发作，则不能诊断为破坏性心境失调障碍。这些症状不能归因于某种物质的生理效应，或其他躯体疾病或神经疾病。由于慢性易激惹儿童青少年往往具有复杂病史，所以在做出破坏性心境失调障碍诊断时，必须充分考虑患儿是否存在其他多种疾病。除了需要考虑许多其他疾病之外，尤其需要仔细评估以区分破坏性心境失调障碍和双相障碍及对立违抗性障碍。

(三)鉴别诊断

1. 双相障碍　双相Ⅰ型或双相Ⅱ型障碍的特征是发作性症状，存在可区别于儿童基线水平的情绪变化的独立发作。在躁狂发作期间发生的情绪紊乱明显不同于儿童正常的情绪。另外，在躁狂发作期间，患儿的情绪变化必然伴随相关的认知、行为和躯体症状的发生或加重，在一定程度上也明显不同于儿童的基线水平。因此，在躁狂发作期间，父母应该能够区分儿童的情绪和行为与往常显著不同的时间段。作为对比，破坏性心境失调障碍的易激惹是持续的，存在几个月以上；在一定程

度上时好时坏，严重的易激惹是破坏性心境失调障碍患儿的特征性表现。因此，双相障碍是发作性疾病，而破坏性心境失调障碍则不是。经历过全程的轻躁狂或躁狂发作（易激惹或欣快）的儿童，或经历躁狂或轻躁狂发作持续超过1天的儿童，不符合破坏性心境失调障碍诊断，应考虑双相障碍诊断。另外，欢欣感、膨胀感及夸大性是躁狂的常见特征，而不是破坏性心境失调障碍的特征表现。

2. 对立违抗性障碍　该障碍的特征表现是愤怒的/易激惹的情绪、争辩/对抗行为或报复的模式。破坏性心境失调障碍也存在严重和频繁的脾气爆发和爆发间期情绪的持续扰乱。如果符合两种障碍的诊断标准，则仅诊断为破坏性心境失调障碍。诊断破坏性心境失调障碍的关键特征是存在严重和频繁地、反复地发脾气，以及发脾气间期持续的负性情绪。此外，破坏性心境失调障碍的诊断还需要在至少一种情境中存在重度的功能损害，即在家、在学校或与同伴在一起，而且在第二种情境中，存在轻度到中度的功能损害。因此，绝大多数症状符合破坏性心境失调障碍诊断标准的儿童，也符合对立违抗性障碍的诊断标准，反之则不然。

3. 间歇性暴怒障碍　特征是攻击性的爆发，类似于破坏性心境失调障碍中严重的脾气爆发；然而，没有像在破坏性心境失调障碍中持续的易激惹成愤怒情绪。此外，与破坏性心境失调障碍所要求的症状活动期至少12个月相比，间歇性暴怒障碍只要求3个月，因此如果符合破坏性心境失调障碍的诊断标准，则不诊断为间歇性暴怒障碍。

4. 重性抑郁障碍、焦虑障碍及注意缺陷多动障碍　若易激惹症状只出现在重性抑郁发作、焦虑障碍发作背景中，应该仅给予抑郁障碍或焦虑障碍的诊断，而不诊断破坏性心境失调障碍。如果抑郁、焦虑发作间期也存在普遍的易激惹，并且符合破坏性心境失调障碍的诊断标准，则应合并诊断。易激惹若只发生在患儿因注意力缺陷而无法完成相应任务或因多动症状被批评管教时，则仅给予注意缺陷多动障碍的诊断；如果在其他时候持续存在易激惹，并且符合破坏性心境失调障碍诊断标准，则应合并诊断。

5. 孤独症谱系障碍或强迫障碍　孤独症谱系障碍或强迫障碍患儿可能突出表现为脾气爆发，尤其当刻板行为或仪式化行为受到干扰时。如果其脾气爆发能够更好地用孤独症谱系障碍或强迫障碍来解释，则不诊断为破坏性心境失调障碍。

四、治　疗

（一）治疗原则

由于破坏性心境失调障碍是一个新的疾病分类，目前针对性的治疗性研究较少，大多数资料来自对严重情绪失调综合征、对立违抗性障碍及与破坏性心境失调障碍密切相关的其他疾病（比如存在情绪问题及攻击性的多动症）的治疗研究。《精神障碍诊断与统计手册》第5版（DSM-5）专家组提出的治疗建议是给予个体化的治疗，与患儿的家庭及学校联合工作，以及针对特定症状给予药物治疗，但对症用药可能会导致此类障碍的患儿同时使用多种药物。

（二）常用治疗模块

1. 心理治疗　由于破坏性心境失调障碍患儿同时存在情绪易激惹及发作性的言行过激行为，理论上认为用于抑郁焦虑、多动症及对立违抗性障碍的心理治疗技术可能对破坏性心境失调障碍也有效。因此在多种药物治疗前可首先给予父母技能培训及其他行为治疗方法，如日常社交技能训练、问题行为干预、基于奖励的学习程序、认知行为治疗及家庭治疗等易激惹是破坏性心境失调障碍的核心症状，是患儿对负性生活事件的惯常反应，因此临床医师在做出破坏性心境失调障碍诊断后，应进一步了解可能造成患儿慢性易激惹的原因。其中包括了解家庭、学校或其他场所的冲突，以及经历创伤或各种精神障碍的证据。识别环境中的刺激因子很重要，实际上，任何对破坏性心境失调障碍有效的心理社会治疗都包括一定程度的情绪管理，这样更有助于针对真正的功能损害，集合各种资源形成个体化治疗方案，而不是仅仅依赖旨在减少易激惹和攻击性的药物。

2. 药物治疗　将严重的、非发作性的易激惹定义为一种广义的儿童双相障碍，可能会因顾忌加重易激惹性或转躁的风险而耽误对破坏性心境失调障碍患儿进行中枢兴奋剂或抗抑郁剂治疗。但是，如果这类患儿的病理生理学与抑郁障碍、多动症，以及焦虑障碍患儿较为相似，那么转躁的风险其实很低。对破坏性心境失调障碍的病程及生理病理学的研究，发现了更多与对立违抗性障碍、多动症、焦虑抑郁的共同之处，因此选择性 5-羟色胺再摄取抑制剂和(或)中枢兴奋剂应该是合理的选择。此外，尽管情绪稳定剂、非典型抗精神病药可能对严重易激惹有改善作用，但目前并无针对破坏性心境失调障碍的治疗性研究。现有的针对严重情绪失调综合征患儿的研究结果，未发现锂盐比安慰剂更有效，而采用利培酮治疗后，患儿的易激惹症状好转。

3. 其他治疗　总的来说，由于破坏性心境失调障碍的临床表现较复杂，与其他精神障碍的共患率极高，其治疗方案的制订也因此更为复杂。通常，对破坏性心境失调障碍患儿的治疗应首先判断患儿有无共患病，若无共患病则给予功能评定并给予心理行为干预；若存在共患病，则应同时处理共患病，如针对焦虑抑郁的认知行为治疗及选择性 5-羟色胺再摄取抑制剂类药物治疗，针对孤独症谱系障碍的行为干预及非典型抗精神病药物治疗，针对多动症的中枢兴奋剂等药物治疗及父母技能培训等行为治疗，针对强迫性障碍的认知行为治疗及药物治疗等。若核心症状改善仍欠佳，可考虑联用情绪稳定剂或非经典抗精神病药作进一步治疗，注意关注相关的药物副作用。

五、小　　结

家长可以从以下两个方面着手，来预防破坏性心境失调障碍：①营造好的成长环境。共同生活的家庭成员应注意营造轻松愉悦的家庭氛围，自幼培养孩子的作息规律、张弛有度的生活习惯；培养孩子的音乐等艺术类兴趣爱好，以帮助孩子怡情养性；培养孩子的阅读习惯，让孩子以幽默诙谐的态度面对失意挫折；培养孩子的运动习惯以提高其躯体及精神活力等。必要时进行针对性训练，教孩子使用恰当的情绪表达方式，如感觉愤怒时清晰地告知家人，希望家人给予帮助等。训练孩子学习积极的自我暗示，如每天早晨对着镜子展露微笑并努力记住自己的笑容。②早期识别。父母及兄弟姐妹等近亲属中有情绪或精神异常，甚至明确诊断的相关疾病时，要提高对该疾病的识别意识。当孩子自幼年即表现为容易发脾气，即使不发脾气时也经常处于不高兴的状态，则应当带孩子及时就诊。

第四节　创伤后应激障碍

创伤后应激障碍(posttraumatic stress disorder，PTSD)是指儿童遭受严重的创伤性体验后出现的持续性焦虑和无助感状态。多因突发灾难事件、目睹恐怖场景、遭受虐待、战争、强烈应激等所致。PTSD 可发生于儿童期的任何一个年龄段，多数发病在遭受创伤后数日至半年内出现。部分儿童发展成为慢性精神障碍，持续数年，甚至终身。据美国精神病协会(American Psychiatry Association，APA)统计，美国 PTSD 的人群中患病率为 1%～14%，平均为 8%，个体终身患病危险性达 3%～58%，女性发病高于男性。

(一)病因及发病机制

PTSD 不是偶然发生的，起病与基因遗传、神经内分泌系统及脑结构变化等有关。

1. 遗传因素　目前研究相对明确的 PTSD 风险基因包括他克莫司结合蛋白 5(FK506 binding protein 5，FKBP5)基因、儿茶酚-O-甲基转移酶(COMT)基因、脑源性神经营养因子(BDNF)基因等。

2. 神经内分泌因素　人体的皮质醇分泌具有昼夜节律性，而 PTSD 患者下丘脑-垂体-肾上腺轴功能失调，皮质醇分泌的昼夜节律性遭到破坏，皮质醇水平日变化曲线更加"平滑"，皮质醇唤醒反应减弱，继而导致创伤应对能力降低。促肾上腺皮质激素释放激素(CRH)活性过高也与 PTSD 有关，高 CRH 活性大鼠更易在惊吓后产生类似 PTSD 症状，包括睡眠障碍、敏感、惊恐表现和条件性恐惧反应。

3. 脑结构及功能改变　PTSD 患者功能性磁共振成像(fMRI)扫描结果显示，与 PTSD 症状相关的脑区包括内侧额叶前皮质(medial prefrontal cortex，mPFC)、前扣带回皮层(anterior cingulated cortex，ACC)、杏仁核和海马体，这些区域共同参与了情绪和恐惧记忆的形成和恢复过程，PTSD患者往往在以上脑结构及功能上与健康人群存在一定差异。

(二)临床表现

PTSD 可以表现出广泛的临床症状，包括强烈的害怕、恐惧、无助、不安等，但必须有闯入体验、回避和警觉性增高这三类表现。儿童的发育性因素在这些症状中起重要作用，幼儿可能很少表现出 PTSD 的典型症状，随着年龄增长，症状表现更与成人接近。

1. 闯入体验 不受控地反复重现创伤性体验，年幼儿童可以表现为反复玩创伤性主题的游戏，重现关于创伤的痛苦梦境或噩梦；举止或感情仿佛创伤事件重现，如儿童重现在性虐待时的性举动；面对引起创伤回忆的线索或与创伤某方面相似的线索时产生强烈的痛苦，而且有躯体反应。

2. 持续性回避/麻木 回避与创伤性事件有关的刺激，并且反应麻木。避免参加或去引起痛苦回忆的活动或场所，对人情感变淡，社会性退缩，兴趣爱好变窄。回避与创伤有关的想法、感受或谈话。

3. 持续性的警觉性增高 表现为难以入睡或易惊醒，注意力难以集中，容易激惹或发怒，过分的情绪紧张，坐立不安；遇到与创伤事件相似的场合或事件，产生明显的生理反应，如心跳加快、出汗、面色苍白等。

4. 与创伤事件相关的负性认知和心境的改变 遗忘创伤事件的重要部分；对正常活动的兴趣减退；持续的消极信念或对自己的消极看法；持续的消极情绪；感到与他人疏远；情感范围受限。

(三)评估

目前常用于评估 PTSD 的工具包括筛查量表和诊断量表。

1. PTSD 筛查量表

(1)初级保健创伤后应激障碍筛查量表-5(primary care PTSD screen-5，PC-PTSD-5)：PC-PTSD-5由普林斯(Prins)等于 2016 年修订，用 5 个项目来评估 5 个症状(再体验、麻木、回避、警觉性增高以及认知和心境的负性改变)。项目评分两分为 0 或 1(0=否、1=是)，5 项的分数相加得总分，总分越高意味着更高危险。总分 3 分作为需要进一步评估的界值分。2019 年屈智勇等修订中文版发现界值分为 2 时，灵敏度为 87%，特异度为 52%，界值分为 3 时，灵敏度 57%，特异度 77%。

(2)创伤筛查问卷(trauma screening questionnaire，TSQ)：TSQ 是基于 PTSD 症状量表-自评版(PTSD symptom scale-self-report version)改编而成的，包括 10 道题，含 5 道再体验项目，5 道警觉性增高项目，采用是(症状每周出现 2 次以上，得 1 分)/否(症状不存在或每周出现 2 次以下，得 0分)回答形式，询问过去 1 周的状况，界值分为 6 分。德邦特(DeBont)等研究表明，当 TSQ 以 6 分为界值时，其灵敏度 79%，特异度 76%，阳性预测值为 0.45，阴性预测值为 0.94，具有一定的信效度。

2. PTSD 诊断量表 种类较多，主要包括结构式访谈和自评式量表两类。其中结构式访谈被看作是 PTSD 诊断的金标准。结构式访谈量表包括半结构和结构式访谈。

(1)自评式量表

1)戴维森创伤量表(Davidson trauma scale，DTS)：DTS 是自评式量表，包括 17 道题目，对每个症状的频率和严重程度进行了评分，涵盖了 PTSD 的 3 个症状群。其中 1~4 题和 17 题反映的是再体验的症状，5~11 题反映的是回避/麻木的症状，12~16 题反映的是高度唤醒的症状。每个项目为 5 级评分(0~4)。诊断标准为被试在过去 1 周内出现至少 1 项闪回症状、3 项回避/麻木症状和 2项唤醒症状 2 次以上，即可诊断为 PTSD。该量表具有较好的信效度，重测信度 0.86，内部一致性系数 0.99，划界分数为 40 分，阳性预测值 0.92，阴性预测值 0.79，诊断效率 0.83。中文版 DTS 内部一致性系数 0.97，分半信度 0.96，划界分数在 44 分时诊断准确性为 85%。

2)PTSD 清单(PTSD checklist，PCL)：PCL 是自评式量表，共 17 题，每题为 5 级评分(1 分代

表"从来没有"，5 分是"几乎总是"），总分范围为 17～85 分。PCL 有 3 个版本，分别是军队版(PCL-M，military version)，主要用于应激性军事经历；非军事性版(PCL-S，specific)，可以用于任何特殊性创伤事件；民用版(PCL-C，civilian)，用于常规非军事应激事件。3 个版本的评分标准相同。研究发现，使用 50 分作为划界分数，敏感度 77.8%，特异性 86.4%，诊断效率 82.5%，但若使用 44 分作为划界分数，诊断效率 90%，敏感性 94.4%，特异性 86.4%，PCL-C 与 CAPS 的相关为 92.9%，诊断效率 90%。杨晓云等对 PCL-C 在国内医学院学生中的研究发现，重测信度为 70.8%，Cronbach'α 系数为 0.823，分半一致性系数为 0.649，与 EPQ 的相关也较高，具有良好的信效度。

3) 事件影响量表——修订版(impact of events scale-revised，IES-R)：IES-R 于 1997 年由维斯(Weiss)和迈尔迈尔(Marmar)对 IES 进行修订，被多国语言所译制并使用。共有 3 个分量表，分别为侵入分量表(8 个项目)、回避分量表(8 个项目)和警觉性增高分量表(6 个项目)。IES-R 根据过去 1 周情况，对每个项目的痛苦程度评分，单个项目分数范围为 0～4 分，0 为完全没有，4 为非常严重，总分 88 分。

4) 创伤后诊断量表-5(post traumatic diagnostic scale，PDS-5)：PDS-5 是 2015 年福阿(Foa)基于 DSM-5 修订的自评量表，PDS-5 以 2 个创伤筛查问题评估创伤史，20 个项目分别评估与最困扰的创伤事件相关的 PTSD 症状存在和严重程度，项目以 DSM-5 的 4 类症状群(侵入、回避、认知和心境的负性改变及警觉性和反应的改变)为基础，采用 5 级评分，另有 4 个项目评估由 PTSD 症状引起的痛苦和干扰及症状发作和持续时间。量表内部一致性系数为 0.95，重测信度为 0.90，与 PCL-5 有良好的聚合效度，在与 PSSI-5 对比时展现出良好的诊断一致性，当划界分为 28 时，灵敏度 79%，特异度 78%。中文版由 Su 译制，以不同类型的创伤接触人员为样本，信效度较好，内部一致性为 96%，具有令人满意的聚合效度和良好的区分效度，在短时间(5 周，$r=0.80$)和长时间间隔(1 年，$r=0.76$)上均表现出较好的时间稳定性。

(2) 结构式访谈表

1) PTSD 结构式访谈(structured interview for PTSD，SI-PTSD)：SI-PTSD 是结构式表，包括 13 道题，每道题采用 5 级评分(0 分代表"没有"，4 分代表"极度严重")，该访谈表信效度良好，重测信度 0.71，内部一致性系数 0.94，评分者系数 0.97～0.99，敏感度 96%，特异度 80%，Kappa 系数 0.79。

2) 简式 PTSD 评分访谈(short PTSD rating interview，SPRINT)：SPRINT 访谈表包括 8 个项目，其中 4 道题对应 PTSD 四大核心症状，即闯入体验、回避、麻木和高唤醒；另 4 道题涉及躯体不适感、应激易感性和社会功能受损。每道题均采用 5 级评分，0 分代表"几乎没有"，4 分代表"极度"，量表最高分为 32 分。整个访谈过程需要 5～10 分钟。研究发现 SPRINT 的重测信度为 0.78，内部一致性系数 0.77，与 DTS 的相关 0.73，其得分在 14～17 分时的诊断准确性为 96%。

(3) 半结构式访谈表

1) PTSD 症状量表-访谈版(PTSD symptom scale-interview，PSS-I)：PSS-I 是半结构式访谈表，包括 17 道题，对应 PTSD 的 17 个症状，不同于 CAPS 同时评估症状发生频率和严重程度，PSS-I 将症状的严重程度和发生频率进行了综合。每道题都是一个简短的问题，访谈者根据被访谈者的回答进行 4 级评分，0 分代表"从来没有"，3 分代表"每周 5 次或 5 次以上/很严重"，高于 1 分(即"每周 1 次或更少/有一点")即被认为存在 PTSD 症状，PSS-I 的分数范围为 0～51 分。内部一致性系数 0.65～0.71，重测信度 0.66～0.77，评分者信度 0.93～0.95。

2) 创伤后应激障碍访谈表(post traumatic stress disorder interview，PTSD-I)：PTSD-I 是半结构式访谈表。要求患者对 PTSD 的 17 个症状分别进行 7 级评分，1 代表"从来没有"，7 代表"严重/总是"。还包括 2 个随访问题，一个是创伤事件发生至少 1 个月以后症状是否还存在，另一个是症状是否还存在。其中，4 道题评价创伤性再体验，7 道题评价创伤刺激相关的回避症状，6 道题评价过度唤醒症状。PTSD-I 的内部一致性系数 0.92，重测信度 0.95，以 DIS 作为标准，PTSD-I 敏感度 89%，特异度 94%，Kappa 值 0.82。

3)临床用 PTSD 量表(clinician administered PTSD scale,CAPS):CAPS 是建立在 DSM-4 基础之上的综合性诊断工具,属于半结构式访谈表,包括 30 个项目,涉及 17 个核心症状和 8 个相关症状,分为反复体验、回避和警觉增高 3 个分量表,其中反复体验症状为独立的类群,而回避和警觉增高属于同一类群。CAPS 主要是对患者过去 1 周内症状进行评估,从频度和严重程度两个方面进行评分,分数范围为 0~136 分。根据不同分数分为 5 级:0~19 分为亚临床状态,20~39 分为轻微,40~59 分为中度,60~79 分为严重,80 分以上为极重度。CAPS 的划界分数为 65 分,高于 65 分即可诊断为 PTSD。研究发现,CAPS 的敏感度 84%,特异性 95%,内部一致性系数 0.78。CAPS 三个分量表的评分者信度在 0.77~0.96,内部一致性系数在 0.8~0.9,会聚效度 0.8~0.9。CAPS 被公认为是 PTSD 诊断的金标准之一,已经成为创伤领域应用最广泛的标准化诊断测量工具。CAPS 还有儿童和青少年版 CAPS-CA(children and adolescents)。

(四)诊断

依据《精神障碍诊断与统计手册》第 5 版(DSM-5),创伤后应激障碍的诊断标准如下。

1. 诊断 6 岁及以下儿童(表 5-4)

表 5-4　DSM-5 中 6 岁及以下儿童的创伤后应激障碍的诊断标准

A. 6 岁及以下儿童,以下述 1 种或多种方式接触于实际的或被威胁的死亡、严重的创伤或性暴力:

1. 直接经历创伤事件

2. 亲眼目睹发生在他人身上的创伤事件,特别是主要的照料者

注:这些目睹的事件不适用于通过电子媒体、电视、电影或图片的接触

3. 知道创伤事件发生在父母或照料者的身上

B. 在创伤事件发生后,存在以下 1 个(或多个)与创伤事件有关的侵入性症状:

1. 创伤事件反复的、非自愿的和侵入性的痛苦记忆

注:自发的和侵入性的记忆看起来不一定很痛苦,也可以在游戏中重演

2. 反复做内容和(或)情感与创伤事件相关的痛苦的梦

注:很可能无法确定可怕的内容与创伤事件相关

3. 分离性反应(如闪回),儿童的感觉或举动类似创伤事件重复出现(这种反应可能连续出现,最极端的表现是对目前的环境完全丧失意识),此类特定的创伤事件可能在游戏中重演

4. 接触于象征或类似创伤事件某方面的内在或外在线索时,会产生强烈或持久的心理痛苦

5. 对创伤事件的线索产生显著的生理反应

C. 至少存在 1 个(或更多)代表持续地回避与创伤事件有关的刺激或与创伤事件有关的认知和心境方面的负性改变的下列症状,且在创伤事件发生后开始或加重

持续地回避刺激:

1. 回避或尽量回避能够唤起创伤事件回忆的活动、地点或物质的提示物

2. 回避或尽量回避能够唤起创伤事件回忆的人、对话或人际关系的情况认知上的负性改变

3. 负性情绪状态的频率(如恐惧、内疚、悲痛、羞愧、困惑)显著增加

4. 显著地减少对重要活动的兴趣和参与,包括减少玩耍

5. 社交退缩行为

6. 持续地减少正性情绪的表达

D. 与创伤事件有关的警觉和反应性的改变,在创伤事件发生后开始或加重,具有以下 2 项或更多情况:

1. 激惹的行为和愤怒的爆发(很少或没有挑衅的情况下),典型表现为对人或物体的言语或身体攻击(包括大发雷霆)

2. 过度警觉

3. 过分的惊跳反应

4. 注意力有问题

5. 睡眠障碍(如难以入睡或难以保持睡眠,或休息不充分的睡眠)

E. 这种障碍的持续时间超过一个月

F. 这种障碍引起临床上明显的痛苦,或导致与父母、同胞、同伴或其他照料者的关系或学校行为损害

G. 这种障碍不能归因于某种物质(如药物或酒精)的生理效应或其他躯体疾病

续表

标注是否是：

伴分离症状：个体的症状符合创伤后应激障碍的诊断标准，且个体持续地或反复出现下列 2 种症状之一：

1. 人格解体：持续地或反复地体验到自己的精神过程或躯体脱离感，似乎自己是一个旁观者(如感觉自己在做梦，感觉自我或身体的非现实感或感觉时间过得非常慢)

2. 现实解体：持续地或反复地体验到环境的不真实感(如个体感觉周围的世界是虚幻的、梦幻般的、遥远的或扭曲的)

注：使用这一亚型，其分离症状不能归因于某种物质的生理效应(如一过性黑蒙)或其他躯体疾病(如复杂部分性癫痫)

标注是否是：

伴延迟性发作：如果直到事件后至少 6 个月才符合全部诊断标准(尽管有些症状的发生和发作可能是立即的)

2. 诊断 6 岁以上儿童、青少年和成人(表 5-5)

表 5-5　DSM-5 中 6 岁以上人群的创伤后应激障碍的诊断标准

A. 以下述 1 种(或多种)方式接触于实际的或被威胁的死亡、严重的创伤或性暴力：

1. 直接经历创伤事件

2. 亲眼目睹发生在他人身上的创伤事件

3. 获悉亲密的家庭成员或亲密的朋友身上发生了创伤事件，在实际的或被威胁死亡的案例中，创伤事件必须是暴力的或事故

4. 反复经历或极端接触于创伤事件的令人作呕的细节中(如急救员收集人体遗骸；警察反复接触虐待儿童的细节)

注：诊断标准 A4 不适用于通过电子媒体、电视、电影或图片的接触，除非此接触与工作相关

B. 在创伤事件发生后，存在以下 1 个(或多个)与创伤事件有关的侵入性症状：

1. 创伤事件反复的、非自愿的和侵入性的痛苦记忆

注：6 岁以上儿童，可能通过反复玩与创伤事件有关的主题或某方面内容来表达

2. 反复做内容和/或情感与创伤事件相关的痛苦的梦

注：儿童可能做可怕但不能识别内容的梦

3. 分离性反应(如闪回)，个体的感觉或举动好像创伤事件重复出现(这种反应可能连续出现，最极端的表现是对目前的环境完全丧失意识)

注：儿童可能在游戏中重演特定的创伤

4. 接触于象征或类似创伤事件某方面的内在或外在线索时，产生强烈或持久的心理痛苦

5. 对象征或类似创伤事件某方面的内在或外在线索，产生显著的生理反应

C. 创伤事件后开始持续地回避与创伤事件有关的刺激，具有以下 1 项或 2 项情况

1. 回避或尽量回避关于创伤事件或与其高度密切相关的痛苦记忆、思想或感觉

2. 回避或尽量回避能够唤起关于创伤事件或与其高度相关的痛苦记忆、思想或感觉的外部提示(人、地点、对话、活动、物体、情景)

D. 与创伤事件有关的认知和心境方面的负性改变，在创伤事件发生后开始或加重，具有以下 2 项(或更多)情况：

1. 无法记住创伤事件的某个重要方面(通常是由于分离性遗忘症，而不是诸如脑损伤、酒精、毒品等其他因素所致)

2. 对自己、他人或世界持续性放大的负性信念和预期(如"我很坏""没有人可以信任""世界是绝对危险的""我的整个神经系统永久性地毁坏了")

3. 由于对创伤事件的原因或结果持续性的认知歪曲，导致个体责备自己或他人

4. 持续性的负性情绪状态(如害怕、恐惧、愤怒、内疚、羞愧)

5. 显著地减少对重要活动的兴趣或参与

6. 与他人脱离或疏远的感觉

7. 持续地不能体验到正性情绪(如不能体验快乐、满足或爱的感觉)

E. 与创伤事件有关的警觉或反应性有显著的改变，在创伤事件发生后开始或加重，具有以下 2 项(或更多)情况：

1. 激惹的行为和愤怒的爆发(在很少或没有挑衅的情况下)，典型表现为对人或物体的言语或身体攻击

2. 不计后果或自我毁灭的行为

3. 过度警觉

4. 过分的惊跳反应

5. 注意力有问题

6. 睡眠障碍(如难以入睡或难以保持睡眠，或休息不充分的睡眠)

F. 这种障碍的持续时间(诊断标准 B、C、D、E)超过 1 个月

G. 这种障碍引起临床上明显的痛苦，或导致社交、职业或其他重要功能方面的损害

H. 这种障碍不能归因于某种物质(如药物或酒精)的生理效益或其他躯体疾病

标注是否是：

伴分离症状：个体的症状符合创伤后应激障碍的诊断标准。此外，作为对应激源的反应，个体经历了持续性或反复的下列症状之一

1. 人格解体：持续地或反复地体验到自己的精神过程或躯体脱离感，似乎自己是一个旁观者(如感觉自己在梦中，感觉自我或身体的非现实感或感觉时间过得非常慢)

2. 现实解体：持续地或反复地体验到环境的不真实感(如个体感觉周围的世界是虚幻的、梦幻般的、遥远的或扭曲的)

注：使用这一亚型，其分离症状不能归因于某种物质(如一过性黑蒙，酒精中毒的行为)的生理效应或其他躯体疾病(如癫痫)

标注如果是：

伴延迟性表达：如果直到事件后至少 6 个月才符合全部诊断标准(尽管有一些症状的发生和表达可能是立即的)

(五)鉴别诊断

儿童的应激障碍容易诊断不足和误诊，创伤性应激事件是 PTSD 发生的主要原因，但是应激事件本身不但导致 PTSD，而且也可能导致其他精神障碍的发生。因此，需要与急性应激障碍、适应障碍、抑郁障碍、焦虑障碍等鉴别。

(1)急性应激障碍急性起病，病程不超过 1 个月。

(2)适应障碍主要是生活环境或社会地位的改变，这些改变是长期存在的，其中人格特征与应对方式也与本病有关。PTSD 的创伤事件是严重而异乎寻常的。

(3)抑郁障碍主要表现为情绪低落、思维迟缓、活动减少，无 PTSD 的特有症状和重大创伤事件。

(4)焦虑障碍往往对自身健康过分忧虑，过度关注，躯体主诉较多，而无明显重大精神创伤因素和躯体疾病，突然发作不可预测。

(六)共患病

与没有 PTSD 的个体相比，有 PTSD 的个体有 80%的可能存在符合至少一种其他精神障碍(如抑郁、双相、焦虑或物质使用障碍)的诊断标准的症状。共患的物质使用障碍和品行障碍在男性中比女性中更常见。在近来被部署到阿富汗和伊拉克的美国军事人员和参战退伍军人中，PTSD 和轻度创伤性脑损伤共存率为48%。虽然在大多数有 PTSD 的幼童中至少有一种其他诊断，共病的模式却与成人不同，儿童中以对立违抗性障碍和分离焦虑障碍为主。

(七)治疗

1. 心理行为治疗

(1)延长暴露疗法(prolonged exposure therapy，PET)：通过对创伤事件的想象或情境接触，增加对创伤事件的适应和耐受能力，直至消退恐惧记忆，也可与虚拟现实技术相结合。常采用暴露与反应阻止疗法(exposure and response prevention，ERP)、叙述性暴露疗法(narrative exposure therapy，NET)、想象暴露疗法(imaginary exposure therapy，IET)。

(2)认知加工治疗(cognitive process therapy，CPT)：是一种由 12 项治疗组成的心理治疗体系，包括识别思想和感受、回忆创伤事件、创伤事件复述、安全、尊重等治疗内容。教患者如何评估和改变自创伤后的烦恼想法。通过改变想法改变患者的感受。

(3)眼动脱敏和再加工(eye movement desensitization and reprocessing，EMDR)：让患者想象一个创伤场景，同时让受试者的眼睛追踪治疗师快速移动的手指，然后集中调节其认知和警觉反应。反复多次，直至移动眼球过程中，产生的正性冥想与恐怖场景联系起来，使警觉性反应逐渐减弱。

2. 药物治疗　创伤后应激障碍的药物使用均为对症治疗，包括抗抑郁药、抗焦虑药、抗惊厥药和非典型抗精神病药等。

(1)抗抑郁药：选择性 5-羟色胺再摄取抑制剂(selective serotonin reuptake inhibitor，SSRI)是创伤后应激障碍治疗的一线药物，可以改善创伤后应激障碍症状与总体功能。常用帕罗西汀、舍曲林，

如果合并抑郁障碍，患者的治疗剂量通常高于单纯的抑郁障碍患者，疗程多在1年以上。持续治疗3~6个月，需要动态评估创伤症状的改善状况。如合并睡眠障碍，可考虑换用或联合其他类型的抗抑郁药，如小剂量氯氮平、曲唑酮、阿米替林等。

（2）抗焦虑药物：苯二氮䓬类药物可以降低创伤后应激障碍患者的警觉程度，抑制创伤记忆的再现，但是对创伤后应激障碍核心症状改善不明显，且会增加药物滥用或依赖的风险，通常不作为首选药物。非苯二氮䓬类抗焦虑药物如丁螺环酮、坦度螺酮，可改善创伤后应激障碍患者的核心症状和认知功能，且不影响精神运动功能，也没有过度镇静、肌肉松弛或停药综合征。

（3）抗惊厥药：对创伤后应激障碍的治疗也有一定疗效。拉莫三嗪治疗伴冲动、激越及双相抑郁的创伤后应激障碍有效。加巴喷丁常首选用于改善创伤后应激障碍患者的睡眠、减少梦魇及与创伤后应激障碍相关的其他症状。托吡酯对创伤后应激障碍的梦魇和闪回症状均有效。卡马西平、丙戊酸盐对情感暴发、过度兴奋、持续的闪回体验可能有效。

（4）非典型抗精神病药物：非典型抗精神病药物通常不作为创伤后应激障碍的首选药物，但可用于控制行为紊乱、情感暴发、冲动自伤等症状。喹硫平、奥氮平可用于改善创伤后应激障碍患者的睡眠、兴奋冲动，小剂量利培酮、阿立哌唑有助于改善创伤后应激障碍的精神病性症状如妄想或类妄想观念，也有利于改善创伤后应激障碍的核心症状如创伤性闪回。

（5）其他药物：β受体阻滞剂如普萘洛尔可降低创伤再暴露时的不良应激生理反应，在创伤早期使用可能降低创伤后应激障碍发病的风险。甲状腺素可作为SSRI类药物治疗的增效剂。创伤后应激障碍的药物初始治疗剂量和有效剂量必须根据患者的个体情况，并权衡药物的疗效与副作用后决定。

3. 其他治疗 创伤后应激障碍的治疗还包括生物反馈治疗、冥想-放松疗法、游戏疗法、艺术疗法、内观疗法、太极疗法、瑜伽疗法、重复经颅磁刺激（repeated transcranial magnetic stimulation，rTMS），合并抑郁障碍可选用改良电休克治疗（modified electro-convulsive therapy，MECT）。可以在药物治疗和心理治疗的基础上联合开展，促进患者早日康复，回归社会。

（八）预防与管理

1. 健康教育 通过信息传播和行为干预，帮助个体和群体掌握心理卫生知识，树立健康观念，目的是消除或减轻影响健康的危险因素，预防疾病的发生。

2. 心理危机干预 帮助应激者处理心理生理反应，给予支持性心理治疗，调动一切可利用的社会支持资源，精神科医师、心理治疗师、综合科医师和社会工作者联络会诊，帮助应激者正确应对应激事件，改变认知系统，增强生活信心和活力。

3. 建立基于社区的心理社会康复系统 社区可采用团体心理干预方法进行健康系统讲座；还可建立专家协助机制，及时地帮助应激者认识并解决问题，保障远期的预后和康复进程。

第六章 儿童焦虑障碍

第一节 焦虑障碍

一、定义

焦虑障碍(anxiety disorder)是个体在预感潜在的危险或不幸时，所产生的负性情绪和紧张的躯体症状，即个体无明显原因下产生的发作性紧张、莫名恐惧与不安，常伴有自主神经系统功能的异常，是一种较常见的情绪障碍。害怕是对真实或假想的、即将到来的威胁的情绪反应，而焦虑是对未来威胁的期待。显然，这两种状态有所重叠，但也有不同，害怕经常与"战斗或逃跑"的自主神经的警醒、立即的危险、逃跑的行为有关；而焦虑则更经常地与为未来危险做准备的肌肉紧张和警觉、谨慎或回避行为有关。有时害怕或焦虑的水平可以通过广泛的回避行为来降低。各种焦虑障碍中，导致害怕、焦虑或回避行为以及伴随的认知观念的物体或情境类型有所不同，可彼此区分开。虽然焦虑障碍往往与害怕同时存在，但他们可以通过检查害怕或回避的情境类型和有关想法或信念的内容来加以区别。焦虑发作会涉及 3 个相关系统：生理系统、认知系统和行为系统，不同的焦虑障碍则由不同的反应系统起主导作用。不同于通常由压力导致的一过性的害怕或焦虑，焦虑障碍更为持久(通常持续 6 个月或以上)，然而持续时间的标准只是作为一般性指导原则，具备一定的弹性，有时在儿童身上持续时间更短(在分离焦虑障碍和选择性缄默症中)。因为有焦虑障碍的个体往往高估他们害怕或回避的情境，有关的害怕或焦虑是否过度或与实际不符，应由临床工作者给予判断，将文化性的背景因素考虑在内。

儿童焦虑障碍指在儿童期出现的、类似成人焦虑障碍的一组心理疾患，常有焦虑、恐惧、强迫等症状表现，一般没有器质性病变，且与成人期焦虑障碍无明显的连续性。与发育正常的害怕或焦虑不同，焦虑障碍表现为过度的或持续超出发育时期焦虑水平。儿童焦虑障碍往往表现多种方式，如与亲人分离或某些特定场合(乘飞机、教师问话、当众讲演等)下诱发焦虑，甚至产生重复刻板行为来试图抵消或消除焦虑。有些儿童在创伤性体验，如遭受性虐待、亲人死亡、灾难后诱发持续的恐惧和焦虑。

焦虑障碍的类别单元包括分离焦虑障碍、广泛性焦虑障碍、特定恐惧症、社交恐惧症、强迫症、惊恐障碍、广场恐惧症、创伤后应激障碍及急性应激障碍。儿童单纯焦虑障碍可根据发病原因和症状特征分为：分离焦虑障碍、广泛性焦虑障碍、社交焦虑障碍 3 种主要类型。儿童和青少年焦虑障碍因其与心理发展的特殊性既往归类于"特发于童年的情绪障碍"，DSM-5 强调其对成年的影响并将其统一归入焦虑障碍之中，取消了年龄界限，并将既往的焦虑障碍诊断和分类进行了较多的调整。强迫和相关障碍，创伤和应激相关障碍不再归属为焦虑障碍。本节重点介绍儿童常见的分离焦虑障碍、特定恐惧症和社交焦虑障碍等。

二、流行病学

国内目前仍无关于儿童焦虑症的流行病学资料。分离焦虑障碍较常见。国外研究报道该障碍患病率在 7~11 岁儿童中为 4.1%，在 12~16 岁儿童中为 3.9%，平均起病年龄为 7.5 岁。美国儿科学会估计约 7.6%的儿童有分离焦虑障碍。安德森(Anderson)等于 1987 年报道 11 岁新西兰儿童分离焦虑障碍(SAD)年患病率为 3.5%，过度焦虑性障碍(OAD)年患病率为 2.9%。博文(Bowen)等于 1990 年报道 12~16 岁儿童的 SAD 和 OAD 患病率是 3.6%和 2.4%。惠特克(Whitaker)报道 14~17 岁少年 OAD 的终身患病率是 3.7%。

2019 年发布的中国精神卫生调查结果显示广泛性焦虑障碍的年患病率为 0.2%，终身患病率为 0.3%，女性多于男性。广泛性焦虑障碍患者常伴有多种躯体症状，共患躯体疾病，约 72% 的患者首诊于非精神科。在一般儿童中，广泛性焦虑障碍的患病率为 3%～6%，在男孩和女孩中的比例几乎相等。

社交焦虑障碍的年患病率差异较大，为 0.5%～2%，美国高达 8%。2019 年发布的中国精神障碍流行病学资料显示，我国社交焦虑障碍的年患病率为 0.4%，终身患病率为 0.6%。儿童青少年与成人的年患病率相仿，城市与农村的年患病率相仿，女性与男性的比例为 1.5：1～2：1，发达国家高于发展中国家。

选择性缄默症同样多见于年幼儿童，其特征是在被期待发言的社交场合不能讲话。患儿通常在家里能说话，但面对亲友却无法开口，拒绝在学校/幼儿园发言，造成学业受损，妨碍社交功能。选择性缄默症的患病率一般低于 1%，但在移民儿童的研究中有高达 2.2% 的报道，女童高于男童。尽管选择性缄默症的发生率很低，但青少年及成人的社交焦虑障碍发生率均达到 10% 左右。目前有报道提示，分离焦虑障碍也可发生于成年。

三、病　　因

儿童焦虑障碍的病因至今尚不完全清楚，但多数学者认为与心理社会因素、遗传易感因素及后天环境因素有关。

(一)遗传因素

儿童早期的社会化过程的人格形成与塑造，易受到父母的抚养态度即情绪变化的影响。父母将他们的基因传递给子女，子女不仅继承了父母的体形外貌，同时也包括了个性及情绪反应特征。有研究证明，单卵双生子的患病率明显高于双卵双生子，并有家族性高发病率。父母的焦虑情绪投射到患儿身上，他们出现情绪不稳定、遇事多疑敏感、焦虑不安、多愁善感、易紧张、做事优柔寡断、胆怯、孤僻、固执、不善于表达自己的意见等。女孩较男孩发生率高，年龄大的儿童较年龄小的儿童发生率高。提示遗传在发病因素中的作用较大。

(二)心理社会因素

儿童所处的家庭及学校的环境，虽然较成年人单纯，但在他们周围生活中也常伴随着矛盾的不断出现，早期的社会化过程的人格形成，极易受到父母的影响，对于突然发生的各种应激事件，他们应对的能力和方式往往单纯和简单，有时身处矛盾而无法应对，就会出现情绪波动，问题往往得不到及时解决，进而发生情绪疾病。

(三)后天环境因素

父母离异，家庭不和睦，溺爱，要求过于苛刻，学习负担过重，突然应激事件的发生，环境的突然变化及火灾、地震等均会引起患儿出现急性应激反应。

四、发展与病程

许多儿童期发展出的焦虑障碍，如果得不到治疗，就会倾向于延续下去。焦虑障碍更频繁地出现在女性身上，比男性多(比例约为 2：1)，只有当症状不能归因于物质/药物所致的生理影响或其他躯体疾病时，或不能被其他精神障碍更好地解释时，每一种焦虑障碍才能被诊断。虽然症状通常从儿童期开始出现，但是它们的表现却可能贯穿整个成人期。选择性缄默症常发生在幼儿时期，病程从几周到数年不等，多数会持续到学龄期，有部分甚至持续到青春期。广泛性焦虑障碍为儿童期最为常见的情绪障碍之一，多发生于儿童晚期和青春期早期，起病年龄多为 10～14 岁。青春期后期，女孩的患病率稍高。儿童广泛性焦虑的共患病较多，年幼儿童以同时患有分离焦虑障碍和注意缺陷多动障碍最为常见。较大的儿童常共患特定恐惧症和抑郁，社会适应不良，导致低自尊，自杀的危险增加。

社交焦虑障碍发病年龄较早,一般起病于儿童中期,中位起病年龄为 10 岁,但就医年龄通常在青少年和成年早期。社交困难是社交焦虑障碍的重要风险因素,因此社会技能培训可以预防或减轻社交焦虑症状,其他相关的危险因素包括受教育程度低、社会经济地位低、单身、离异或共病抑郁障碍等。

五、临床表现与诊断

(一)分离焦虑障碍

分离焦虑在儿童 7 个月到上小学阶段特别普遍,即存在非安全性依恋。当焦虑持续 4 周以上,并影响正常的日常生活和学习及娱乐,儿童可能就患上分离焦虑障碍。幼儿期情绪上多表现烦躁、好哭泣或吵闹,难以安抚和照料,不易抚养,气质上多属于"难养育型"。

1. 临床表现　分离焦虑障碍核心症状是患儿与主要依恋人或家庭分离后表现明显的焦虑情绪和行为反应。分离焦虑往往经历 3 个阶段:最初表现为反抗、哭闹,拒绝他人,表现极端痛苦;发展到情绪反应为无助、冷漠、伤心、失望;最后患儿似乎变得"正常",对与依恋对象的分离表现出漠然和无动于衷。在这期间开始以心理防御机制来对抗由分离带来的焦虑情绪,但一般直到患儿拒绝上学或有躯体不适,如腹痛,才到医院就诊,不同年龄表现形式有所不同。

幼儿期常表现在与主要依恋对象(通常是母亲)分离时,大哭不止,抓住亲人不放,乱踢乱跳,躺在地上打滚,不能接近,拒绝吃饭,严重者哭闹一整天。或者入托时大哭大闹,家长走后追随老师要求回家,见不到老师就感觉失去依靠。或较少哭闹,静坐不语不动,不吃饭,不答话,不听指令,不与他人交往。早上入托前在家即便穿上衣服,也会躲在某角落里不出来,家人把他抱出家门,仍大哭不止,甚至呕吐。持续时间较长,超过一般幼儿初上幼儿园的适应时间,影响其日常生活和学习发展。患儿较易出现食欲不振、胃肠功能紊乱,时有呕吐、腹泻,或呈营养不良的容貌。晚间入睡困难、夜眠不安、易惊醒、多噩梦或有梦魇等。

5～8 岁患儿有了一定的表达能力,常不切实际地出现一些担心,如担心父母或主要依恋者被伤害,担心有灾难降临到亲人身上,会被谋杀或被绑架;担心不幸事件(如自己生病住院、外出失散、被人拐骗等)会把自己与主要依恋者分开,常做与分离有关的噩梦,不愿单独就寝,严重的因为害怕离开主要依恋者而不愿意或拒绝上学或去其他地方,即使勉强到校也很少与同学老师交往。为避免分离,常显得烦躁、哭、叫喊,甚至威胁如果父母离开就自杀,但实际自杀极少发生。有发作性紧张、恐惧,担心会有可怕的事情发生,焦虑不安、唉声叹气、诚惶诚恐、对家庭不满、抱怨或发脾气,同时拒绝上学,上课注意力不集中,小动作多,学习成绩偏差。患儿因焦虑、烦躁情绪易与同学发生矛盾和冲突而被排斥,因此不愿上学,常有旷课、逃学现象发生。常伴有恐惧症状、强迫症状,有时演化为学校恐惧症而开始拒绝上学。有自主神经系统功能紊乱症状,如呼吸急促、胸闷、心慌、头晕、头痛、出汗、恶心、呕吐、腹痛、口干、四肢发冷、腹泻、便秘、尿急、尿频、失眠、多梦等。分离焦虑的儿童随着病情发展,会变得越来越退缩、情感淡薄和抑郁。

9～12 岁患儿主要表现为对分离的过分苦恼。分离前过分担心即将来临的分离,分离时表现痛苦、依依难舍,分离后出现过度的情绪反应,主要是烦躁不安、注意力不集中、哭泣,甚至想象中的分离也引起痛苦。

而在青少年中,最常见的是躯体症状,常常诉述头痛、头晕、胃痛、恶心等各种躯体不适的症状,以此为借口逃避或拒绝上学。

分离焦虑障碍患儿存在认知缺陷,对遇到的困境往往过高评价其危险程度。处理态度不积极,处理方法不够妥当。还存在社交和情感方面的缺陷。年幼儿的症状比年长儿多,约 3/4 的分离焦虑障碍患儿表现有拒绝上学行为。

2. 诊断　依据《精神障碍诊断与统计手册》第 5 版(DSM-5),分离焦虑障碍的诊断标准见表 6-1。

表 6-1 DSM-5 中分离焦虑障碍的诊断标准

A. 个体与其依恋对象离别时，会产生与其发育阶段不相称的、过度的害怕或焦虑，至少符合以下表现中的三种：

1. 当预期或经历与家庭或与主要依恋对象离别时，产生反复的、过度的痛苦

2. 持续和过度地担心会失去主要依恋对象，或担心他们可能受到如疾病、受伤、灾难或死亡的伤害

3. 持续和过度地担心会经历导致与主要依恋对象离别的不幸事件（如走失、被绑架、事故、生病）

4. 因害怕离别，持续表现不愿或拒绝出门、离开家、去上学、去工作或去其他地方

5. 持续和过度地害怕或不愿独处或不愿在家或其他场所与主要依恋对象不在一起

6. 持续地不愿或拒绝在家以外的地方睡觉或主要依恋对象不在身边时睡觉

7. 反复做内容与离别有关的噩梦

8. 当与主要依恋对象离别或预期离别时，反复地抱怨躯体性症状（如头疼、胃疼、恶心、呕吐）

B. 这种害怕、焦虑或回避是持续性的，儿童和青少年至少持续 4 周，成年人则至少持续 6 个月

C. 这种障碍引起有临床意义的痛苦，或导致社交、学业、职业或其他重要功能方面的损害

D. 这种障碍不能用其他精神障碍来更好地解释。例如，像孤独症（自闭症）谱系障碍中的因不愿过度改变而导致拒绝离家；像精神病性障碍中的因妄想或幻觉而忧虑分别；像广场恐惧症中的因没有一个信任的同伴陪伴而拒绝出门；像广泛性焦虑障碍中的担心疾病或伤害会降临到其他重要的人身上；或像疾病焦虑障碍中的担心会患病

（二）广泛性焦虑障碍

　　广泛性焦虑障碍是儿童常见的情绪障碍，指儿童存在没有特定对象的、广泛的焦虑，对很多无关紧要或者发生概率极低的事情及活动存在不可控制的过度的焦虑和担心。儿童广泛性焦虑障碍的焦虑对象很广泛，没有特定的焦点，故也被称作"漂浮多变的焦虑"。

　　1. 临床表现 广泛性焦虑障碍的临床表现可以分为精神症状和躯体症状两个方面。

　　（1）精神症状：主要是以持续、泛化、过度的担忧为特征。这种担忧不局限于任何特定的周围环境，或对负性事件的过度担忧。患儿会担心自己的学习、健康、安全、未来等多个方面，担心家人的健康安危等。患儿通常将所见所闻的事情与自己联系起来，总是预期最糟的可能，而低估自己处理问题的能力或忽视偶尔事件发生的概率，他们的思维经常包括"如果……，怎么办？"的表述，尽管其担忧的事情发生的可能微乎其微。这种情况甚至发展到担忧穿什么衣服、看什么电视节目等无关紧要的日常生活内容，不断地寻求他人的赞同和保证，对自己的表现有极高的要求，当自己达不到要求时便陷于自责当中，即使意识到个人焦虑影响到他人都不快乐，仍无法停止焦虑。对这类儿童而言，危险总是一个接一个，形成无休止的恶性循环。

　　（2）躯体症状：主要是运动性紧张和自主神经活动亢进。运动性紧张主要表现为坐卧不宁、紧张性头痛、颤抖、无法放松等；自主神经活动亢进的症状可以涉及多个系统，如消化系统（口干、过度排气、肠蠕动增多或减少）、呼吸系统（胸部压迫感、吸气困难、过度呼吸）、心血管系统（心慌、心前区不适、感觉心律不齐）、泌尿生殖系统（尿频尿急、勃起障碍、痛经）、神经系统（震颤、眩晕、肌肉疼痛）等。

　　2. 诊断 依据《精神障碍诊断与统计手册》第 5 版（DSM-5），广泛性焦虑障碍的诊断标准见表 6-2。

表 6-2 DSM-5 中广泛性焦虑障碍的诊断标准

A. 在至少 6 个月的多数日子里，对于诸多事件或活动（如工作、学校表现），表现出过分的焦虑和担心（焦虑性期待）

B. 个体难以控制这种担心

C. 焦虑和担心，与下列 6 种症状中至少 3 种有关，至少某些症状持续时间超过 6 个月

1. 烦躁不安或感到极度紧张

2. 容易疲倦

3. 注意力难以集中或头脑一片空白

4. 易怒

5. 肌肉紧张

6. 睡眠障碍（入睡困难或无法入睡，睡眠质量不好）

续表

D. 焦虑、担心或躯体症状引起有明显的痛苦，或导致社交、职业或其他重要功能领域的损害

E. 不能归因于某种物质（如滥用毒品、药物）的生理效应，或其他躯体疾病（如甲状腺功能亢进）

F. 这种障碍不能用其他精神障碍来更好地解释

（三）社交焦虑障碍

社交焦虑障碍（social anxiety disorder，SAD），又称社交恐惧症（social phobia），是指在一种或多种社交或公共场合中表现出与环境实际威胁不相称的强烈恐惧和（或）焦虑及回避行为。典型场合包括公开演讲、会见陌生人、在他人注视下操作，或使用公共卫生间等。社交焦虑障碍患者往往在公共场合中承受极大痛苦，精神和躯体上的焦虑症状极易使患者竭尽全力避免社交场合，严重影响其社交关系、生活质量和职业前景。

1. 临床表现　社交焦虑障碍的基本特征是一种对社交情境的显著或强烈的害怕或焦虑，在这种情境下个体可能被他人品评。在儿童中，表现为明显持续的对社交或一些自我表现的恐惧，因这些场合可能引起他人对自己的关注而引起可能的尴尬。这类儿童可能设法回避社交场景，或通过极大努力装出无所畏惧的样子来接受挑战。年龄较小时，他们遇到别的儿童或成人时，变得脸红、不说话、依附在父母身边或后边躲起来。这种害怕或焦虑必须发生在同伴环境中或不仅在与成年人互动时。当接触此类社交情境时，儿童害怕自己将被给予负面评价，担心自己会被评价为焦虑、脆弱、不理智、愚蠢、乏味、令人生畏、肮脏或不讨人喜欢。患儿除了在人面前或社交场合感到焦虑外，还会对许多日常活动感到焦虑。最怕当着别人面做事，担心自己当众说话会口吃，怕当众吃饭会打翻食物，怕当众走路会磕绊摔倒、不敢当众或当老师面交作业、不敢进有人的教室或饭厅，为避免尴尬而过早没人时进教室或饭厅，在异性、成人或教师面前焦虑感更严重。与其他儿童比较，社交恐惧症儿童更容易情绪化、社交恐惧、拘谨、忧愁和孤独，过于担心自己在交往时脸红、出汗、说话结巴、肠鸣放屁。与别人交往时面红耳赤、不敢对视、喉头发紧、肠鸣甚至想放屁、出汗、不停擦汗、张口结舌、说话口吃、眼神游离，或装出不在乎对方、有急事要走开的样子；若被强迫参与社交活动时，可能会哭泣、发脾气、手脚僵硬或更加退缩。严重时可发展为广泛性社交恐惧症，表现为恐惧任何社交场合、不愿上学、不参加娱乐活动、拒绝社会化。但同时却十分希望得到别人的认可与喜欢，常处于恐惧和渴望被接受的矛盾心理。

大多数社交恐惧症出现于青春期，这个时期个体的自我意识开始增强，怀疑和担心自己的外貌，容易与长相好的同龄人比较而自惭形秽，特别在乎个人在他人眼中的形象地位，经常偷偷照镜子，考虑该怎么走路、怎么说话、穿什么衣服等。这种自我意识的发展高峰表现，也正是诱发社交恐惧产生的一个原因。

2. 诊断

（1）对可能面对陌生人或引起他人注意的一种或多种社交或自我表现场合，表现出明显而持续的恐惧。个体恐惧自己的行为可能会使自己丢脸或引起尴尬，或因此产生焦虑症状。这种恐惧不仅出现在与成人交往过程，也会出现于同伴交往过程。

（2）每次处于恐惧的社交场合都会引起焦虑，焦虑的形式可包括情景限制性焦虑或情景性惊恐发作。这种焦虑可表现为哭泣、发脾气、惊呆、手脚僵硬或从与陌生人交往中退缩出来。

（3）个体可能会意识到恐惧是过度的和不合理的，但非绝对。

（4）个体会采取回避恐惧的社交或自我表现的场合，或忍受强烈的焦虑或痛苦。

（四）选择性缄默症

选择性缄默症（selective mutism）的儿童在某些特定的社交场合不说话，而在熟悉的环境和家人面前可以正常语言交流。该症与焦虑障碍有许多相同点，90%的患儿除特定场合不说话外，其他方面的行为特征均符合社交恐惧症的诊断标准，意味着该症是一种社交恐惧症而不是一个独立的疾病

单元。患儿在幼儿园或学校不与同学和老师说话，在任何社交场合拒绝与他人说话，即使如何问话、劝诱也无济于事。在家父母问及为什么不讲话，常说不知自己为什么不说话，有时可能会告诉父母自己感到害怕才不说话。内向、胆小退缩的儿童易表现此症。

六、评　　估

研究证明儿童在 1 岁以前就可以出现情绪和社会性发展障碍表现，持续 12 个月以上的症状更有意义，与日后的行为问题和精神疾病密切相关。问题持续时间越长，越容易影响与养育人的互动模式，影响亲子关系，从而成为更重要的危险因素反作用于儿童使问题加重。3 岁前婴幼儿的情绪社会性发展状况对后期的情绪与行为问题具有预测意义。因此，婴幼儿时期情绪和社会性发展障碍的早期发现和干预，对预防和减少儿童青少年行为问题非常重要。近年来，比较公认的早期筛查工具如下：

1. 年龄与发育进程问卷：社交-情绪（第 2 版）（ages stages questionnaires：social-emotional ASQ：SE-2）　用于筛查 0～72 个月儿童的社会-情绪行为的发展状况，包括自我调控、依从性、社会-沟通、适应功能、自主性、情感和人际互动 7 个能区。根据月龄分为 9 个月龄组问卷，每份问卷包含 16～36 题不等，由父母等主要照看者根据孩子的实际情况完成问卷。

2. 婴幼儿情绪社会性评估量表（the infant-toddler social and emotional assessment，ITSEA）该量表是美国耶鲁大学于 1998 年研发，用于评价 12～36 个月儿童情绪社会与行为发育的量表，并于 2003 年进行修订。该量表涉及内容较为全面，包括情绪社会行为问题、社交技能、孤独症等，共 156 个条目，由家长填写，具有很好的信效度，可用于幼儿情绪社会性发展的早期诊断性评估。我国王惠珊等对该量表进行标准化修订，制定了中文版本的婴幼儿情绪及社会性发展量表（Chinese version of urban infant-toddler social and emotional assessment，CITSEA），为我国的儿童心理和儿童保健工作者提供了新的工具。

3. 简化婴幼儿情绪社会性评估量表（the brief infant-toddler social emotional assessment，BITSEA）　由耶鲁大学于 2004 年在 ITSEA 基础上修订，包含 42 个题目，便于家长填写和医生操作，具有较好的信效度，能检出 85%CBCL 亚临床和临床意义得分的儿童，并具有 75% 以上的特异性。该量表已在多个国家用于筛查，证明与儿童行为量表（CBCL）等量表密切相关。芬兰的一项研究将 BITSEA 和 CBCL 做了对照，53 例 18 个月幼儿中 BITSEA 筛出情绪行为发育缺陷或迟缓 7 例，阳性率达 14.8%，而同一样本从 CBCL 得分仅检出 1 名阳性儿童，说明 BITSEA 更为敏感。美国已有 9% 的州推荐使用该量表进行早期干预项目的筛查工作。

4. 儿童焦虑性情绪障碍筛查量表　由美国学者 Birmacher 等于 1997 年编制，苏林雁等于 2002 对其进行信效度检验，并制定了该量表的中国常模。该量表评定儿童过去 3 个月的情绪，共 41 个条目，包括 5 个因子，分别为躯体化/惊恐、广泛性焦虑、分离焦虑、社交恐惧症和学校恐惧症。

七、治　　疗

目前焦虑障碍常用的治疗方法包括药物治疗、心理治疗、物理治疗及其他治疗。焦虑障碍需要药物治疗与心理治疗联合，不同治疗阶段的侧重点不同。儿童焦虑障碍的发生与儿童的个性特征、社会心理因素和家庭因素等密切相关，因此心理行为治疗具有非常重要的作用。心理行为治疗方法众多，包括支持性心理治疗、认知疗法、认知行为治疗、家庭治疗、行为矫正治疗、精神分析等。应根据患儿的具体情况选择适合患儿的治疗方法，可选一种，也可多种结合。

（一）解除社会心理因素

在儿童期，父母、老师过高的期望，学习负担过重，课外学艺过多；儿童对自己的期望值过高，过分好胜，又力不从心；同学间伙伴关系、师生关系相处不好；朦胧的早恋倾向；父母离异或家庭关系不和；生活太贫穷；突发的天灾人祸等意外均可对儿童造成精神创伤，导致不同程度的情绪障碍。因此，治疗时必须深入了解可能存在的诱因，并帮助家长一起解开心结。如果期望过高可减负，人际关系不好或有早恋倾向可教导他们如何正确与人(包括与异性同龄人)相处。家中父母的冲突应尽量避开儿童。意外事故所导致的生死离别应立即脱离伤害环境，让儿童信任的长辈给予暂时抚养，尽量减轻严重的应激给儿童造成的伤害，如母亲因车祸突然去世，应由父亲或(外)祖父母立即担当子女的保护神和感情支持，并及时给予安抚和温情等。有些家庭因父母不和、对子女教育矛盾等造成问题，应邀请父母同时到场，加以疏导。

(二)支持性心理治疗

支持性心理治疗应用比较广泛，治疗时首先要与患儿建立良好的信任关系，对患儿的困惑、疑虑、痛苦、愤怒等情绪给予充分尊重和理解，在此基础上劝导、鼓励以减轻患儿的紧张、焦虑、恐惧、不安情绪。分离焦虑障碍应尽快帮助患儿适应新环境。新环境中的抚养人要向患儿主要依恋对象了解患儿的饮食起居及生活习惯、性格、惯用词汇及表达需要和要求的特殊方式。对幼儿宜采用非语言交流方式，在给予抚摸、哄劝、承诺过程中，减少陌生感；转移注意力，给患儿玩他喜欢的玩具，给他讲故事、听音乐，陪他做游戏等。学龄前儿童除提供适当游戏、绘画、电视外，在治疗前，应用患儿容易理解的词语和方法解释其过程，多使用鼓励性语言。学龄期儿童重点以语言交流为主，交流时态度诚恳、语言生动、表情温和，在进行各种操作及治疗前均说明目的、方法及操作会带来的不适，以取得合作，并尊重患儿的选择，尊重患儿的人格和自尊心，认真解答患儿的提问。

(三)行为疗法

行为疗法也是常用的治疗儿童焦虑障碍的方法，该法以"刺激-反应"的模式来解释行为，通过改变刺激来改变行为从而达到治疗目的，如治疗恐惧症和强迫症常采用系统性脱敏疗法，焦虑症采用松弛反应训练等。

认知行为疗法可通过认知归因策略，帮助儿童更好地认识到悲观、负性思维、偏见等不合理认知，提高积极解决问题的能力，以减轻他们的症状。

(四)家庭治疗

家庭治疗是将患儿及其家庭成员一起作为治疗对象，不仅对患儿进行治疗，同时还为患儿父母及家庭成员提供咨询，提高对患儿疾病的认识，了解产生疾病的因素，并请父母配合治疗，消除家庭环境或家庭教育中的不良因素，克服父母自身弱点或神经质的倾向。比起仅仅关注儿童情绪障碍和行为问题的治疗，辅助诸如亲子互动、情绪管理、沟通和问题解决等家庭治疗可产生更大更持久的效果。

(五)药物治疗

药物治疗是儿童社会情绪问题的重要治疗方法。对于症状明显，经心理调节、行为治疗和家庭干预无明显改善的患儿，建议使用系统的药物治疗，以快速有效地缓解和控制症状。儿童焦虑障碍的主要治疗药物是抗焦虑、抗抑郁类药物。对学龄前儿童一般推荐使用抗焦虑药如苯二氮䓬类药物，对儿童的焦虑、紧张、恐惧等症状具有良好效果，同时还有很好的镇静、改善睡眠的作用。症状严重者可选用小剂量的地西泮或多塞平等药物。此外，5-羟色胺再摄取抑制剂因具有较好的抗焦虑、抗抑郁、缓解强迫的作用，且不良反应较小，也常被用于治疗儿童情绪障碍。

第二节　强迫障碍

一、定　义

强迫障碍(obsessive-compulsive disorder, OCD)是以强迫观念和强迫动作为主要症状，伴有焦虑情绪和适应困难的一种情绪障碍。

强迫障碍的两个主要特征是强迫行为(动作)和强迫观念,可同时并存,也可单独表现。强迫观念是一种持续的、非意愿性的、介入性的思维、意念、冲动和意向,多数儿童所描述的强迫观念与心理担忧很相似,在意识中不停地出现包括数字、词、想象、思路、观念、情感等,呈持续和重复出现(如不断默读某些词语),无法摆脱,有自感苦恼表现。强迫行为则是指有目的、有意图、按固定的某种仪式或刻板程序重复做出的动作(如洗手),为强迫观念的行为表现。

二、流 行 病 学

儿童青少年中强迫症的患病率为 2%～3%,略高于成人的患病率。有调查报道,低龄儿童强迫症中男童约占 70%,男女之比为 3.2 : 1,青春期后则性别差异缩小。目前我国尚无儿童强迫症的准确的流行病资料。与儿童期强迫障碍较多共病的是焦虑障碍、抑郁障碍和破坏性行为。物质滥用、学习障碍和进食障碍在强迫症儿童中也常见,亦可合并出现抽动障碍。儿童强迫症发病平均年龄在 9～12 岁,发病年龄低者较发病年龄高者更倾向有家族性,提示遗传因素在发病低龄儿童中有重要影响。2/3 的患儿被诊断后 2～14 年,仍持续有这种障碍。

三、病 因

(一)生物学因素

1. 遗传因素　是多基因遗传方式。强迫障碍患者的一级亲属患病率比一般人群高出 5～6 倍,而且其先证者如在童年确诊则有着更高的患病风险。

2. 神经生化因素　许多中枢神经递质如去甲肾上腺素、多巴胺等在强迫障碍患者中都可能存在不同程度的异常,特别是各种神经递质的失衡状态可能是强迫症的重要原因。

3. 神经内分泌因素　患者在基础或刺激状态下丘脑下部-垂体激素水平存在异常。

4. 神经免疫因素　感染或免疫中介因素至少在部分强迫症患者亚群中起一定作用。

5. 神经电生理学　强迫症对刺激的过度觉醒和过度专注有关,是由额叶皮质的过度兴奋所致。

6. 神经影像学　由脑通路功能异常引起,主要是眶额皮质-纹状体-丘脑环路异常。

(二)社会心理因素

1. 应激和压力　儿童受惊吓或受批评、侮辱之后,大脑皮质兴奋或抑制过程过度紧张,或相互冲突形成孤立的病理惰性兴奋灶。父母或教师期望过高,持续地严厉要求,学业压力过大等亦易引致发病。

2. 个性的脆弱易感性　强迫症儿童生性敏感,平时表现胆小、害羞、拘谨、有礼貌、善思考、喜表扬、爱清洁、怕批评,可能与遗传有关。

3. 家庭因素　这类儿童的父母(尤其是母亲)往往有个性方面的问题,如行为上的刻板、强迫,平时对儿童苛求等。父母的性格与行为特征对成长中的儿童往往有很强的投射作用,因而刻板强迫的父母容易"养育"强迫行为的儿童。例如,母亲过分爱清洁、怕脏、严格限制儿童的活动等,也容易导致儿童养成洁癖行为。

4. 焦虑症　有些患儿往往由过度焦虑发展所致。有些儿童期的强迫症可能是焦虑症、焦虑倾向或恐惧症的连续体。

四、发展与病程

多数 8 岁以上的患儿会意识到自己的强迫观念和行为是不正常的,在谈及这类问题时会感到不安,他们会设法掩盖或否认自己的症状,这会影响早期发现和诊断。约 50%患儿被诊断后,病症仍持续 2～14 年;虽然药物治疗能够缓解患儿部分症状,但只有 10%左右的儿童可以完全治愈。那些最初治疗反应不佳、伴有抽动障碍史的儿童,或父母本身有心理行为问题者,预后较差。这种障碍对儿童而言,仍属于较严重的慢性病。

五、临床表现与诊断

　　大部分强迫症患儿都具有多重的强迫观念和强迫行为，且某些强迫行为一般是与特定的强迫观念相联系的。例如，清洗和清洁的行为很可能与污染的强迫观念有关；对于对称性、精确性或次序的强迫思维，常与整理、排序的强迫行为有关，如反复打包、拆包、整理桌子和抽屉。强迫行为是为了平衡和缓解强迫观念带来的焦虑和紧张，或预防一些可怕的事情或情境的出现。尽管大部分儿童8岁以后能意识到自己行为的过度或不合理性，但仍无法控制地持续保持强迫观念或行为。

（一）临床表现

　　1. 强迫观念　　指非理性的不自主重复出现的思想、观念、表象、意念、冲动等。常见的强迫观念包括以下几种：

　　（1）强迫性怀疑：怀疑污染物、怀疑得绝症、怀疑自己刚说过的话或做过的事、怀疑遭袭击、怀疑坏人破门而入、怀疑自己遗忘(学龄儿童常怀疑没有记住老师布置的作业，没有带齐学习用品，因而反复检查书包、笔记本)等，有些强迫思维内容十分荒诞，如地球会否爆炸，外星人进攻地球怎么办，细菌病毒扩散使人类灭绝怎么办等；强迫性回忆，重复回忆一些经历，回忆考试题目或听过的音乐、故事等。如回忆被干扰，则重新开始进行回忆，否则就焦躁不安。

　　（2）强迫性对立观念：表现矛盾的思维内容，如担心父母死掉，但又为这种想法而谴责自己，害怕自己伤人或被他人所伤，这种对立观念内容多为消极和不好的。

　　（3）强迫性穷思竭虑：持续地为某一近乎荒唐的事件反复思考，如"在人世间到底有神没有""人死后有没有灵魂""地球为什么老是围绕太阳转"等。患儿可能会意识到这种思考是无意义的，也是无法考证的，但无法控制自己不去思考。

　　（4）强迫性意向：患儿产生莫名的冲动或内在驱使，并且表现马上要行动起来，但并不能转变为行动。

　　因强迫观念往往伴随焦虑和痛苦感受，患儿总是设法用其他行为抵消强迫观念，而这种行为恰恰就是强迫行为。一般情况下强迫性怀疑与强迫动作常同时出现。

　　2. 强迫动作　　是重复的、有目的的、有意图的行为动作或心理活动，这些行为活动又多对应于强迫观念。其中强迫洗手和洗澡是强迫症儿童最多见的行为，如对细菌病毒有强迫观念的儿童往往伴有强迫性洗手行为。这种观念也可能涉及粪便、唾液、垃圾或动物排泄物等，因对细菌和疾病的恐惧，对肮脏产生的厌恶而反复洗手洗澡，洗完手不敢关水龙头，不用毛巾擦，甩干手，怕手触物而再被污染，若不小心碰到物体，则必须再洗，有时每天洗手多达几十遍。有的患儿因"洁癖"而影响进食，怕吃带有污染的食品，不停地用微波炉烧烤食物，有的患儿甚至天天将内裤用微波炉烤完后再穿。强迫动作还包括触摸、计数、储藏、整理和排序，如不停地整理书包、放置鞋袜、叠衣被、数窗格、数马路电线杆、数地砖、踩地缝走路、强迫开关门、反复检查门是否上锁等。有些患儿要求他人，特别是父母重复某些动作或按某种方式回答他们的问题。

　　儿童的强迫行为往往是为了抵消或减少强迫观念引起的焦虑和紧张，或为了防止某些可怕的事件发生。这种行为虽然能暂时缓解儿童的焦虑，但最终仍不可能达到抵消或消除焦虑的目的。结果是强迫行为的儿童在耗时的、无休止的强迫思维行为中越陷越深。由于患儿过度集中注意于强迫观念和行为，必然影响其正常活动，患儿的社交、学习和家庭关系也因之受到严重影响。强迫行为也会影响儿童本身的健康，如过度洗涤而致皮肤湿疹，长期刷牙而使牙龈受损，强迫思维又影响其注意力而妨碍听课和做作业，或强迫检查使其无法按时完成考卷题目；与睡眠有关的强迫行为可能会拒绝朋友借宿，或拒绝朋友的类似邀请；对污物的恐惧会影响儿童聚会、看电影、参加运动会等。

　　因强迫思维、强迫行为症状古怪和不可理喻，许多患儿在公共场所和学校会设法掩饰和隐藏其行为，因此发病早期很难被发现。通过特别努力，有些儿童在短时间内可以控制自己的症状，但这种压抑往往会导致更大的反弹，儿童一旦到了安全环境，症状会更加严重。

(二)诊断

依据《精神障碍诊断与统计手册》第 5 版(DSM-5),强迫障碍的诊断标准见表 6-3。

表 6-3 DSM-5 中强迫障碍的诊断标准

A. 具有强迫思维、强迫行为,或两者皆有。强迫思维被定义为以下 1 和 2:

1. 在该障碍的某些时间段内,感受到反复的、持续性的、侵入性的和不必要的想法、冲动或表象,大多数个体会引起显著的焦虑或痛苦

2. 个体试图忽略或压抑此类想法、冲动或表象,或用其他一些想法或行为来中和它们(如通过某种强迫行为)

强迫行为被定义为以下 1 和 2:

1. 重复行为(如洗手、排序、核对)或精神活动(如祈祷、计数、反复默诵字词)。个体感到重复行为或精神活动是作为应对强迫思维或根据必须严格执行的规则而被迫执行的

2. 重复行为或精神活动的目的是防止或减少焦虑或痛苦,或防止某些可怕的事件或情况;然而,这些重复行为或精神活动与所设计的中和或预防的事件或情况缺乏现实的连接,或者明显是过度的

注:幼儿可能不能明确地表达这些重复行为或精神活动的目的

B. 强迫思维或强迫行为是耗时的(如每天消耗 1 小时以上)或这些症状引起具有临床意义的痛苦,或导致社交、职业或其他重要功能方面的损害

C. 此强迫症状不能归因于某种物质(如滥用的毒品、药物)的生理效应或其他躯体疾病

D. 该障碍不能用其他精神障碍的症状来更好地解释(如广泛性焦虑障碍中的过度担心,躯体变形障碍中的外貌先占观念,囤积障碍中的难以丢弃或放弃物品,拔毛癖(拔毛障碍)中的拔毛发,抓痕(皮肤搔抓)障碍中的皮肤搔抓,刻板运动障碍中的刻板行为,进食障碍中的仪式化进食行为,物质相关及成瘾障碍中物质或赌博的先占观念,疾病焦虑障碍中患有某种疾病的先占观念,性欲倒错障碍中的性冲动或性幻想,破坏性、冲动控制及品行障碍中的冲动,重性抑郁障碍中的内疚性思维反刍,精神分裂症谱系及其他精神病性障碍中的思维插入或妄想性的先占观念,或孤独症(自闭症)谱系障碍中的重复性行为模式)

标注如果是:

伴良好或一般的自知力:个体意识到强迫症的信念肯定或很可能不是真的,或者它们可以是或可以不是真的

伴差的自知力:个体意识到强迫症的信念可能是真的

缺乏自知力/妄想信念:个体完全确信强迫症的信念是真的

标注如果是:

与抽动症相关:个体目前有或过去有抽动障碍史

六、评　估

强迫障碍没有特异的实验室病理特征,通过综合性的基础检查可排除与强迫障碍相关的躯体疾病。常用的心理评估包括对儿童及其家长的访谈。对强迫症状的评估可采用儿童耶鲁-布朗强迫量表、莱顿(Leyton)儿童强迫症调查表等。筛查也可以使用儿童行为问卷,同时应评估儿童的情绪相关症状及其严重程度。

七、治　疗

强迫症的治疗与焦虑症、恐惧症治疗基本相仿(可参见焦虑障碍),亦为综合疗法。

1. 心理治疗 主要采用支持疗法、行为疗法。后者选择系统脱敏疗法、代币疗法、满罐疗法或厌恶疗法(详见心理治疗),根据儿童不同症状灵活选择应用。此外,青春期儿童选择森田疗法、生物反馈及音乐疗法亦能收到良好效果。

2. 药物治疗 氯米帕明、丙米嗪、多塞平有一定疗效,其中以氯米帕明效果最好。据报道,抗抑郁剂氟西汀(百忧解)疗效优于氯米帕明。此外可采用联合用药,当氯米帕明疗效不佳时,可加用碳酸锂或精神抑制剂,也能收到一定疗效。

3. 家庭治疗 主要针对患儿父母进行咨询指导,消除父母的焦虑,纠正其不当养育方法,鼓励父母建立典范行为来影响儿童,并配合好医师进行心理治疗。

第三节　恐　惧　障　碍

一、定　义

儿童恐惧症(phobia)是指儿童显著而持久的对日常生活中的事物和情境产生的过分、毫无理由的恐惧情绪，并出现回避或退缩行为，其程度严重影响了儿童的日常生活和社会功能。恐惧通常不在于事物本身，而是个体认为接触该事物会引起的灾难性结果。例如，个体对血的恐惧，不是害怕血液本身，而是害怕面对血液。暴露在恐惧性的刺激物下几乎会很快激发个体的焦虑反应，甚至引发惊恐发作。

一般来说，很多孩子会有特定年龄所害怕的东西或情景，如黑暗、动物、鬼怪、死亡、登高、雷电等，但这类恐惧程度轻、时间短，为正常的情绪反应，具有一定的自我生存保护的生物学意义，是一种自我防御机制，也很少需要特定的关注。但是，如果儿童的恐惧在不适当的年龄还继续，出现持续、不必要的过分恐惧，导致对于物体或者事件的回避，影响日常生活，就被称作恐惧症。患儿往往会回避令其恐惧的事物或接触该事物时承受了巨大的痛苦。一般成人会认识到这种恐惧和痛苦是过分的或不合理的，但儿童可能没有这个特点。儿童恐惧症和正常发育阶段中的恐惧的区别在于恐惧反应是过度的、超出了这个情景相对应的范畴、导致了个体的回避，并且时间较持久，且病情较严重。起病在 18 岁之前，而且恐惧持续 6 个月以上。患有特定恐惧症(specific phobia)的儿童会表现出对很明确的某些物体或情境的显著恐惧，表现出当遇到自己害怕的东西时，他们会体验到极度的恐惧或惧怕，对恐惧刺激引起生理唤醒，产生恐惧的期望和回避行为。他们的思维会经常集中在威胁到他们个人安全的危险上，如被蜜蜂蜇或者被闪电击中的期待性焦虑也很常见。例如，一个对狗有恐惧症的男孩，可能会想"如果一只没有戴狗链的大狗在我上学的路上跑过来，袭击我、咬我的脸，我该怎么办？"这些担忧引起的困扰会严重影响到儿童的日常生活。

二、流　行　病　学

2%～4%的儿童在发展的某一阶段出现特定性恐惧症。特定的恐惧症一般倾向女性多于男性，尤其是血液恐惧。另外，女孩恐惧黑暗、雷电、动物、昆虫也较男孩多见。对动物、黑暗、昆虫、血液和受伤的恐惧症通常在儿童 7～9 岁发生，而特异性恐惧症则多发病于 10～13 岁儿童。20 世纪 80 年代的流行病学调查表明，单纯恐惧症的患病率为 0.9%～9.2%。也有综述报道儿童恐惧症的患病率为 1.9%～12.7%。

在儿童中最常见的恐惧症为动物恐惧症，其次是对自然环境的恐惧症。在动物恐惧症患者中，最常恐惧的动物有蛇、蜘蛛、臭虫、啮齿类动物和爬行类动物。恐惧症大部分初发于儿童或青少年早期，且特定恐惧症的病程一般是慢性的。斯特劳斯(Strauss)和拉斯特(Last)于 1993 年报道特殊恐惧症发病年龄有两个高峰，分别为 10～11 岁和 12～13 岁，平均发病年龄为 7～8 岁。不同类型恐惧症的常见初发年龄可能不同，动物恐惧症常在 7 岁左右发展，血液恐惧症在 7～9 岁，牙医恐惧症约在 12 岁。随着儿童的成熟过程，许多患者即使没有接受治疗，病情也会逐渐减轻。

三、病　　因

关于恐惧症发生的原因，心理学有几种假设。

(一)社会学习理论

社会学习理论认为恐惧体验是条件反射基础上学习得来的。心理学家斯坦利·拉赫曼(Stanley·Rachman)确认了恐惧形成的三条主要途径。第一条途径是创伤性条件反射。创伤性条件反射主要指人在遭遇与该种对象或情境直接相关的负面经历后所形成的恐惧。例如，如果一个人有被狗咬的经验，那么下次他看到狗就可能会产生恐惧；或者有个人在一次验血过程中晕倒，以后形成了恐针症。第二条途径是观察学习，即当一个人看到其他人在某种情境下受伤或者感到害怕。例如，一个孩子看到他(她)的父亲(或母亲)表现出害怕闪电打雷现象就可能形成同样的恐惧。第三条途径是你被警告或告诫对特定对象或情境必须表现出极度谨慎。这种类型的恐惧形成途径也是非常普遍的，称为恐惧的信息传递。例如，家长反复警告他们的孩子大型狗是很危险的动物，有时候会慢慢将对狗的恐惧灌输给孩子，又如听到新闻报道中飞机失事的消息会促成飞行恐惧症的形成。

(二)精神分析学说

精神分析学说假设恐惧是潜意识内的冲突产生焦虑，而又移置和外表化于所害怕的物体和境遇所致。弗洛伊德(Freud)认为，恐惧症作为一种焦虑来自于自我对危险的反应，反应水平的差异是由最初的归因所致。因此，这种危险体验的唤起，并非完全是由于外部情境造成的，还与内驱力的影响以及自我所受到的挫折和被拒绝有关。焦虑作为一种信号表明自我在竭力阻止潜意识驱力给意识造成的挫折体验，从而允许自我对造成其挫折经验的本能加以有效的监控和管理。在弗洛伊德的理论中，恐惧症又称之为"焦虑性歇斯底里"，是由儿童早期的恋母情结冲突所致。到了成人阶段，由于性驱力继续表现出强有力的恋母或恋父色彩，从而激起了一种关于被阉割的恐惧和焦虑。

(三)相互影响学说

相互影响学说认为恐惧是发生和保持在特定的家庭人际关系和社会关系之中的。恐惧症患儿个性比较内向、胆小、被动、羞怯、依赖性强，遇事容易焦虑不安，具有易患素质。早期与父母分离的体验也往往成为儿童焦虑和恐惧的潜在原因。突如其来的打击、虐待、伤害、意外事件惊吓(如自然灾害或车祸)，可造成儿童期创伤性体验，引起过分而持久的不良情绪反应。

(四)遗传因素

研究发现恐惧症具有遗传性的因素。双生子研究证实了单卵双生同胞恐惧症的发病率比双卵双生同胞高。除了遗传因素外，某些发育性因素(如在儿童期的依赖、沉默寡言、缺乏自信等)可能对特定恐惧症的形成起了一定的作用。

四、临床表现与诊断

(一)临床表现

1. 恐惧情绪　患儿对某种物体或某些特殊环境，产生异常强烈、持久的恐怖情绪。这种恐惧感是过度的或不现实的，它往往由特定的物体或情境所触发，如站在高处、面对动物、接受注射或看到血液等。儿童对某些物体或情境明知不存在真实的危险(如独自上厕所)，或者虽然有一定危险性(如狗会咬人)，但其所表现的恐惧大大超过了客观存在的危险程度，常见的恐怖对象有：①黑暗、昆虫、动物、火光、巨声、雷电；②社交、与亲人分离、上学、孤独；③细菌、患病、出血、尸体等。有时，患儿明知恐惧对象对自身无危险，但无法抑制恐怖感受，内心极其痛苦。

2. 回避行为　个体回避他(她)所恐惧的物体或情境，或者带着强烈的焦虑或痛苦忍受着这些情境或物体。患儿有回避行为，如逃离令其恐惧的现场或回避做可能引起恐惧的事，以期达到免除恐惧所致的痛苦。例如，某害怕刀剪的患儿，上学的路上不敢路过菜市场(因为菜市场有刀剪的)，每天都绕道而行，甚至宁肯迟到；对昆虫恐惧的儿童，上劳动课时不肯去锄草等。

3. 急性焦虑反应　个体几乎每次面临恐惧的物体或情境时，都能立即发生焦虑反应(这种感觉类似于惊恐发作，即所谓"或战或逃"表现)，表现为尖叫、哭闹、发脾气、缠人或呆立不动，伴自主神经系统功能紊乱，如呼吸急促、面色苍白或潮红、出汗、心慌、胸闷、血压上升、恶心、四肢震颤或软弱无力，重者可瘫软在地、晕厥、痉挛。长期处于焦虑状态，儿童则会出现食欲减退、睡眠障碍(睡眠不安、睡惊、梦魇)等。

4. 功能损害　这种对所恐惧的情景的回避、预期性焦虑，会显著干扰个人的日常生活、学业、社交活动或伙伴关系，或者个体因为患有恐惧症而感到非常的痛苦和烦恼。许多研究都证实患恐惧症的儿童青少年在生活的多方面都受到影响。

(二)类型

1. 特定恐惧症　恐惧的主要对象为某些特定物体如动物、自然环境(如打雷、闪电、暴风雪、水)、鲜血、尖锐锋利物品、外伤等。也有的患儿害怕一些抽象的事物,如魔鬼、地狱、外星人等。有些患儿恐惧的有时并非物体的本身,而是担心接触后会产生可怕的后果。例如,患儿之所以恐惧狗,是怕被狗咬伤得狂犬病;再如不敢接触尖锐物品,是害怕自己会用这种物品杀伤害别人。常见于学龄期儿童。依据《精神障碍诊断与统计手册》第 5 版(DSM-5),恐惧障碍的诊断标准见表 6-4。

表 6-4　DSM-5 中特定恐惧症的诊断标准

A. 对于特定的事物或情况(如飞行、高处、动物、接受注射、看见血液)产生显著的害怕或焦虑
注:儿童的害怕或焦虑也可能表现为哭闹、发脾气、惊呆或依恋他人
B. 恐惧的事物或情况几乎总是能够促发立即的害怕或焦虑
C. 对恐惧的事物或情况主动地回避,或是带着强烈的害怕或焦虑去忍受
D. 这种害怕或焦虑与特定事物或情况所引起的实际危险以及所处的社会文化环境不相称
E. 这种害怕、焦虑或回避通常持续至少 6 个月
F. 这种害怕、焦虑或回避引起有临床意义的痛苦,或导致社交、职业或其他重要功能方面的损害
G. 这种障碍不能用其他精神障碍的症状来更好地解释,包括:(如在广场恐惧症中的)惊恐样症状或其他功能丧失症状;(如在强迫症中的)与强迫思维相关的事物或情况;(如在创伤后应激障碍中的)与创伤事件相关的提示物;(如在分离焦虑障碍中的)离家或离开依恋者;(如在社交恐惧症中的)社交情况等所致的害怕、焦虑和回避。

2. 场所恐惧症　如对高处、广场、桥、闭室、黑暗和拥挤场所、学校的恐惧等是恐惧症中最常见的一种,约占全部病例的 60%,主要表现为害怕登高、害怕离家外出、害怕独处、害怕独自在外时处于无能为力的状况,而又不能立即离开该场所。场所恐惧症有两个高峰年龄,一个见于童年早期,另一个见于成年早期。

3. 疾病恐惧症　对癌症、心脏病、肝炎、艾滋病等疾病造成的后果十分恐惧,以致情绪焦虑不安,进而延伸为对死亡的恐惧,常常是看了报纸、电视中的宣传,断章取义,认为自己会染上该病。例如,某患儿学习了艾滋病防治知识,害怕自己会患艾滋病,如不小心接触了艾滋病患者的排泄物,因而整日惶惶不安,不敢与人握手,不敢上街,怕汽车行驶溅出的雨水会弄到自己身上而受到传染。如果患儿确定自己患有疾病,那么应属于疑病症;如果患儿认识到这种想法是不合理的并抵抗它,那些应属于强迫症。

4. 血液损伤恐惧症　血液或损伤的情景可引起焦虑,但伴随的自主神经系统反应与其他的恐惧障碍不同,最初的心动过速之后便是心动过缓、面色苍白、眩晕、恶心和有时出现的晕厥等迷走神经反应。拉紧肌肉对这些患儿有益,不能使用对其他恐惧反应有益的松弛法。这种情况在患儿的一级亲属中发生率很高。

5. 其他　如牙医恐惧症、飞行恐惧症、哽咽恐惧症等。

五、评　估

1. 儿童恐惧调查表(修订版)(**fear survey schedule for children revised,FSSC-R**)　该量表有 80 个项目,用来测查儿童的一般性恐惧:害怕失败和批评、害怕未知的事物、害怕受伤和小动物、害怕危险和死亡、害怕疾病。

2. 儿童显著焦虑量表(**the revised children's manifest anxiety scale,RCMAS**)　由雷诺兹(Reynolds)和里士满(Richmond)于 1978 年修订。

3. 结构化的访谈量表　包括学龄期儿童情感障碍和精神分裂症问卷(the schedule for affective disorders and schizophrenia for school-age children,K-SADS)及儿童焦虑障碍访谈问卷(the anxiety disorders interview schedule for children)。

六、治 疗

(一)心理治疗

1. 暴露疗法 是最常用的针对恐惧障碍的治疗方法,即让儿童面对令他们感到恐惧的情境或物体,并提供除逃离和回避以外的其他应对方法。这种治疗对约75%的焦虑障碍儿童有效。治疗过程需要逐渐推进,也称为分级暴露。接受治疗的儿童和治疗师一起,首先从恐惧程度最低的开始列出一系列恐惧情境,并让儿童用1~10分对每一种情境可能引起焦虑的程度进行评分(这个量表被称为主观痛苦量表(subjective units of distress scale,SUDS)或恐惧量表。然后,从恐惧程度最低的情境开始,逐步进入恐惧等级较高的情境,让儿童置身于每一个恐惧情境中。在暴露疗法中,可以通过多种不同形式呈现令儿童恐惧的情境或物体,这些方法包括呈现现实的情境或物体、角色扮演;通过想象或观察他人在面对这些情境或物体时的表现。还有一些实例表明通过呈现计算机虚拟的情境或物体,也可以成功实施暴露疗法。

2. 系统脱敏法 包括3个步骤:教儿童学会放松;建立焦虑等级;在儿童保持放松的情况下,逐步呈现引起焦虑的情境或物体。在多次体验后,使儿童面对这些曾引起焦虑的情境或物体时,仍感觉放松。

3. 冲击疗法 即反复、长时间实施暴露。在整个治疗过程中,儿童一直处于引发焦虑的情境中,并不停地对自己的焦虑水平进行评分,直至儿童的焦虑消失。冲击疗法通常与反应防止结合使用,反应防止能防止儿童出现逃离或回避行为。与其他疗法相比,冲击疗法可能会引起病人焦虑,特别是在治疗的早期。因此需要谨慎使用这种疗法,尤其对于年龄较小、无法理解治疗基本原理的儿童。

4. 模仿和强化练习 对特定恐惧症最有效。治疗师塑造出期望的行为(如接近恐惧的物体),鼓励和引导儿童练习这些行为,并强化儿童的这些行为。虽然所有的暴露疗法都有一定效果,但现实刺激的暴露是最有效的,不过这种治疗不容易开展。一旦儿童克服了现实生活情境中的恐惧,儿童就有信心不再对这些情境感到恐惧。

5. 放松练习 其他有效的行为疗法包括肌肉放松练习和特殊的呼吸练习,其目的是直接减少躯体症状。其中,焦虑儿童经常急而浅地呼吸(过度换气),能引起他们心跳加快、眩晕和其他症状。在逐步暴露技术中,也常使用放松练习。

(二)药物治疗

一般作为辅助治疗。首先,可服用抗抑郁制剂,由小剂量开始,观察其疗效,以增减剂量。尤其对年幼的儿童,更应密切观察,一般6岁以前的儿童不用此药。其次,可服用多塞平。使用药物前后定期进行心电图、肝功能、血常规检查。最后,可服用抗焦虑药。在改善情绪、减轻焦虑和恐惧的基础上,开展支持性心理治疗、行为治疗和调整环境,可取得较好的疗效。

第七章　儿童语言发育障碍和学习障碍

第一节　语言发育障碍

　　语言发育障碍是最常见的儿童发育障碍，目前心理学界对于语言发育障碍的认识存在不同理解。《中国学前教育百科全书·学科教育卷》中认为语言障碍包含两种情况：①因各种因素导致儿童与他人难以进行正常语言交往活动的语言或言语障碍；②人们使用的语种不同，使相互之间的交际发生困难。儿童时期常见的语言障碍有语言发展迟滞、口吃、失语症、缄默症等。

　　语言发展迟滞指言语的出现较同龄儿童迟，发展比正常儿童缓慢，常有语言意义含糊、词汇量小、缺乏连贯性、语法缺乏等问题。各类语言障碍可经过治疗和语言训练来加以矫正。《协和医学词典》将语言障碍定义为某些脑中枢病变、耳聋、构音器官异常及后天性语言训练不当引起的一种病症。临床表现多样，常见有学语迟滞、发音困难和失语症、构音困难、口吃、言语困难及语言急促等，可通过病因治疗及语言训练加以纠正。《特殊教育辞典》中认为语言障碍主要指由各种原因导致的难与他人进行正常交流的障碍或困难。但这里的原因主要指向社会文化因素，如由语种不同、某一语言符号理解不同造成交流上的困难。而与语言障碍相应的是"言语障碍"，主要是由生理或心理上的缺陷带来超过正常限度的言语异常。因此，语言发育障碍主要针对除社会文化影响外，由身心发育缺陷导致的言语异常。在对语言发育障碍的构成理解上，可以从判断标准和言语行为上进行分类。从判断标准上看，如果儿童在语言交际中，存在以下障碍性特点就可以认为可能存在障碍性问题：①发音音量过小；②表达很难被他人理解；③交往缺少宜人性；④表达中语音成分不清；⑤表达吃力；⑥韵律违背常规；⑦词汇、语法多有缺陷；⑧言语特点不合同辈群体特征。

　　综上不同观点可以看到，心理学界对语言障碍的认识主要从文化交际和身心两方面来理解。从文化交际上来看，语言障碍的成因有语种不同、语境和地域文化不相容等。而从身心方面来看，语言障碍可能主要来自发音和认知方面的功能性缺陷或失调，语言发育障碍的研究对象主要面向后者。但这两者并不是彼此割裂的，在个体语言的早期发育乃至语言发育障碍儿童的治疗中，如何营造良好的文化交际环境对儿童的语言发育具有重要影响。语言发育障碍是指由于先天不足或个体发育期的疾病，导致言语功能发育缺陷，表现为各种喑哑、交流困难等功能性障碍。语言发育障碍主要包括言语发育延迟、语言表达和接收障碍以及语音障碍。良好的听觉和感官系统、完好的记忆功能、发音器官正常以及足够的语言刺激是保证正常语言发展的必备条件。语言发育障碍常起病于婴幼儿期或童年期。学龄前期儿童语言发育障碍的患病率高达5%～8%，若未经任何治疗，有40%～60%将持续存在至学龄期，导致阅读技能和拼写技能受损，并伴发行为问题和社会行为受损。

一、言语发育延迟

　　儿童的语言发育主要体现在语音、词汇、语法结构和言语表达四个方面的发展。在语音方面，相关的心理学研究已经证明，3～4岁是儿童语音发展的关键时期，4岁左右的儿童开始具有了语音意识，表现为对自己和他人的发音感兴趣，喜欢纠正和评价不同的发音。一般4岁以上的幼儿可以掌握本民族的语音，并在此后日趋稳定化和方言化。在词汇方面，1.5～2岁是儿童语言发展的词汇爆炸阶段。在此阶段中，幼儿所能理解的词汇数目和种类与日俱增，而且幼儿对词汇的理解能力也在不断提升。在语法结构上，儿童在1～1.5岁的言语主要以单词句为主，1.5～2岁开始出现双词句，又称电报句，即由2个或3个词构成不完整的句子，这标志着儿童的日常言语已初步具备句子的雏形。在2.5岁左右，儿童的言语开始出现没有连接词的复合句。在言语表达上，儿童的言语呈现出从对话言语到独白言语、从情景性言语到连贯性言语、从外部言语向内部言语的发展特征。在 3 岁前，儿童的言语基本采取的都是对话的形式，5 岁左右的儿童可以进行独立讲述。6～7 岁的儿童可以比较连贯地组织表达。

结合儿童言语发育的构成及其阶段性特征，当儿童受制于生物、社会、心理等多种因素时，口头语言的发育明显落后于同龄儿童的正常发育水平所引起的语言发育障碍，即为言语发育延迟。言语发育延迟的儿童通常表现为说话迟、总以手势表达自己的需求；与他人对话时反应慢，语言表达不熟练，仅能说少量单词，不能说完整的句子等临床特征。值得注意的是，虽然言语发展常模提供了判断儿童言语发展正常与否的大致参考标准，但儿童言语发育的个体差异性很大。临床医师很难确定某一儿童言语延迟状况是属于正常范畴，还是异常，因为临床发现有严重言语延迟的儿童后来却发展了正常言语技能，因此，应谨慎下诊断。但同时，言语发展和智力的发展之间有紧密联系，儿童早期的言语发展是对今后智力水平最有预示作用的因素之一，所以早期发现并干预言语发展延迟的儿童是非常重要的。

（一）病因

语言包括语音、语义、语法和语用 4 个方面，同时语言又可以分为言语(包括音韵学、词汇和形态学)、副语言(包括语调、眼神、面部表情、手势和姿势语言等)和语用学(涉及语言交流的主题、与环境的相关性、与交流对象相关性、交流方式等)三大方面。语言发育障碍可表现为这些方面异常，不同原因引起的语言发育障碍表现形式也会有所不同。

1. 遗传学因素　语言过程在相当大的程度上显示了可遗传性，尽管其遗传基础尚不明确。科学家们认为特殊的大脑功能缺陷会导致功能障碍，且这种缺陷具有遗传特点。根据语言受损儿童的父母是否有语言受损情况，将其分为两组，结果表明，存在以语言为基础的学习困难的阳性家族史儿童组，表现出更多的语言加工缺陷。换言之，由于对各种声音反应的神经环路存在细微的却又重要的区别，导致受影响的儿童对某些语音的解码会更困难。

2. 生物学因素

(1)大脑：语言的功能发展很迅速，主要定位在大脑的左颞叶。解剖学和神经影像学的研究指出，对语音的识别和分割的缺陷与大脑左右半球的功能问题有关。局部脑血流灌注研究表明，语音识别任务完成差的受试者，其左颞叶的活动减弱。因此，语音方面的问题可能是控制音素加工的大脑左右半球系统的神经学缺陷或偏差所致。有学者指出，脑瘫的致病原因导致语言中枢损害时会同时伴有语言发育迟缓，以伴有控制发音的肌肉中枢损害为主要特点，所以患儿多表现构音和说话流畅性异常，并且常伴有进食与吞咽功能障碍。

(2)耳部感染：听力障碍会影响儿童言语发育，耳聋或某种类型(如某一音频范围)的听力丧失可能导致儿童言语发育延迟。有研究指出，生命早期短暂的听力丧失和缓慢的言语发展有关。反复的中耳感染或中耳炎，以及外耳道阻塞会影响声音的分辨，从而发生构音障碍，儿童容易患言语延迟障碍。患有慢性中耳炎的儿童，由于他们试图在学习适当的言语交流方式方面赶上同龄人，因此，其社会发展也可能存在某种程度的延迟。

(3)口腔功能障碍：唇裂、腭裂、舌系带过短及口肌运动控制异常等是引起发音障碍的原因，会导致儿童唇音不清，鼻音过重，需要送气的爆破音、破擦音和摩擦音发不准，部分儿童有轻度语言发育迟缓。这类儿童易流口水，进食咀嚼功能差，伴明显偏食挑食等进食行为障碍。

3. 环境因素　言语环境剥夺是语言发育障碍产生的主要因素。模仿学习是儿童发展言语能力的重要方式，因此适当的言语刺激和示范是非常重要的。亲人与婴儿多对话以及及时对婴儿的发音和说话做出反应，都对婴儿言语发育有着非常重要的意义。言语刺激不仅包括言语刺激数量，还包括言语刺激质量，即对儿童的言语做出适当的反应。并非所有的言语刺激都对儿童有利，成人之间的言语交往复杂，处于言语发展未充分阶段的儿童不易听懂他们的谈话，只有简短的适合初学说话的婴幼儿的话语才能刺激儿童的言语发展。言语刺激质量对儿童言语发展至关重要。研究表明，父母溺爱孩子，对儿童的要求不经开口说出就能预见并满足，会使得儿童缺乏言语训练的机会，进而可能导致其言语发育延迟。

4. 智力障碍 语言是智力的重要组成部分，智力障碍是语言发育迟缓的常见原因。幼时智力发育落后的儿童其语言能力也明显落后于同龄儿童，表现为语言能力与低龄儿童的类似，其手势肢体语言、语用水平和社会化能力都与其认知水平一致。语言水平明显低于认知水平时可同时诊断语言发育迟缓。

5. 心理因素 由于开始说话训练和大小便训练在时间上几乎同时进行，若儿童抵制大小便训练，一般也会导致其抵制说话训练等其他要求。

(二)诊断

对儿童言语发育延迟的早期发现主要从言语功能、语言功能和听力等方面进行常规性的甄别。在言语功能上，当儿童出现发音不连续或过尖、12 个月时仍无咿呀学语、24 个月仍有 50%以上的言语听不懂、6 岁以上儿童言语的清晰度有明显问题等典型的提示性特征，父母就应对儿童的言语发育状况有所警觉。在语言功能上，可以通过详细询问儿童语言发育的病史，通过与患儿交谈详细检查患儿在语言的理解、表达能力和命名能力等方面的发育状况。在听力上，如果儿童到 6 个月对声音仍无明显反应，到 12 个月对家庭内的声音或说话仍无反应时，都有由听力损伤导致言语发育延迟的可能。如果进一步对言语发育延迟进行确切诊断，则需要使用专门的指标和量表。指标上较有代表性的是 6～36 个月儿童语言检测红旗指标。语言发育监测和发育筛查能早期有效地发现儿童语言发育迟缓，是儿童发育监测的重要内容之一。语言发育监测是根据一般正常儿童语言发展的顺序，确定一些发育里程碑指标，以这些指标对一般人口的适龄儿童进行语言发育动态监测。这些指标通常称为红旗指标或预警指标，一旦监测到婴幼儿存在下列红旗指标异常，就要转诊至专科医院进行语言发育评估(表 7-1)。

表 7-1　6～36 个月儿童语言监测红旗指标

监测年龄(月龄)	感受性	表达性
6	听到声音没有转头、眨眼等反应	不会笑或叫出声
9	对呼唤名字没有反应	很少或没有咿呀发声
12	听不懂任何词汇	不使用挥手或摇头等动作来交流
15	不能指出 5 个以上物品，或对"再见""不"等指令没有反应	不会使用妈妈、爸爸或其他任一词汇
18	不会指认身体部位	不会使用 3 个以上词汇
24	不会执行两步指令	不会使用 50 个以上词汇
30	不会用口头语言或使用点头、摇头来回应别人的提问	不会使用双词短语
36	不理解介词或动词，不能理解三步指令	词汇量少于 200 个，不会使用简单句

语言发育筛查是指在某一年龄阶段采用专门的工具——语言筛查量表进行评估，筛查出可能有语言发育落后的儿童。美国儿科学会建议在初级保健机构对所有婴幼儿进行发育筛查，筛查内容包括语言发育、行为问题、孤独症和智力发育迟缓，而不是只单纯筛查语言发育状况。国外用于语言筛查的工具较多，一部分是单独筛查语言的，另一部分是筛查整个发育水平的，下列是一些引进到国内使用的量表或国内制订的语言筛查工具(表 7-2)。

表 7-2　常用的语言筛查和诊断量表

	筛查年龄	筛查内容	作者	评定者
丹佛发育筛查测验第 2 版(DDST-Ⅱ)	≤6 岁	大运动、语言、精细动作-适应性、个人-社会行为	Frankenburg 等	专业人员
0～6 岁发育筛查测验(DST)	≤6 岁	运动能力、社会适应能力、智力(包括语言与操作能力)	郑慕时等	专业人员

续表

	筛查年龄	筛查内容	作者	评定者
儿童发育筛查父母问卷(CDSQ)	≤6岁	语言、运动、认知等能力	万郭斌等	养育者
年龄和发育进程问卷(ASQ)	1~66个月	沟通、粗大动作、精细动作、解决问题、个人-社会	Squires等	养育者
早期语言发育里程碑(ELMS)	≤36个月	视觉理解、语言理解、语言表达	James	专业人员
1~3岁小儿语言发育迟缓筛查量表	1~3岁	听觉、语言理解、语言表达、运动能力、社会性发展	王小力等	养育者

1. 日常观察 针对儿童发育评定的相关研究较少，专家经常运用发展性测验或智力测验，并对测验有关言语发育水平的项目进行临床评定。但这类评定方法无法全面反映儿童的言语技能。其他诊断方法包括询问患儿父母有关儿童的言语发育史、听力测试、体格检查和心理评估。听力是语言发展的必备条件，有语言发育迟缓者一般都要进行听力及中耳功能评估。语言障碍的诊断过程中也需要对儿童的口腔运动功能进行评估。由于儿童存在个体差异性，有人建议2~3岁时表现为言语发育迟缓的儿童不列入诊断对象。

语言监测和筛查后，一旦怀疑有语言发育问题，就要以标准化量表进行语言发育诊断评估。国外语言诊断评估量表较多，国内比较缺乏，多采用综合性发育诊断量表或智力测验进行评估。近年来国内逐渐引进修订了少数语言诊断量表，但仍然缺乏原创性语言诊断量表。语言量表的诊断评估应该由言语治疗师、应用心理专业人员或受过专门训练并有上述两类人员指导的其他专业人员完成，以确保评估结果的可靠性。

语言障碍的诊断评估必须放在一个整体发育的框架下进行，因此，在做语言评估的同时或之前，要进行发育水平或智力评估，一些儿童要进行行为与情绪评估，甚至部分儿童要进行感觉统合功能评估。其目的是排除智力发育迟缓、孤独症、注意缺陷多动障碍、感觉障碍等导致的语言发育障碍。

依据《精神障碍诊断与统计手册》第5版(DSM-5)，语言障碍的诊断标准见表7-3。

表7-3 DSM-5中语言障碍的诊断标准

A. 由于语言的综合理解或生成方面的缺陷，导致长期在各种形式的语言习得和使用中存在持续困难(即说、写、手语或其他)，包括下列情况：
1. 词汇减少(字的知识和运用)
2. 句式结构局限(根据语法和词态学规则，把字和词连在一起形成句子的能力)
3. 论述缺陷(使用词汇和连接句子来解释或描述一个主题或系列事件或对话的能力)
B. 语言能力显著地、量化地低于年龄预期，导致在有效交流、社交参与、学业成绩或职业表现方面的功能受限，可单独出现或任意组合出现
C. 症状发生于发育早期
D. 这些困难并非由于听觉或其他感觉的损伤、运动功能失调或其他躯体疾病或神经疾病所致，也不能用智力缺陷(智力发育障碍)或全面发育迟缓来更好地解释

2. 鉴别诊断 语言发育障碍与儿童孤独症均发生在儿童发育阶段。个体差异、儿童发育的阶段性特征、儿童表达能力的局限及对医院环境的紧张、害怕等因素常影响儿童与检查者的互动配合，进而影响临床诊断评估，加大了临床医师的诊断难度。因此，建议在诊断过程中，利用多种心理发育评估量表结合结构化访谈的方式，向家长及照顾者询问收集儿童的相关病史资料以及诊断外的行为症状，从多角度了解患儿实际情况。此外，可利用玩具等儿童喜闻乐见的方式，营造易于取得儿童接纳和配合的就诊环境，在与儿童充分互动的过程中，通过现场观察收集儿童最接近常态的行为症状，从而进行鉴别诊断。

(1)社交互动中应答性反应及与父母及照顾者的互动：孤独症儿童往往缺乏正常的社交往来。即使在与熟悉的照顾者相处中，他(她)们对环境中物品的兴趣远大于对人物的兴趣。缺乏与照顾者

或他人持续的目光交流和应答性反应，表情单一。而语言发育障碍儿童，虽然言语理解和言语表达存在异常，但他(她)们往往具备正常的社交往来，在熟悉环境和获得安全感后，大多能够与检查者进行有来有往的互动性活动，如有持续的目光交流，能够模仿多个简单的动作和表情，能够借助工具性手势动作与检查者进行互动和游戏。

(2)非言语性交流状态：孤独症儿童往往既缺乏言语沟通，又缺乏非言语交流，通常不会或较少利用手势、表情、姿态等来弥补语言交流的不足，或寻求帮助。即使部分儿童运用个别常用的表达性手势时，其所展示的动作也显得不自然、面部表情奇怪、生硬或机械。而语言发育障碍的儿童，在语言表达或理解困难的情况下，会积极利用非言语交流方式来弥补交流中语言功能的不足。他们具备接近正常儿童运用手势进行交流互动的能力，其表情、手势动作的运用也相对自如、灵活。

(3)模仿活动能力：孤独症儿童大多不能及时跟从他人进行模仿，或模仿仅局限于对物品的操作，很少模仿他人的表情和肢体动作。语言发育障碍儿童不仅可以跟从他人进行物品操控的模仿，还可以进行表情、动作等复杂活动的模仿，并能够参与想象性游戏和角色扮演等活动。

(4)特殊兴趣和刻板行为：孤独症儿童多有重复刻板动作，且易沉迷于特殊的感觉刺激。而语言发育障碍儿童一般不具有这些症状。

(三)治疗

影响儿童言语发育的病因或假设病因决定言语发育延迟的治疗方案。若发现患儿有听力受损甚至丧失，应实施药物治疗、手术和听力辅助治疗等。如果在听力受损的情况下已经习得了不良言语模式，则需要进行言语矫正治疗，通过大量的言语示范使其获得正确的言语模式。病因与言语环境剥夺有关时，要加强言语示范和强化，如组织游戏和比赛，鼓励孩子多说话。如果儿童的语言障碍是由父母过分保护导致的，建议使用心理疗法或行为疗法，查清子女语言障碍和父母行为间的关系，找出并改变父母或孩子的问题行为，促进儿童言语发展。国外波利特(Bereiter)和恩格尔曼(Engelmann)于1966年制订的治疗训练计划对于改善儿童的言语延迟问题很有帮助，具体内容见下文。

Bereiter 和 Engelmann 针对改善儿童言语延迟障碍的培训技术包括18项步骤(表7-4)。

表7-4 儿童言语延迟障碍的培训步骤

(1)根据儿童的具体情况确定工作难度和基准点	(10)运用重复法
(2)遵循严格的、可重复的陈述模式	(11)注意观察儿童理解语言的线索
(3)尽可能做出即兴反应	(12)使用简短的解释
(4)在治疗组中和某一儿童相处的时间不超过30秒	(13)根据儿童的理解能力决定训练中的解释用语和规则
(5)说话保持节奏感	(14)多用例子
(6)要求儿童大声地、清楚地讲话	(15)极可能避免对儿童做出错误反应
(7)不要催促儿童加快语速	(16)明确地让儿童知道其反应是正确的还是错误的
(8)拍手引起孩子对语言规则和习惯用法的注意	(17)尽可能向儿童生动地表达学习的重要价值
(9)多提问	(18)鼓励儿童多思考

二、特殊性语言发育障碍

特殊性语言发育障碍是一组由中枢神经发育延迟引起的语言障碍。其智力相对正常，临床表现为说话延迟及言语的理解和表达困难。相比较言语发育延迟，特殊性语言发育障碍的发生并非由听力或发音器官问题、精神发育迟滞或环境剥夺因素所致。

(一)病因

1. 脑损伤 目前的临床研究普遍认为特殊性语言发育障碍直接归咎于神经系统的病变。然而，一些研究已经表明部分语言障碍的患儿母亲存在围生期导致脑损伤的高危因素，如部分患儿的母亲在妊娠期有吸毒和饮酒的行为，导致患儿体内铅水平较高，这些高危因素都可能对患儿的神经系统造成损伤。

2. 感觉功能失调　因为语言的获得依赖多种感觉功能的参与，如听觉、视觉及与感知觉有关的注意和记忆功能。所以，有的学者认为特殊性语言发育障碍的发生与感觉功能的失调相关，如一些研究已经证实语言障碍的儿童伴有较高的注意缺陷发生率。

（二）诊断

特殊性语言发育障碍按照临床表现的不同分为表达性语言障碍和感受性语言障碍。表达性语言障碍和感受性语言障碍的临床表现分别如下：

1. 表达性语言障碍　患儿说话简短，词汇量较少，难以进行详细的描述。词汇相对简单，在表达困难时难以用其他合适的词汇进行替代。当自己的语言难以被他人理解时，更多时候表现为重复原话，而不是转换表达方式以进行说明。言语在语义和语法上常常出现错误，词句缺乏流畅性。手势、眼神和面部表情等非语言性交流方式基本正常。患儿的智力一般正常，但如果语言障碍持续至儿童晚期，随着年龄的增长，非言语智力可能呈现下降的趋势。

2. 感受性语言障碍　患儿的语言理解障碍继发性地影响着语言的表达，因此很少有单纯的感受性语言障碍，其往往与表达性语言障碍相伴随。患有感受性语言障碍的儿童说话时不能选择适当的词语来表达，自己命名物体较为困难，语义紊乱，常用功能上、意义上相关联或相近的词替代，如天空和蓝色。表达的语法结构相对简单，句法结构不稳定，常常前后不一致，经常遗漏和忽略部分语法结构，语言表达难以被人听懂或出现一些毫无意义的词。

根据国际疾病分类标准编码（ICD-10），表达性语言障碍症主要的判断依据为：①口语表达能力显著低于其智龄；②对语言的理解能力正常；③排除了其他发音器官或神经系统疾病。感受性语言障碍的主要判断依据为：①对语言的理解能力低于其智龄应有的水平；②语言表达能力受损，且常伴随语音发育异常；③排除了听力障碍或其他神经系统疾病。

以上临床表现主要侧重对特殊性语言发育障碍的日常发现，从专门的诊断工具上，特殊性语言发育障碍可以通过 PPVT、S-S 法等专门的评估工具做出科学的判断。

皮博迪图片词汇测验（Peabody picture vocabulary test，PPVT），最初是为发声困难的人及聋人设计的一套测量词汇能力的工具。该测试主要反映被测者的语言感受能力，适用于 2.5～18 岁儿童及青少年。一般情况下，PPVT 只考查了个体的词汇理解水平，由于 PPVT 无须任何语言表达，因此对于无言语能力的儿童尤为适用。

S-S 法是由日本音声言语医学会言语委员会研制，并经由中国康复研究中心语言科根据汉语体系标准化而成的。该法主要从正常儿童语言发育的特征出发，将正常儿童的语言发育过程分为若干阶段，选择每个阶段的代表性内容，以理解和表达为主，结合交流能力和操作能力支撑标准检查表。通过该法可以检查出患儿语言发育的状况与实际年龄的差别。

此外，CCMD-3 诊断标准和 DSM-5 语言障碍诊断标准也是诊断特殊性语言发育障碍的重要参考。在 CCMD-3 标准中，表达性语言障碍的主要特征是：①言语表达能力低于实际年龄应有水平；②语言的理解能力正常、标准化测验总智商正常。感受性语言障碍的主要特征是：①言语理解能力低于实际年龄应有水平，伴有语言表达能力和发音的异常；②非言语性智力测验智商在正常水平。DSM-5 语言障碍诊断标准的主要依据是：①从标准的个人施测的表达性语言发展测验上得到的分数，低于标准化的非言语智力测验和接受性语言发展测验的分数；②表达语言的困难干扰学业、职业成就或社会沟通。

（三）治疗

特殊性语言发育障碍主要体现为表达性语言障碍和感受性语言障碍两种类型，由于两种类型的表现和原因不尽相同，在实际康复训练过程中也存在不同的训练要点。表达性语言障碍的训练要点是侧重掌握与理解水平一致的语言表达能力，但训练的过程要与个体的语言理解能力并行，重点是将手势语、言语作为有意义的符号加以应用。感受性语言障碍在训练中侧重扩大理解和表达的范围，为此，在训练中既要提高患儿的理解力，也要导入符合患儿水平的文字、数量词等方面的学习以及提问与回答的训练。具体按照治疗方式的不同，可有以下两种治疗方法。

1. 以方案为中心的治疗方法　该方法主要适合年幼患儿及严重语言障碍的患儿，主要包括练习、操作性训练及塑造三种形式。练习方式是通过单词卡、拼读等方式让患儿勤表达；操作性训练主要是给予患儿一定的任务，当患儿完成了特定的语言任务目标，就要通过兴趣游戏来强化这种目标实现；塑造是给患儿听觉刺激，通过不断刺激反应引导患儿接近目标。

2. 以患儿为中心的治疗方法　该方法主要针对性格内向且有一定语言能力的学龄前患儿。具体方法是将语言任务目标直接作为游戏中的一部分，边说边玩，有意引导患儿，一旦患儿达到既定的目标，治疗方案立即予以积极的反馈。在互动交流的过程中，治疗师通过不断模仿、扩展给患儿做示范。

三、小　　结

由于引起儿童语言发育障碍的原因众多，不同原因引起的语言发育障碍的康复治疗计划亦有所不同。因此，在对儿童进行健康检查的同时，要对其语言发展进行动态监测，适时进行语言发育筛查，尽早发现语言发育迟缓。通过语言评估、智力与发育评估、情绪与行为评估、听力诊断、口腔运动功能评估等，甄别不同原因所致的语言发育障碍，有针对性地进行治疗干预。

因为语言发育障碍受语言环境的影响较大，所以，在实际的治疗矫正中，必须给患儿营造良好的语言交流环境，引导儿童参与到与他人的交流中。有些语言发育障碍早期症状较为明显，如词汇发展延缓的症状一般在孩子出生 18 个月左右就可被识别出来。但是，如果在筛查阶段，相关症状在 2 岁之后才被诊断出来，就会严重影响早期的干预治疗。所以一旦发现孩子存在语言发育障碍的症状，就应本着早发现早治疗的原则为儿童营造良好的治疗环境。例如，父母可以配合治疗师将学校教育环境带入到家庭情境中，父母应成为主要的治疗成员。语言发育障碍的问题具有持续性，包括个人职业、教育都会受到影响。在实际的治疗中，语言治疗师往往会忽视儿童的语法和语言推论技巧，而这两种能力对患儿学习读与写是非常重要的，尤其对一些伴有学习障碍的患儿，这两个方面的能力要尤为重视。

具体在对语言发育障碍患儿进行干预时，还应设计密集的治疗课程，这样有助于对干预效果的强化。所选择的课程内容应一方面广泛涵盖儿童的社会生活，另一方面在内容设计上要随着儿童和家庭的变化有所调整。此外，对语言发育障碍的患儿在干预过程中还应坚持巩固性原则，即相应的干预措施应在儿童的语言能力得到足够巩固时再撤销，否则可能会导致儿童已经发展的语言能力有所倒退。

第二节　学　习　障　碍

在正规教育中，常有一类儿童，他们没有明显的情绪问题，也不缺少学习动机和合作精神。但是，他们在学习生涯中经常面临失败。其中，相当多的儿童就存在学习障碍问题，学习障碍的表现较为广泛，读写困难、动作难以协调、逻辑和运算上的困难等，都可能成为学习障碍的表现类型。

学习障碍一词最早出现时，是指一组包括知觉障碍、脑损伤等症状和特点的综合障碍。理论界对学习障碍的定义并不统一，但美国教育部于 1977 年提出的定义是迄今为止应用最广、影响最大的，其定义为个体在涉及理解或运用语言(说或写)方面的一种或多种基本心理过程出现失常。这种失常可能表现在听觉、思维、言语、阅读、书写、拼音或数字计算方面的能力不足。症状包括知觉障碍、脑损伤、大脑功能轻微失调、阅读障碍和进行性失语症，但不包括视听觉或运动缺陷，智力落后，情绪失调或由环境、文化或经济状况引起的学习问题。一般来看，学习障碍患儿智力正常，但是因为神经中枢方面某种学习功能的异常，才导致他们发生读写和运算上的困难。因此，在中国香港教育界，更多学者用特殊学习困难一词来阐释学习障碍，以便更清晰地呈现学习障碍的内涵。

学习障碍的具体表现类型较多，多发的类型有读写困难(developmental dyslexia)、数学运算障碍(dyscalculia or mathematics disorder)、动作协调障碍(developmental coordination)等。其中，以读写困难最为常见。学习障碍的类型虽然各不相同，但通常具有以下几个基本特征：①儿童的实际行为与所期望的行为之间存在显著差异。例如，尽管智力正常，但是实际成绩却远低于其智力水平应达到的成绩；②学习障碍儿童有一些特殊的行动障碍，如可以在很多学科学得很好，却不能做多数儿童很容易做到的事；③学习障碍儿童的缺陷集中在学习语言和算术的基本心理过程中；④学习障碍的问题不是由听力、视力或发育迟缓问题引起，也不是由情绪问题或缺乏学习机会所致。根据《中国精神疾病分类与诊断标准》第 2 版(1989)制订的诊断标准，学习障碍的诊断必须符合下列 3 条。

(1)排除精神发育迟滞、儿童孤独症、儿童精神分裂症及其他疾病引起的上述障碍。

(2)发病于婴幼儿或儿童期，病程持续，无缓解表现。

(3)临床以个别功能的原因不明的发育性延迟为主要表现，至少具备下列 3 项之一：言语和语言特殊发育障碍；学校学习技能特殊发育障碍；运动技能特殊发育障碍。此外，学习障碍常与下列儿童的精神发育问题相混淆：

1)精神发育迟滞：表现为以智力低下和社会适应能力缺陷为主要特征的一组疾病，可采用智力测验、社会适应能力评定和其他心理学测试加以区分。

2)儿童孤独症：是起源于婴幼儿时期特有的、严重的、全面的发育障碍。其症状为严重的孤独、对别人缺乏情感反应、语言发育障碍、刻板运动和奇特反应。

3)儿童注意缺陷多动障碍：主要特征是注意力不集中、过度活动、冲动和学习困难，常伴有动作笨拙、精细动作不协调、学习成绩时好时坏，主要是注意力不集中的结果。

4)儿童精神分裂症：大多数起病于学龄儿童，因精神病理的影响而导致不能适应学校学习，但表现为行为异常、思维障碍、幻觉妄想等症状，易和学习障碍区别。

5)非特异性学习困难：学习困难的评定可以用标准水平试卷成绩分级。①严重学习困难：语文、数学成绩均在 60 分以下者；②轻度学习困难：语文、数学成绩在 60～70 分，但常有不及格者。而各类学习障碍具有特异性指征或诊断标准，诊断时必须与一般泛指的非特异性学习困难相鉴别。

据研究报道，学习障碍的患病率为 2%～5%。一般估计，学龄儿童中阅读障碍的患病率为 5%～10%，多见于男孩。国内小学生学习困难的发生率为 13.2%～17.4%。患病率资料差异可能与研究者对学习障碍定义的理解不同有关。

一、阅 读 障 碍

阅读障碍是学习障碍中最常见的一种类型，发病比例约占到学习障碍儿童的 80%。阅读障碍主要指智力正常，本应具备正确和流利阅读能力的人却在写字、阅读、拼写等方面表现出非预期的困难。最常见的深层特征是无法区别或分辨单词的发音，阅读障碍的患儿常在学习书面的基本单词时表现出困难，尤其是面对那些发音不规则但必须记住的单词，如"但是""面临""追溯"等介词或连接词。此外，一些病理性的表现反映到儿童的阅读方式中来，阅读障碍的患儿在阅读中常出现对单词的反转，如 p/q；换位，一些序列错误如 was/saw；倒置等问题。

(一)病因

目前研究者普遍持有的观点是学习障碍源于中枢神经系统的受损，主要体现为大脑对认知技能的调节功能受损或异常，使得学习障碍患儿无法充分获得相关的认知技能。此外，学习障碍的发生还要受到儿童在认知、人格等方面因素的影响。

1. 遗传发育因素 阅读障碍具有家族遗传性，支持基因病因的证据主要来自家庭和双生子研究。哈格伦(Hallgren)于 1950 年报道 116 例阅读障碍病例中有 113 例患儿的亲属也有阅读障碍。菲努奇(Finucci)等发现，20 例阅读障碍儿童的第一血亲中 45%存在阅读障碍。史密斯(Smith)和金伯林（Kimberling）等于 1982 年的研究证明，某些特定的阅读障碍是由常染色体隐性遗传导致的。Smith 于 1990 年等发现第 15 号染色体与阅读障碍存在一定关联，性染色体异常可造成言语和运动能力的失衡及发育迟缓。但同卵双生子高发病率也可能是由母亲妊娠期或分娩期接触的一些物理因素所致。此外，国外研究发现，围生期的产伤、宫内感染、难产和早产等都可能对儿童的中枢神经系统发育造成损害。有学者通过研究得出，阅读障碍患儿往往存在皮纹异常，这些异常与神经系统的异常发育有密切联系，它们同源于外胚层，与大脑皮质一起在妊娠第 14～26 周形成，被视为遗传因素和胚胎期神经系统发育早期损害的标记。

2. 认知因素　对儿童的功能性磁共振成像研究表明，左上颞皮质对儿童的个体阅读能力具有重要影响。此外，左额下回也对儿童的语音意识形成具有重要影响。对阅读障碍的专门研究认为，阅读障碍与颞叶视觉和听觉在信号处理功能上发生缺陷有关。还有的学者对阅读障碍的成因持特定组件功能障碍的假说。所谓组件主要指语音模块，负责语音的加工。该假说认为，阅读障碍患儿无论在口语还是写作中，均很难将词汇进行分解，因此很难将印刷符号和音节进行有效地连接。与阅读相关的语音缺陷是判断阅读障碍的重要因素。此外，有证据表明，注意机制对阅读中的心理过程也具有重要影响，注意力不集中是导致阅读障碍的重要原因之一。

（二）诊断

阅读障碍的日常诊断主要从其临床表现类型出发，常见的类型表现既可出现于口语中又可能出现于书面语言中，口语障碍的典型表现是发音错误，阅读缺乏流利性。值得注意的是，这些障碍主要反映在发音能力方面，而非语义或知识方面导致的缺陷。在书面语言方面，阅读障碍患儿主要表现为编码、文字识别和书本阅读较为吃力。相关障碍的临床表现随着年龄的增长呈现不同特点。一般患儿的听觉理解能力处于正常水平，随着年龄的增长，患儿的言语准确性日益提高，但是语言流畅性没有得到同步改善，当儿童出现此类临床表现时就要考虑是否存在阅读障碍的问题。

在对阅读障碍的诊断过程中，病史的收集非常关键。因为阅读障碍受家族遗传的影响较大，患有阅读障碍的父母应及时关注儿童在早期发育中轻微阅读障碍的提示性表现。例如，这些高危儿童在早期学习中往往对韵律和识字表现出较大的困难，在阅读活动中经常逃避面对他人阅读或独立的阅读。除了了解病史以外，我们还可以通过让孩子阅读来进行初步筛查。口头朗读是测试阅读准确性和流畅性的一个有效方法。对于儿童青少年来说，阅读障碍的主要表现是阅读和书写缓慢而费力。

在专业诊断标准上，用于评定阅读障碍儿童的标准化测验方法主要有 3 种：低于年级水平法、差异法和回归法。儿童入学不足 1 年者不列入诊断对象。低于年级水平法将阅读成绩显著低于年级水平的儿童定为有阅读障碍。例如，一位 2 年级儿童的阅读成绩低于现有年级平均成绩且持续 6 个月以上，或一位 5 年级儿童的同类指标达到 1 年以上者被认为有阅读障碍。差异法是根据儿童的智力成绩计算其预期阅读水平，然后用预期水平减去真实阅读水平，如果某儿童这两个指标值的差距大，可诊断儿童有阅读障碍。回归法是计算出阅读成绩和智商间的回归方程，利用回归方程计算预期阅读成绩，如果实际成绩明显低于预期成绩，则可确立诊断。此外，在测量工具上，尼尔森-丹尼阅读测试和单词阅读效率有效测试是两种较有代表性的测试。必须强调的是，学时水平可能会掩盖阅读障碍的表现。因此，单纯的单词识别测试无法检测出那些高中以上学历的阅读障碍患者。由于无法体现出阅读中的流畅性缺陷，单词准确性测试对阅读障碍的诊断性功能极其有限。这类量表评估的是阅读的准确性而非流畅性，所以这类阅读测试通常只适用于学龄期儿童，对于成人可能会产生假阴性结果。有关阅读障碍标准化测试的得分必须充分考虑受试者的教育水平和所受过的职业训练。

（三）治疗

阅读障碍患儿的治疗是一个漫长的过程。治疗的焦点在于对阅读问题的指导。其中，根据阅读障碍患儿的不同年龄阶段可以进行有针对性的训练，早期可以通过语言和发音技巧的训练提升儿童阅读的准确性。当进入到学校教育，治疗的重点应转为对适应性的调整。对阅读障碍的有效干预主要从以下五个领域出发给患儿提供系统化的指导，分别为语音识别、声学、流畅性、词汇和理解力。在语音识别方面，可以在早期进行单因素的训练，对儿童进行有关音素意识的指导。但是单纯的语音识别提升是不够的，治疗者还应通过专门的声学训练强化儿童的单词-语音对应能力。在流畅性方面，可以通过引导儿童反复诵读的方法提升患儿的阅读流畅性。具体操作为由教师或治疗者示范阅读一段文字，然后由学生大声反复朗读并及时强化，直到学生能够正确流利地阅读该段文字。对于成人以后的阅读障碍患者，可以配合有声读物、书写检查工具等。在提升理解力方面，可以通过词汇教学和鼓励读者与文本之间的积极互动来实现。

除上述专门针对阅读障碍的相关措施，有研究已证实一些简单易行的认知训练也会对阅读障碍的状况进行改善。具体实施方式如下：

1. 认知训练　看生活照片，人像配图，分享个人玩具，找自己的座位、书包、协助训练员分派物件。

2. 语言训练　利用各种感官刺激来帮助辨认并正确发音。先由训练员反复读几个单音，使其看清发音动作然后让儿童自行镜前练习。练习后让儿童模仿训练员的发音，指导员及时纠正其错误之处。与此同时，还要用手势和表情来刺激感官。1～2 个疗程后根据训练结果进行自我介绍、传话和续句游戏训练。

二、数 学 障 碍

数学障碍主要指在算术加工过程中存在持久性的问题。数学障碍在学习障碍中所占的比例较大，据调查，6%的学龄儿童存在不同程度的算术加工困难，这个比例同阅读障碍的发病率基本相当。数学障碍的患儿与阅读障碍的患儿一样，都不是因为智力落后导致的学习困难，只有因为数学能力的缺陷导致的学习困难才能成为数学障碍。从数学的学科特性进一步理解，数学能力主要体现在两个方面。一方面是数学的高度抽象性，数学学科舍弃了事物的具体属性，而着重从数量关系和空间关系对事物进行研究。另一方面是数学的高度逻辑性，如几何证明中的形式推理。因此，儿童的数学能力主要指向对经验和数学关系进行信息加工和抽象概括的能力。儿童在数学能力方面的缺陷可能导致数学障碍。

(一)病因

数学障碍发生的生理因素主要与遗传及神经病学有关。从遗传学上来看，同卵双生子的研究已证实，同一家庭成员的数学能力相近。天才儿童在数学上往往表现出相近的能力，而数学能力较差的儿童也会表现出相近的缺陷。此外，一些特纳综合征的患者由于 X 染色体的缺失，也会表现出数学障碍。从数学能力的脑神经机制来看，顶叶在数字运算中起着重要作用。因此，顶叶的损伤可能导致数学学习困难。史瑞什(Suresh)和塞巴斯蒂安(Sebastian)的研究已经证实，顶叶损伤的患者不仅有严重的数学计算问题，空间能力的表现也较差。此外，视觉加工有缺陷的个体也常表现出数学学习困难，尤其在将数学问题表象化的过程中，这类患儿的表现最为突出，如记不住解题操作的顺序，不能完整记住某类数学题所需要的特定公式。

(二)诊断

由于数学障碍的类型较多，涉及计算、推理和空间思维等多个领域，所以对数学障碍的诊断主要以日常观察为主。专门的诊断评估往往需要多个测验综合评价。数学障碍患儿的日常表现，主要体现在数学能力涉及的计算和空间思维上的缺陷，如在计算上，主要表现为计数技能和算术技能的缺陷。这种缺陷主要来自信息加工过程和工作记忆方面的缺陷，在信息加工方面，如儿童算术时公式经常不完整，运算步骤较多时经常出现运算顺序混乱；在工作记忆方面，患儿主要表现为提取运算中的已知条件较为困难。在视觉空间上，患儿主要表现为完成空间加工任务方面有困难，如在计算多位数加减法时，在数字进位上经常出现困难；在解决几何问题时理解空间区域问题有困难。此外，在学校教育中，教师也可以通过专门的数学测验判断学生是否存在数学障碍的问题。例如，针对计算障碍，教师可以通过四则算术测验，并让学生口述计算过程测试其反应能力，以此发现学生在计算方法和习惯上的缺陷；通过文字型应用题，诊断学生在审题、探究问题、解决问题等环节中的表现，以此分析学生在算术经验提取方面的问题。

除了以上以日常观察为主的常规诊断，专业的临床测验评估也是发现数学障碍的重要手段。因为数学障碍的表现较为广泛，所以，需要全面的测验对数学障碍进行评估。相关的测验包括：

(1) 智力测验：如韦氏儿童智力量表、斯坦福-比纳智力量表。

(2) 学习成就测验：如伍德科克-约翰逊成就测验、韦氏个人成就测验。

(3) 神经心理学测验：尤其是执行功能测验和视-动、视-空间能力的测验。此外，在执行功能和空间推理能力方面的典型测验有：①分类测验，该测验主要通过形成抽象概念及反馈信息来验证假设；②视-动整合发育测验；③本德尔视-动完形测验；④DAS 图形构造及设计回忆分测验等。

(三)治疗

数学障碍的表现是面向多种能力协调的综合表现，因此，对数学障碍的治疗没有单独的措施。治疗方法常常取决于儿童能力缺陷的类型。例如，有的儿童的数学能力缺陷是由视-空间混乱造成的，而另一些儿童的问题主要表现在计算时执行功能的缺陷，这就需要我们先通过测验评估明确儿童的薄弱方面，针对不同问题采取有针对性的干预措施。

数学障碍多发生在学校教育领域，所以，早期的教育辅导对于改善数学障碍的状况最为有效。在教辅措施上，我们可以从以下几方面着手：①让儿童体验学习数学的乐趣，吸引儿童参与数学学习，引导儿童克服数学学习的心理障碍。常用的举措有设计简单的数学游戏、用绘本进行数学教学等。②对视觉记忆能力、视觉次序性记忆有缺陷的患儿实施有针对性的辅导，代表性的措施有定向练习描写、次序排列训练等。③针对视动协调功能、空间组织能力较弱的患儿可以采取分类训练、早期的数字认知训练等，利用尽量多的机会帮助儿童理解数字和物体之间的关系，通过数字连加、交换算式等帮助儿童掌握计算技能。

以马赫什·沙玛(Mahesh Sharma)为代表的外国学者通过总结得出，有效学习数学的必备条件是掌握以下具有代表性的技能：①按照特定步骤进行学习的能力；②识别不同模型的能力；③合理估测质量、大小和范围的能力；④构造视觉图像，进行虚拟操作的能力；⑤有良好的空间位置和组织感，能够准确判断上下左右、东西南北等方位；⑥演绎推理，能够将一般原理应用到具体事例的能力；⑦归纳推理，从特殊的实例中抽象出一般原理的能力。

以上能力作为有效数学学习必须掌握的核心技能，需要我们在对数学障碍患儿进行治疗的过程中系统使用。我们必须充分促进患儿在多种能力方面的全面发展，才能真正促进患儿数学障碍状况的改善。

三、书 写 障 碍

书写障碍又称失写症、书写不能症，是不能用文字来表达的一种言语障碍，常伴有失读、口语及听力受损等。轻者表现为书写缓慢、常有错字，难以完成较为复杂的写作；重度书写障碍则可能丧失书写表达的能力，很多常见的事物难以记录。书写困难的问题较为常见，约 1/5 的儿童存在一定的书写表达问题。书写本身作为一种自发的动作，它需要高度的协调能力和精确的力量控制，这也是书写障碍发生较为广泛且不易被发现的原因。拼写经常出现错误或字写得不好，如果对日常活动或作业没有明显的干扰或影响，则不能诊断为书写障碍。书写障碍常与阅读障碍、数学障碍等学习障碍同时存在。

(一)病因

书写障碍的病因从不同表现形态上可以归为不同类型，可划分为以下 3 种代表性的类型。

1. 空间型书写障碍　此类患儿的主要表现是口头拼写与阅读表现正常，没有明显的工作缺陷，表现出写字留白过宽、容易遗漏或错误拼写单词的首字母等问题。研究发现，这类患儿的视觉空间能力存在缺陷，缺乏对空间精确性的把握，从而导致其对空间大小判断不一。与其他类型的书写障碍相比，他们在抄写上存在极大的困难。罗伯托(Roberto)基于拉丁文本，将空间型书写障碍归纳为三类典型的错误：第一类错误是视空间错误，如笔画倾斜、单词分裂等；第二类是左视野忽视错误，指书写时常常忽略纸的左半部分；第三类是传入书写错误，主要指单词的笔画重复。神经科学的研究已经发现，这种空间型书写障碍经常发生于非优势半球的病变。

2. 动作型书写障碍　有的学者将其总结为运用障碍性失写。这种类型的书写障碍与发展性协调障碍密切相关。患儿由于运动的控制障碍而不能产生流畅、自发地书写。有的患儿书写动作不协调，在抄写、听写和作文中有困难，书写的速度较慢。有的患儿相比较同龄儿童在书写的基本动作技能上有困难，比如只能抄或听写单个字母，在书写单词时，字母的位置和方向都会发生改变。从病理学上来看，动作型书写障碍常常源自优势半球额叶的病变。

3. 阅读困难型书写障碍　与空间型书写障碍和动作型书写障碍不同，阅读困难型书写障碍的患儿往往表现出对语言理解的困难，因此该类型的患儿往往伴随一定程度的口语障碍或失读。在一些研究中，又称其为中枢性(语言学)失写。这类患儿可能是因为语音或语速意识的缺陷导致在自发书写时书写能力的落后。在书写时，患儿的字形欠佳，且常伴有误拼、漏拼、前后颠倒等语法方面的缺失。这种书写障碍主要包括 3 种类型：词汇性(表层性)失写，具体特征是拼写不规则单词较为困难，语音上经常出现似是而非的错误；深层性失写，具体特征是患儿无法拼出熟悉的单词，且呈现出较为明显的此类效应，即患儿拼写实词比抽象词更加容易，这种症状多出现在左侧颞顶叶多个区域损害的患儿；语音性失写，具体表现为口语拼写能力的缺陷，具有这种缺陷的患儿都有广泛的左侧半球损害。

(二)诊断

与数学障碍类似，日常观察是发现儿童书写困难最常用的方式。相比较于其他学习障碍，书写困难更为直观可见。常见的书写困难表现如不能够自如地运笔、握笔过紧、书写不匀称等。值得注意的是，书写过程随着学生运动智能的发展会逐渐成熟。因此，对待不同年龄的学生应有不同的评估标准。在对书写障碍的专门评估标准上，代表性的有书写评估协议、儿童阅读与书写能力家长问卷、抄写测验等。

书写评估协议是加拿大麦克司特大学的研究者研制的，主要用来评估严重书写障碍。协议主要包括 4 个部分：①准备材料；②学校观察，包括课堂观察、行为观察和作业检查；③正式测试，包括测试的任务、握笔姿势和握笔力量等；④分析，包括分析书写的速度、表现和内容。

儿童阅读与书写能力家长问卷由孟祥芝等编制，问卷主要分为 8 个维度，分别是口语能力、意义理解、阅读听写、书写技能、书面表达、家庭背景、基本知觉能力和动作技能，共计 50 个题目，采取负向 5 点积分。

抄写测验代表性的有孟祥芝等人编写的评估书写工具汉字抄写测验，汉字抄写包括 13 个双声词，共 26 个汉字。研究人员将 26 个汉字横排打在 A4 纸上，被试在 12×13 个空格上进行抄写，以此对儿童的书写速度和清晰度进行评估。

(三)治疗

儿童早期的书写困难一般发生在学校教育，和数学障碍一样，书写障碍的干预和治疗最好在学校教育中进行。儿童的书写能力是伴随运动智能和视空间智能的发展日益成熟的。所以，早期正确的书写指导是提高书写能力、防范书写障碍的前提。学校教育中可以对书写障碍进行及时干预的方法有以下几种：

1. 书写教学及训练　在日常教学中，当发现学生存在书写困难的状况，可以通过辅助性教学帮助他们进行写字练习，如给书写困难的学生用箭头标记汉字的笔画顺序、通过纠正其握笔姿势、写作坐姿等，逐渐培养学生的书写能力。此外，书写中的梯度训练也可以帮助书写困难的孩子。例如，可以先训练患儿从练习画简单的斜纹线和圆开始，然后在熟练后练习水平和垂直线，最后是几何图形、字母和数字。相关的练习建议开始时每天约 15 分钟，在孩子的耐力形成以后可以将时间增加到 30 分钟。

2. 多感官综合训练　通过对书写障碍的病因分析可知，书写障碍的发生受儿童视空间能力、手眼协调能力等多方面的影响。所以，应当运用多通道联合方法提升患儿的书写能力。例如，对于图片视觉记忆好于文字记忆的孩子，可以运用视觉图像帮助患儿理解文字和数字的形象。对于手指触感相对完好的孩子，可以让他们在写有词汇的凹型本上反复描摹。除了调用触觉外，通过听觉在口头上强化儿童的写字训练也是很重要的方式。

随着越来越多的辅助工具出现，书写障碍的矫正工具也越来越多样。例如，对于重度书写困难的患儿，键盘输入系统、声音识别系统、语言预测系统等可以起到辅助患儿书写的作用。此外，还有基于练习簿的书写软件系统也可协助患儿进行治疗。

四、学习障碍的多维度诊断与干预策略

学习障碍往往源于器质性的病变且有一定的家族遗传性，这就需要临床学家在对儿童进行学习障碍的评估诊断时，通过和父母、教师及儿童会谈获得相关资料，了解患儿的既往病史和平时表现。诊断时应进行全面检查，包括神经生理功能的检查、心理和教育测试。由于阅读、数学和书写表达缺陷的特点是表现得比对同龄人期望的水平低，有时还需要了解患儿所在年级及其群体标准化测验的成绩，作为参考的背景资料。临床医生还会询问患儿父母自身的学习经历，以验证是不是父母的负性学习经验无意中传授给了孩子。

学习障碍作为一种缺陷，其所表现出的问题必须明显地影响到日常生活或学业成绩。若某些患儿找到了弥补学习问题的方法，这样尽管在成绩测验上是低分，但事实上他们并不存在缺陷。依据《精神障碍诊断与统计手册》第 5 版(DSM-5)，学习障碍的诊断标准见表 7-5。

表 7-5　DSM-5 学习障碍诊断标准的主要特征(阅读障碍、数学障碍和书写障碍)

A. 学习和使用学业技能的困难，如存在至少 1 项下列所示的症状，且持续至少 6 个月，尽管针对这些困难存在干预措施：

1. 不准确或缓慢而费力地读字(如读单字时不正确地大声或缓慢、犹豫、频繁地猜测，难以念出字)
2. 难以理解所阅读内容的意思(如可以准确地读出内容但不能理解其顺序、关系、推论或更深层次的意义)
3. 拼写方面的困难(如可能添加、省略或替代元音或辅音)
4. 书面表达方面的困难(如在句子中犯下多种语法或标点符号的错误；段落组织差；书面表达的思想不清晰)
5. 难以掌握数字感、数字事实或计算(如数字理解能力差，不能区分数字的大小和关系；用手指加个位数字而不是像同伴那样回忆数字事实；在算术计算中迷失，也可能转换步骤)
6. 数学推理方面的困难(如应用数学概念、事实或步骤去解决数量的问题有严重困难)

B. 受影响的学业技能显著地、可量化地低于个体实际年龄所预期的水平，显著地干扰了学业或职业表现或日常生活的活动，且被个体的标准化成就测评和综合临床评估确认。17 岁以上个体，其损害的学习困难的病史可以用标准化测评代替

C. 学习方面的困难开始于学龄期，但直到那些对受到影响的学业技能的要求超过个体的有限能力时，才会完全表现出来(如在定时测试中，读或写冗长、复杂的报告，并且有严格的截止日期或特别沉重的学业负担)

D. 学习困难不能用智力障碍、未校正的视觉或听觉的敏感性，其他精神或神经病性障碍、心理社会的逆境、对学业指导的语言不精通，或不充分的教育指导来更好地解释

注：符合上述 4 项诊断标准是基于临床合成的个体的历史(发育、躯体、家庭、教育)、学校的报告和心理教育的评估

在实际的诊断过程中，我们还应综合行为观察法(包括对学习行为和非学习行为的观察)、临床检查(包括视觉、听觉评估，验血，尿检，脑电图，X 线和生化分析)等更有效地判断障碍出现的病因。针对学习障碍较为严重的患儿，可以采取一定的药物辅助治疗，如服用吡拉西坦、γ-氨基丁酸等增进脑功能的药物。对于伴有多动和注意力集中困难的患儿可给予哌醋甲酯和匹莫林等药物。对部分有明显多动、抑郁、焦虑等症状的学习障碍儿童可适当应用哌醋甲酯、氟西汀、阿普唑仑等药物进行治疗。

学习障碍患儿的预后较差，部分患儿的症状延续到成年；除了阅读困难，还可能会出现人格障碍和品行障碍。长大后又可能会面临辍学率高、就业困难和社会经济地位低的风险，所以要尽量早

发现、早干预。治疗方案应根据患儿的具体情况、治疗师的理论倾向、学校和社会资源及家庭状况而定。目前治疗学习障碍的方法较多，大多数专家提出需要采取综合性干预措施矫治学习障碍。虽然目前针对学习障碍的辅助手段较多，但在治疗的过程中，应充分考虑家庭、学校教育环境的影响，只有综合多种因素共同作用，才能真正促进学习障碍状况的改善。例如，有的患儿表现出某方面的心理困扰，如焦虑、抑郁和自我意象低下等，除了患儿的自身缺陷外，还可能是由于患儿在家庭和学校学习困难等负面经历积累的结果。通过心理和行为治疗可减轻儿童的不良情绪，帮助患儿建立信心。心理疗法包括作业疗法、环境调整和感觉统合训练。向儿童讲授心理学知识，提供自我心理调节和克服学习障碍的方法，针对心理问题，进行认知和支持性心理治疗。感觉统合理论认为，学习困难儿童存在感觉统合失调的问题，感觉输入的控制是学习活动的主要环节，学习障碍可能是由于感觉信息输入组织不良，使感觉系统无法正常运动，即感觉统合失调所致。感觉统合训练通过听觉、视觉、基本感觉输入训练以及一些辅助器具的运用，培养儿童统合视觉、听觉、触觉、本体感觉和前庭感觉的能力，促进脑神经生理发展，改善儿童的学习成绩、运动协调能力和语言功能。

除此之外，中西方不同的育儿观念对学习障碍的治疗也会发生影响。中国与欧美等西方国家有一个非常显著的差异在于中国父母往往把学习作为孩子的首要任务，常常对孩子施加较大的学习压力。不良的环境会导致儿童学习障碍等心理问题的发生。应该对家长进行心理卫生知识的宣传和辅导，帮助其学习良好的家教方法，以提高儿童学习兴趣和自信心为目的，可指导家长采用奖励和处罚措施激发孩子学习的主动性，同时需要家长多鼓励、关心和帮助孩子学习。家庭疗法可以提高学习障碍儿童的自尊心、自制力和挫折耐受力，进而促进孩子掌握学习技能。

从学习障碍研究的发展历程来看，学习障碍的教育疗法可分为 3 个层面：神经功能层面的研究，心理-教育层面的研究和个性-社会层面的研究。不同层面的研究关注的角度不同，所提出的干预措施亦各有侧重。神经功能层面的研究更关注神经功能的改善和补偿，心理-教育层面的研究更关注认知能力的提高和认知结构的完善。个性-社会层面的研究更关注个性特征和社会环境对学习障碍儿童的影响。

20 世纪 60～70 年代，研究者们在神经功能层面上提出的教育干预措施存在两种取向，一种取向为"补短"取向，或称"补救"取向，具体表现在缺陷矫治法。该方法的具体操作步骤为：首先使用一种或多种较为普遍的知觉或心理过程的测验检查出学生在大脑神经功能方面的优点和缺点。然后，教学目标集中在学生的缺点上。当时认为，如果学生的知觉和其他心理过程的异常现象可以矫治好，其相应的大脑神经功能就可以获得改善，学生将来就能够学习阅读、写作和算术。另一种取向为"扬长"取向，具体表现为模式法。这种方法根据学生最好的感觉模式进行分类。一些学生被认为是视觉性阅读者，另一些是听觉性阅读者，还有一些是运动性阅读者。教师依据学生大脑神经功能的不同模式特点安排教学。研究表明，其对阅读学习没有明显的帮助。这一阶段，神经功能层面的教育干预之所以没有产生理想的效果，根本原因在于缺乏诊断神经功能失调的状况和检测干预效果的相应技术，也缺乏可帮助准确推断脑神经功能失调状况的脑功能定位理论。近年来，多伦多阿罗史密斯（Arrowsmith）学校的创建者兼校长芭芭拉·阿罗史密斯·杨（Barbara Arrowsmith Young）创立了一套旨在改善学习障碍患儿脑神经功能的教学干预的系统方法。该教育干预方法的具体操作方式为，建立针对导致学习障碍的 19 个脑功能区的练习系统。这些练习的目的不是补偿脑功能的缺失，而是让功能弱的脑区域承担更多的任务。接下来，评定教育干预效果。通过使用这套系统的干预方法，Arrowsmith 学校中的学习障碍学生有 80%达到了教育目标的要求。

20 世纪 60 年代，心理-教育层面干预的重点开始转向与具体学科相联系的基本能力和知识结构上。心理-教育层面的研究呈现以下特点：

（1）不再把学习障碍与神经功能失调紧密联系在一起，所以，有学习障碍的个体不一定存在神经功能失调，进而通过学生的学业表现就可以准确把握教育干预的效果。

（2）学生的学业状况与学生的学科能力、知识结构相关。

所以，教育干预的重点不再是与脑神经功能相联系的一般的心理功能，而是与具体学科相联系的基本能力和知识结构。教育干预的重点明确之后，在不断发展的心理学理论的影响下，教育干预措施也处于不断发展和更新的状态。

20 世纪 60 年代，行为主义在心理学界占有统治地位，在教育干预措施上，行为法开始得到了支持。行为法不强调学生的个性特点，而强调教师的教学技巧和每一个教学过程。这种方法为了有效控制学生的行为，把行为分析和任务分析技术结合起来。第一步是任务分析，先将所要讲授的技能分成若干子技能。第二步是决定教学顺序和依据顺序安排所要完成的教学目标，并随时根据学生是否达到目标做相应的调整和改进，最终使学生能够掌握某一完整技能。20 世纪 60 年代中期，随着认知心理学的发展，教育干预的措施也在不断发展，并不断接纳了认知心理学中的一些观念，如知识结构、自律学习、学习策略等观点。

当前，学习障碍的教育干预已形成了两大取向：直接指导取向和策略取向，相应地也就形成四大干预模型：直接指导模型、策略模型、混合模型及独立模型。

直接指导取向大致包括以下教学成分：①把任务分为小的步子；②给予探测刺激；③重复反馈；④提供图示和图表；⑤允许学生独自练习、依据学生的步调进行指导；⑥把指导分解成简单的阶段；⑦小团体指导；⑧教育对技能进行直接的示范；⑨以较快的步调提供一套材料；⑩提供个别指导；⑪教师提问；⑫教师提供新材料。

而策略取向包括：①精加工解释；②教师指导建模（口头表述模型、提问、示范）；③使用某种策略或步骤；④逐步提示和多步指导；⑤对话；⑥来自老师的问题；⑦老师提供必要的帮助。

只要包括直接指导取向 12 个成分中的 4 个，就被称为直接指导模型，只要包括 7 个策略取向中的 3 个，就被称为策略模型。若一些模型既包含 4 种或 4 种以上的直接指导取向成分，同时还包含 3 种或 3 种以上的策略取向成分，则被称为混合模型。当上述两个条件都不满足时，则称为独立模型。

各种模型中的有效干预成分仍是学者们研究的重点问题，关注干预成分有助于启发大家探讨出特异性的干预手段，在更深的层面上研究学习障碍的干预措施。斯旺森（Swanson）于 1998 年对各类研究模型的干预效果进行分析，发现直接指导模型、策略模型、混合模型的作用效果均显著，且混合模型的效果优于其他两种模型。Swanson 进一步对 3 种模型的不同成分进行进一步的研究，结果表明，并非模型中的各个成分的作用效果都显著，仅清晰的策略指导和小组指导这两大因素有明显的作用效果。清晰的策略指导包括的内容有清晰的练习步骤，如分段练习、复习，重复练习，按顺序练习，天天反馈或每周反馈；策略线索，如使用策略或多个步骤，教师描述解题的步骤，学生大声说出解题步骤；精加工策略，如增加信息，对概念加以解释等。学习障碍患儿的异质性较大，因此需要探讨不同领域的特异性干预成分。格斯滕（Gersten）和贝克（Baker）于 2001 年等研究指出，程序上的提示对写作困难生的干预非常重要，写作干预分 3 个重要步骤：①给予有助于发展学生写作计划的提示；②讲授清晰的写作结构；③进行指导反馈。

第八章　儿童虐待和自杀自伤

第一节　儿童虐待

一、概　　述

儿童虐待在全球范围内都是严重的公共卫生问题。每年有 4%～16%的儿童遭受躯体虐待。大量研究表明，儿童虐待不仅对儿童当下的生理、心理和情感造成负面影响，还对儿童远期的身心健康和行为功能产生不良的后果，并可能影响终身。

二、定　　义

1999年世界卫生组织将儿童虐待(child abuse)定义为"对儿童有抚养、监管义务及有操纵权的人，做出足以对儿童的健康、生存、生长发育及尊严造成实际或潜在的伤害行为，包括各种形式的躯体虐待、情感虐待、性虐待、忽视及对其进行经济性剥削。"

三、儿童虐待的分类

目前国际上多将儿童虐待分为4类，即躯体虐待、性虐待、情感虐待及各种形式的忽视。

(一)躯体虐待

躯体虐待指看护者或负抚养责任的成年人以非意外的方式对儿童造成躯体伤害的行为，包括殴打或踢、用力摇晃、用烟头烫、禁止进食等(这些躯体伤害不包括由于一些特殊的文化因素产生的躯体改变，如穿耳洞)。

(二)性虐待

性虐待指针对儿童的任何形式的性利用或性侵犯，包括非身体接触行为(向儿童暴露自己的身体，进行言语上的挑逗)及一系列身体上的接触(如抚摸、强奸等)，且无论儿童是否同意。

(三)情感虐待

情感虐待指看护者或负抚养责任的成年人缺乏对儿童心理现状的了解，长期、持续、反复做出伤害儿童心理安全、自尊、自我意识发展的不适当的情感反应。

(四)儿童忽视

忽视特指对儿童具有监管或看护义务的人，由于疏忽而未满足儿童需求，以致危害儿童的健康或发展。儿童忽视通常包括：①监督不当。由于抚养者没有给予儿童足够的保护，使儿童遭受或有可能遭受躯体或性的伤害，或儿童由于抚养者没有监管而犯刑事罪行。②躯体忽视。由于抚养者缺乏足够的照顾，使儿童遭受或有遭受躯体伤害的危险，包括没有提供营养物质、安全卫生的生活条件等。③医疗忽视。当儿童出现躯体或心理疾病时，抚养者没有提供适当的医疗或心理健康治疗。④教育忽视：教育忽视是指父母或监护人未能为儿童提供适当的教育机会和学习环境，从而妨碍了儿童的认知发展和学业成就，包括缺乏上学机会，未能注册儿童上学或未能确保他们定期出席学校；缺乏学习资源，未能提供必要的学习材料，如书籍、文具或适当的学习空间等。⑤遗弃：遗弃是指父母或法定监护人故意或持续地放弃对儿童的照顾和监护责任，使儿童处于无人监管或缺乏必要关爱的状态。遗弃是一种严重的儿童忽视形式，可能会对儿童的身心健康产生长期且深远的影响。

四、流 行 病 学

由于存在文化差异，各国对儿童虐待的定义不统一，加之研究方法存在差异性，儿童虐待的发生率存在一定的差异。世界卫生组织的新近估计指出，在世界各地约有 4000 万名年龄为 0～14 岁的儿童遭受虐待和忽视。西方国家社区样本研究显示，儿童躯体虐待发生率为 8.1%～10.7%，性虐待为 9%～28%；对成人精神科临床资料的回顾性研究显示，躯体虐待的发生率为 10%～49%，性虐待的发生率为 23.3%～75.0%。在一项回顾性报告儿童期情感虐待全球流行率的研究中，情感虐待的发生率达 41.6%，其中亚洲为 11.3%，澳大利亚为 36.5%，北美为 36.5%。根据美国 2013 年的统计报告，每年约有 600 万名儿童被报告为受虐待或受忽视，这个比例达到全美儿童人口比例的 6%～8%。美国 1991 年 0～17 岁儿童青少年中躯体虐待发生率为 10.5‰，忽视发生率为 20.2‰，性虐待和情感虐待发生率分别为 6.3‰和 2.2‰。2001 年，美国约有 100 万名儿童被确认遭受虐待，占到全国人口的 12.4%，相比之下，加拿大的虐待发生率约是 9.7%。国内一项荟萃 (meta) 分析，涉及受虐样本量 11 077 人，其中发生受虐 5895 人，随机效应模型显示儿童受虐率为 54.0%。国内杨世昌等研究发现我国儿童中虐待的发生率高达 30.5%。杨林胜在长沙市抽取 1481 名学生，调查显示儿童躯体虐待率达 62.4%，严重的 47.4%，非常严重的 21.3%。

由于研究方法与研究对象的不同，不同学者对受虐儿童的性别特征得出了不同的结论。阿拉塔 (Arata) 和鲍尔斯 (Bowers) 研究发现情感虐待发生率男女差异不显著。刘文等对中国 124 例儿童虐待案例进行分析的结果显示，由于中国传统的重男轻女思想的影响，在很多落后地区的多子女家庭中，女孩易受到虐待，甚至抛弃，因而中国女孩受虐明显多于男孩，占 61.16%。王永红、陈晶琦对 2018 名学生调研发现躯体虐待发生率为 59.4%，男生为 76.0%，女生为 49.2%；情感虐待为 61.5%，男生为 69.0%，女生为 57.0%；性虐待为 10.2%，男生为 8.1%，女生为 11.5%。

五、临床影响及表现

(一) 生理躯体伤害

躯体虐待具有鲜明的多重性特征，主要表现为多发性、反复性、新旧不一的躯体损伤，轻者可见青肿、擦伤，重者可出现割伤、烧伤、骨折及内脏出血等，甚至导致终身残疾，对儿童的生命安全构成严重威胁。受忽视的儿童易出现营养不良、生长迟滞，也可因医疗忽视而导致原有病情加重。对儿童安全的忽视可能造成伤残与死亡，近年来因父母疏忽大意而导致的儿童烧烫伤及误服灭鼠药中毒的事件时有报道。除了上述急性损伤外，虐待还与儿童成年后关节炎、溃疡及偏头痛等多种疾病的发生显著相关。反复虐待引起的慢性应激会导致血中甘油三酯、游离脂肪酸、胆固醇、葡萄糖和胰岛素水平升高，进而增加心血管疾病及糖尿病的发病风险。同时，体内应激激素皮质醇持续处于一种较高水平也可能造成免疫抑制，延缓伤口愈合。一项研究发现儿童长期遭到虐待可能会破坏大脑神经组织的发育，受虐儿童成年之后可能表现出大脑特定区域的神经组织结构和功能异常。

(二) 心理行为危害

儿童虐待不仅会造成受虐者的躯体伤害，还可能引起一系列心理行为问题，如抑郁、自杀自伤、物质滥用、创伤后应激障碍等，甚至产生暴力行为的代际循环，造成极大的社会负担。

1. 精神心理问题

(1) 抑郁：是受虐后最常见的精神障碍。早年的虐待经历会影响正向自我的形成，限制情感调节能力的发展，这使得受虐儿童在长大后往往表现为低自尊，并且在遭遇困境时缺乏适应现实的应对方式。不安全的依恋模式以及消极的认知方式可以作为中介变量解释儿童期虐待与成年早期抑郁的关系。近年来，神经生物学的相关研究也证实，童年期虐待可导致脑灰质结构、白质完整性与脑静息态功能的异常改变，干扰额叶和边缘系统的功能，进而影响个体认知及情感发育。

(2) 创伤相关障碍

1) 应激障碍：很多早年遭受过严重躯体虐待或性虐待的人都会有一些应激障碍的症状，如被困的想法或感受、分离状态或变得情绪麻木等。

2) 创伤后应激障碍：是应激相关疾病中最为典型的一种，表现为对创伤经历的反复体验，对创伤提示物的持久回避和长期的觉醒度增高。在童年期受虐者中，有 1/3 的个体会在日后表现出创伤后应激障碍，在遇到应激事件时，有儿童期受虐经历的个体也更易发生创伤后应激障碍。

3) 分离体验：包括分离性遗忘和分离性控制。分离体验在儿童创伤中研究较多。在通常情况下，知觉、认知、记忆、情绪等心理过程将会通过整合而进入到意识中，受虐待的儿童，为了逃避痛苦，会去遗忘、否认，把痛苦体验隔离在意识之外，但被隔离的痛苦性经验并不会消失，相反，可能会对儿童的感知觉、思维、情感和行为产生更大的影响。

(3) 人格障碍：边缘型人格障碍、反社会型人格障碍的性格特征是冲动性和情感功能失调，儿童虐待与冲动性的关系亦有不少的报道，心理学上认为受虐儿童的冲动性来自对成人暴力行为方式的模仿。

(4) 心理弹性：儿童虐待与许多负面影响相联系，但却也可能使一些人更达观、适应性更强，这是儿童虐待唯一可能正面的结果，即对心理弹性的塑造。心理弹性是一种个人的能力，在遇到高危环境时能积极适应，克服危险因素的负面影响，发展的结果比期望的要好，避免出现学业失败、行为问题及精神异常等。这种适应性的形成与一些保护性因素分不开。例如，儿童的个性特征，如自尊、自我效能、适应性强、责任感、能对环境进行现实的评估、理解和回应别人等；稳定的社会支持关系，是一种外部保护因素，可来自监护人、同伴、老师及社会保护机构；虐待者与儿童的关系和对虐待的理解和管理。

(5) 其他：在精神分裂症患者的研究中显示，他们的童年创伤经历(包括虐待和忽视)相较于非患者更严重，患者的童年创伤经历与精神病显著相关。强迫症患者相较于非患者，童年创伤和虐待体验更多。患有孤独症的儿童中有 18.5% 的个体儿童经历过身体虐待，患有多动症的女孩中有 14.3% 的个体经历过虐待。

2. 行为问题

(1) 社会适应不良：沃尔夫(Wolfe)和威尔逊(Wilson)研究发现，目击了家庭暴力或受养育者虐待的儿童会有明显的健康紊乱现象，如不良的睡眠习惯、过分的惊恐和情绪紊乱。尽管有些暴力行为或虐待不是明确地直接作用于儿童的，但有证明显示它影响了儿童的行为、认知和解决社会问题的能力，也影响了他们的应对能力和情感功能。英诺梯(Iannotti)和赞·威克斯勒(Zahn Waxler)发现，刚上学的幼儿如果暴露在家庭暴力之中，就会在托儿所或幼儿园里经常生病，遭受严重的自闭、低自尊，经受学习适应困难和人际交往困难，有些孩子甚至攻击性特别强，打人、咬人、不服从或好争论，这些都显示了他们的社会适应存在严重问题。

(2) 人际关系不良

1) 人际关系失调：童年期来自父母或抚养者的虐待与忽视所致的信任感丧失常进一步泛化，导致受虐儿童产生对他人普遍的不信任，表现出更多敌意、攻击和退缩行为。有受虐史的成人常表现出两种极端的人际关系：①自我封闭、缺乏社会关系的退缩型；②过度开放、控制欲极强的侵入型，从而极大地阻碍其正常人际关系的形成，甚至使其在社会关系的建立中反复受到伤害。

2) 亲密恐惧：是指个体在与重要他人交流对自身有重大意义的想法或情感时，由于焦虑所表现出的抑制性。童年创伤被视为婚姻不幸的一项重要预测因素。

(3) 暴力犯罪：马克思菲尔德(Maxfield)和威多姆(Widom)在研究中发现，虐待增加了受虐者实施暴力犯罪的风险。有统计数字显示，被虐待儿童中有 40% 可能发生暴力犯罪，并且其中相当比例的受虐儿童在成年后也成为了虐待的实施者。侵略行为模式的这一连续性表明，儿童虐待在代际间可能存在令人担忧的循环。

(4) 性适应：约 35% 受虐待的学前期儿童出现与年龄不相符的性行为，如法式接吻、当众手淫和暴露生殖器官。受过虐待的儿童会不加选择地拥抱和亲吻陌生的成人和儿童，使人际关系表现出性特征。然而，对于另外一些受虐待儿童来说，性行为与一些强烈的情绪联系在一起，如恐惧、厌恶、羞耻和混乱。到了青春期或成年早期，受虐儿童的性适应也会以乱交、卖淫、性攻击和诱奸他人等方式再次出现，或者出现不适当的性行为、自我疏远和缺乏社交能力。

（5）物质滥用：被滥用的物质包括国际公约管制的麻醉/精神类药品以及烟草、酒精等非管制物质。儿童虐待与成年后物质滥用具有明显的关联性，并且不受性别、年龄及家庭背景的影响。中国香港地区一项针对 95788 名中学生的横断面研究也显示，虐待与青少年吸烟、酗酒及滥用精神药品存在着显著联系，并且受虐者往往不认为这一行为有害或存在成瘾性。费利蒂（Felitti）等发现，曾遭受严重虐待者易发生酗酒、药物成瘾和注射毒品等物质滥用。认为受虐者试图通过酗酒或使用毒品这种方式来应对学业失败和很差的同伴关系，以改变他们的内心体验，减轻精神痛苦。对吸烟者的调查也显示，有童年受虐史者多吸烟。

（6）自伤及自杀：早期的虐待与忽视经历常常导致受虐儿童习得一些无效的情绪应对策略，容易通过自伤的方式来达到对情绪的控制。相关研究证实，童年期反复的中重度躯体虐待以及情感虐待是导致青少年自杀行为的危险因素，童年受虐史与成人期自杀之间同样存在着肯定的联系。

3. 认知能力受损

（1）认知功能受损：有研究表明，虐待与儿童大脑神经方面的语言发展迟滞有关。由于许多儿童虐待行为发生在儿童入学之前，不少研究者有理由相信受虐儿童和正常儿童在语言发展上的差异与养育者说话的方式、语言刺激的缺乏等因素有关。一些研究发现，受虐儿童在阅读、写作，数学等学习能力测验中的得分都显著低于正常儿童，而且躯体虐待、性虐待、忽视等受虐儿童在学习能力测试中的表现也存在显著的低下。

（2）认知方式异常

1）反刍思维：是指个体无意识地对负性生活事件发生时的情绪状态及其可能的原因与后果进行持续性的关注与思考，而并不积极采取措施来解决问题。儿童期虐待经历可以导致这一思维方式的形成。

2）认知融合：是指个体的行为受限于思维内容的倾向，把过去错误的认知当成现实，而不能利用直接经验（此时此刻的经验）去指导行为。个体频繁地对某一事件进行抽象和评估即反刍思维，会减少对当下真实情境的直接体验，从而产生认知融合。

3）认知偏向：童年期经历会影响个体对外部刺激的解释。与儿时未受过虐待的个体相比，有虐待史的成人更多地表现出认知偏向，即在社会交往中倾向于注意和提取出具有威胁性的内容，并且习惯于将模糊性的信息理解为一种对于自身的威胁。他们往往高估环境中的危险和灾难，同时低估自己的能力和价值，进而产生慢性的无助感与危机感。

4）对发展的影响

①早期依恋和情绪调节：儿童虐待和忽视，无论是长期的，还是偶尔的，都可能破坏依恋的发展，影响儿童寻找舒适和调节自己生理及情绪过程的能力。亲子依恋和家庭氛围对于情绪调节的意义重大，对于受虐待的婴幼儿来说，由于在安全依恋的形成中缺少一致的刺激、舒适和帮助，所以他们与照料人之间很难建立一种和谐一致的相互作用方式。相反，他们之间是一种非安全-混乱的依恋关系，其特点是儿童对照料人表现出既接近又回避的矛盾反应，常常陷入无助、担忧和迷惑中。由于缺乏一种安全、稳定的关系，所以受虐待儿童的认知和社会性发展很可能受阻，进而导致他们出现情绪调节和社交等问题。

②自我观和他人观的出现：婴幼儿时期发展的自我调节能力在各种新情境中逐渐得到应用，这促进他们的自我观和他人观的出现。但对于受虐待的儿童来说，他们在虐待中对自己和他人形成了不当的看法。例如，一个正常儿童内化的信念可能是"只要我需要，我的母亲就会在我身边"或者"我是被爱和值得爱的"；相比之下，受虐待的儿童对自己和环境往往缺乏这些核心的积极信念，他们的内在感受可能是"坏的"、自责的、羞愧的或者愤怒的。

六、病因及病理机制

(一)病因

1. 儿童个体因素　儿童出生后的生理与智力情况是否让父母满意,会影响到他们以后是否被虐待。部分受虐儿童有智力和躯体发育迟缓,或有出生前后脑损害、早产及低出生体重的病史,致使儿童被父母视为负担,遭受虐待。一些儿童在气质上属于养育困难类型,易激怒、哭闹无常、难以安抚和纠缠母亲等,容易导致父母出现厌烦情绪而遭受忽略或打骂排斥。在 1 岁以后具有多动、顽皮、攻击性行为等特征的儿童亦容易遭到虐待,反过来,可能造成那些受虐儿童心理和生理上发育不成熟或发育异常,进而给抚养者造成困扰,容易形成负性亲子关系,导致受虐的继续发生。甚至一些司空见惯的儿童行为,如不按时起床、喂饭困难、弄脏衣服(特别是父母的衣服)、深夜哭闹也容易遭到父母(或养育者)的烦恼和打骂等。

2. 家庭因素　不期(非计划内)受孕、家庭经济情况欠佳、社会地位低下、过频的应激事件、家庭破裂或夫妻不和睦等可成为父母或养育者虐待儿童的直接原因。许多虐待儿童的父母本身容易冲动,或应对生活事件能力有限,当遭受挫折时易将怨恨转嫁到孩子身上。当家庭出现危机时(如夫妻吵架、婆媳不和睦、失业、同别人吵架、与上司矛盾等),父母更难以忍受儿童哭闹或纠缠,容易对儿童施暴。另外,多数施虐父母(或养育者)本身在儿童期就有被虐待的经历;一些施虐父母存在智力偏低,有酗酒、吸毒、人格和情绪异常等精神和行为障碍。值得一提的是,近年来家庭保姆虐待儿童事件有上升趋势,其原因较复杂,包括不耐烦儿童的哭闹、报复其父母(因受冤枉、克扣工资、遭强奸)、个人素质差等。

3. 社会因素　某些落后的文化模式对儿童虐待有重要影响,如信仰某些宗教的人拒绝送患病儿童就医而导致患儿死亡。此外,社会中的不稳定因素,如战争、社会动荡不安等情况中儿童往往是首当其冲的受害者。再如社会环境、风俗习惯等对儿童躯体虐待有着重要的影响。在中国,从古至今都以"不打不成材,棍棒出孝子"的教育方法来教育儿童,因此家长与老师体罚儿童的现象很常见。许多家庭片面重视早期教育,以剥夺儿童的游戏玩耍时间来严厉、超负荷地训练儿童(如过早上各种学前班、课外班),造成许多儿童产生情绪和行为问题。受传统性别歧视观念的影响,一些偏僻农村地区目前仍有丢弃女婴、虐待女童的现象存在。在印度,女儿出嫁时要花费大量钱财,因此许多家庭因贫穷常将女婴淹死以减轻以后巨大的经济负担。近年来,日美等国家校园内暴力事件和虐待(欺侮)同学事件日渐增多,导致受虐儿童逃学、离家出走、拒绝上学、报复性凶杀、自杀等事件时有发生。

(二)病理机制

20 世纪 90 年代早期,精神卫生专家认为虐待导致的结果主要是心理作用造成的情感和社交方面的问题。精神分析理论的解释是,童年期遭受的虐待(应激事件)助长了儿童的心理防御机制,使成年后产生自我挫败感,阻碍其社会心理的成熟,使心理发展停留在"一个受伤孩子"的状态。这种心态可能会表现为受虐者自恋性认同、施虐者认同和投射性认同。

新近研究表明,由于虐待发生在童年大脑发育的关键时期,严重的应激反应会对大脑结构和功能打下无法消除的烙印。这种虐待,可诱发分子生物学效应的级联反应,造成不可逆的神经异常发育。受虐儿童后期出现极端人格改变,为这种神经系统变异提供了有力证据。童年受虐最可能的后果是影响大脑边缘系统,并且以左脑半球受伤最为明显。泰希(Teich)等于 2002 年的研究发现,早期遭受虐待儿童的脑电图异常率明显高于正常儿童,这种异常多发生在前脑和颞叶部位,特别是左脑半球。功能性磁共振(functional magnetic resonance imaging, fMRI)研究发现,这类儿童到成年期的大脑海马体出现缩小,而且杏仁核也缩小。研究发现海马容易遭到激素的破坏。海马可因发育缓慢而极易受到损害,激素环境可以显著改变海马中最大的神经元的形状甚至消灭他们。激素还抑制新的颗粒细胞的产生,所以童年期受虐导致的反社会行为源于控制记忆和情感的边缘系统的过度兴奋,从而影响到更深层的脑结构如海马和杏仁体的功能，而海马和杏仁体则被认为对人际关系的负面功能起突出的作用。海马可以决定哪些输入信息被储存到长时记忆系统中；而杏仁体则根据个体需要过滤和转译感觉输入的信息，并做出相应的反应。

（三）儿童虐待与忽视的风险因子

儿童虐待和忽视的风险因子，包括性别、年龄、种族、经济、地区和家庭。女性儿童被确诊为躯体虐待或性虐待的概率要低于男性儿童，6～9岁的儿童相较于更低龄的儿童更大概率被诊断为躯体虐待。躯体虐待的确诊数与地区经济水平相关，较低的社会经济发展导致虐待评估和诊断的频率较低。在地区特征因素中，贫困是最常与虐待和忽视儿童联系在一起的特征。贫困地区相较于非贫困地区，虐待和忽视的检出率更高。有研究表明，地区毒品相关的犯罪率越高，儿童被虐待和忽视的风险就越大。在中国，农村高中生相对于城市高中生来说，更易遭受虐待或忽视。家庭因素中，有兄弟姐妹的孩子遭受虐待或忽视的比例更高，并且与严重的家庭功能障碍、离婚、儿童留守和生活质量显著相关。家庭能力（如家庭关系、经济能力）与虐待和忽视呈负相关，随着家庭能力水平的提高，儿童受到虐待或忽视的概率也会下降。

七、虐待的评估与诊断

（一）虐待的评估

1. 自我报告法　目前评估和报告儿童虐待及忽视的量表主要有以下几种：童年虐待问卷（childhood trauma questionnaire，CTQ）、儿童受虐筛查表、儿童心理虐待与忽视量表（child psychological abuse and neglect scale，CPANS）、亲子冲突策略量表（parent-child conflict tactics scale，CTSPC）、儿童关爱与虐待经历问卷（childhood experience of care and abuse questionnaire，CECA-Q）、儿童虐待与创伤量表（child abuse and trauma scale，CATS）、儿童虐待史问卷（CECA-Q）、早年创伤问卷简表（early trauma inventory-short form，ETI-SF）、童年不良经历国际版问卷（adverse childhood experience-international questionnaire，ACE-IQ）。

2. 他人报告法　综合各种专业人员掌握的各种信息，包括儿童的症状，是否存在虐待或忽视的危险因素，家庭中的关键事件等，可以更全面地报告儿童的情况。当儿童虐待或忽视的疑似病例出现时，专业人员可以及时向儿童保护机构递交非正式报告，询问在当前情况下自己可以向患者家属提供什么样的帮助，并与孩子和监护人讨论，以鼓励该家庭自愿接受相关帮扶措施。

3. 内隐测验法　由于报告法的自身缺陷，可能不能准确反映儿童虐待和忽视，有研究者采用内隐的测验方式，如非语言行为诊断分析Ⅱ（the diagnostic analysis of nonverbal behavior Ⅱ，DANVA Ⅱ）旨在衡量受访者在发送和接收非语言社会信息方面的准确性，为更加精准地识别情绪提供了可能。这种方法包含了视觉和听觉两种途径的信息接收，面部图片组成视觉部分，言语陈述组成听觉部分。两种途径都由4种表情组成：愤怒、快乐、恐惧和悲伤，每种表情分为高、低两种强度水平。阿斯拉（Asla）等使用该方法得出，在躯体虐待方面高风险的父亲在情感识别上比低风险父亲表现出更多的缺陷。

（二）虐待的诊断

（1）身体虐待：包括多种攻击性行为，如撞、击、踢、咬、烧伤、摇晃或者其他伤害儿童身体的方式，身体伤害的范围很广，包括轻微的瘀伤、擦伤，中度的瘢痕、伤口，以及严重的烧伤、扭伤或骨折。

（2）忽视：包括身体忽视、教育忽视和情感忽视。

1）身体忽视：包括拒绝或延迟给予健康的照料、把孩子赶出家门或者不让孩子回家、遗弃以及不当监护。

2）教育忽视：包括父母或监护人未能为儿童提供必要的教育支持和资源，如缺乏基本教育机会（不为孩子注册上学或不确保他们按时入学，未能确保儿童完成义务教育）、缺乏学习资源（不提供或确保儿童有适当的学习材料,如书籍、文具)等。

3)情感忽视:是最难以界定的一类,包括明显不关心孩子的情感需要、拒绝或不能提供必要的心理关怀、夫妻双方当着孩子的面吵架、允许孩子吸毒或喝酒等。被忽视的儿童,由于他们要适应不负责任的照料者,因此,他们的行为也会表现出两面性,要么完全无纪律,要么显得消极被动。

(3)情感虐待:指父母或其他照料人反复施加的行为或啰唆的言语,已经导致或可能导致儿童出现严重的行为、认知、情绪或心理障碍。

八、预防和干预

儿童虐待的预防和干预是一项系统工程,只有从政策制定、观念转变和社会支持等方面进行改革,才能保证当事儿童利益的最大化。2011年4月,联合国儿童权利委员会颁布13号大会意见文件提出,让孩子从一切形式的暴力中解脱出来,大会强调国家必须进一步采取有力措施来有效地杜绝危害儿童成长的暴力行为,文件还规定保护性措施应该适当,如建立社会服务机构来为儿童和儿童监护人提供必要的支持等。

(一)国外儿童虐待的预防和干预

西方国家根据儿童虐待预防和干预的价值假说和制度安排将儿童虐待预防和干预模式分为两类:儿童保护模式和家庭服务模式。儿童保护模式强调政府通过司法途径对高危家庭进行干涉,以英国、加拿大和美国等英语系国家为主。家庭服务模式强调通过对家庭提供支持性服务来预防和干预家庭儿童虐待现象,以瑞典、丹麦、法国、德国等为主。这说明儿童的虐待预防必须与对父母的教育和家庭的支持结合起来,才能获得成功,政策的制定应有人性化的色彩。在儿童保护模式价值假设里,父母或养育者被认为既是儿童的主要照护人,又是儿童遭受虐待的主要来源。其所制定的政策表明,一般正常的家庭养育和照料不需要接受政府或者社会对儿童的支持和帮助,但政府必须对功能有缺陷的家庭进行干预,干预目标主要是改变父母的个人行为,干预的形式主要是通过社会服务和司法两条途径。

(二)我国儿童虐待的预防和干预

1. 完善我国儿童虐待和忽视保护制度的政策法律　我国现阶段以《中华人民共和国未成年人保护法》为蓝本,建立完备、具体、可实施、可操作的法律体系。

2. 强化儿童虐待及忽视强制报告和咨询决策制度　国家、政府可以通过民政、妇联和司法等公权机构对儿童虐待及忽视问题进行干预和介入,将传统上在家庭范围内解决儿童虐待及忽视问题纳入国家意志的调处范围中,国家、社会、学校、父母(监护人)等共同负有对儿童权益保护的职责,应协同共治儿童的各种问题。

3. 加强对公众有关儿童虐待及忽视的专题教育　内容包括:①儿童虐待及忽视相关的法律宣教:开展针对公众的法律教育活动,普及儿童权益保护的相关法律法规,包括虐待和忽视的定义、法律后果以及公民报告责任。②儿童虐待与忽视识别的教育:提供培训和教育材料,教授公众如何识别儿童虐待和忽视的迹象和症状,包括身体伤害、情感变化、行为问题和学业退步等。③儿童虐待与忽视干预:开发和分发公众教育的小册子和其他材料,包括公共服务通告,明确指导公众在怀疑儿童虐待或忽视时应该采取的行动,对什么该报告、什么不该报告,以及如何安全地介入和提供帮助。④提供防范和解决儿童虐待或忽视问题的社区支持资源:建立和宣传社区资源,如儿童保护机构、心理健康服务、社会服务机构和法律援助组织,为家庭提供支持和干预服务,帮助他们预防和解决儿童虐待或忽视问题。

4. 加强对儿童虐待及忽视问题处置的社会支持　防范和处置儿童忽视问题需要社会各界支持体系的综合干预。

（三）专业的心理与行为矫治

1. 儿童治疗 尽可能及时处理好危机，积极治疗躯体损伤的同时，采取行为治疗和心理治疗方法治疗儿童的情绪创伤。目前实施得较多的是个别游戏疗法、日间看护、领养看护、住院治疗、团体治疗等。治疗者求得儿童的信任是治疗的关键。

2. 施虐父母的治疗 一是设立热线电话或危机护理中心，尽可能提供 24 小时内服务；二是对父母的长期治疗。后者主要根据父母的情况采取相应的心理治疗，如精神分析、人本主义疗法等。

第二节　儿童性虐待

一、概　　述

儿童性虐待已成为全球青少年健康领域的重要公共卫生问题之一。据报道，全球男性童年期性虐待的发生率为 8%～10%，女性为 18%～20%。中国男性和女性童年期性虐待的发生率分别为 13.8%和 15.3%。一项纵向研究表明，童年期性虐待可能会损害整个生命周期的心理健康。

二、定　　义

儿童性虐待（child sexual abuse，CSA），指发生在成人与未成年人之间或两个未成年之间的单向性暴力行为，包括以强行或诱骗的方式对儿童实施接触与非接触的犯罪性行为。接触行为有由儿童或施与儿童的口交、生殖器性交及肛交，非接触性的行为包括裸露癖、窥阴癖或者利用儿童制作色情淫秽制品。当一个儿童卷入到他（她）不能理解的性行为中，而他（她）没有在身心发展水平上对其做好准备，或者该行为违反了法律或社会的禁忌，那么性虐待就发生了。世界卫生组织将儿童性虐待定义为：让发育尚未成熟的儿童参与他们不完全理解、无法表达知情同意或违反法律或触犯社会公德的性活动，包括带有性刺激目的的亲吻、拥抱、调戏儿童身体、玩弄儿童性器官，其中最严重的是强迫性交、乱伦和逼迫儿童卖淫。儿童性虐待包括身体接触性性虐待和非身体接触性性虐待。

三、儿童性虐待的分类

姆拉泽克（Mrazek）于 1980 年把性虐待行为分为以下 4 类：观看儿童性器官或对儿童进行性暴露、猥亵行为、性交、强奸。而另外一些人则只把与儿童年龄相差较大的人同儿童发生长期性关系称为儿童性虐待。从临床角度出发，判断性虐待行为需要考虑以下几方面因素：性行为发生的频率与性质；受害儿童的年龄、智龄以及情感发展状态；儿童是否受到情感伤害；施虐者与受害者双方的性行为目的和认识；家庭成员和社会对这种行为的态度与反应。

四、流　行　病　学

国际上，7.9%的男性和 19.7%的女性在 18 岁之前经历过某种形式的性虐待。研究还发现女性患病率较高，性虐待的受害者中，女性与男性的比率为 2.5∶1。非洲儿童性虐待的流行率最高（34.4%；21.1～50.7，95%CI），以摩洛哥、坦桑尼亚以及南非为代表。欧洲，包括许多不同的国家（如西班牙、芬兰）的患病率最低（9.2%；6.8～12.3，95%CI）。 最后，美洲、亚洲和大洋洲的患病率为 10.1%～23.9%。

国内陈晶琦等 2000 年对某高中 239 名男生调查显示，有 55 人（23.0%）报告 16 岁前曾经历过非情愿的或非身体接触或身体接触的性虐待，其中 3 人（1.3%）经历过被试图性交，2 人（0.8%）经历过被强行性交。对 985 名女生进行的调查显示，有 25.5%的学生在 16 岁以前曾经历过至少 1 次 1 种或多种性虐待。为评价性虐待发生的严重程度，以其经历过的最为严重的性虐待进行统计，在 251

名有过儿童期性虐待经历的女生中，被非身体接触性虐待占61.4%，被身体接触性虐待占38.6%。陈晶琦等2003年采用方便样本，在北京、河北、山西、陕西、江苏、安徽等6个省(直辖市)的6所普通高校中，以班级为单位进行调查。在被调查的1360名女大学生中，有24.8%报告曾经历过1项或1项以上非身体接触的性虐待(20.0%)和(或)包括触摸在内的身体接触的性虐待（14.1%），有1.6%报告经历过非情愿的性交或肛交。调查了1148名男大学生，有17.6%的男生报告曾经历过1项或1项以上非身体接触的性虐待(14.6%)和(或)包括触摸在内的身体接触的性虐待(7.8%)，有0.9%的男生报告经历过非情愿的性交或肛交。孙严平等于2003年在某学院对18岁及以上606名男生调查的结果显示，14.69%报告在18岁以前曾经历过非身体接触和(或)身体接触的性虐待，7.26%经历过身体接触的性虐待。苏普玉等在某高校对588名女大学生调查显示，非接触性性虐待的发生率为15%、接触性性虐待的发生率为9.5%，合计为17.0%。谷来有等在某高校对1027名男大学生调查显示，有25.12%报告16岁前经历过非身体接触或(和)身体接触的性虐待，12.85%经历过身体接触的性虐待，有1.75%报告经历过被试图性交，0.49%报告经历过被强行性交。总体上，在被调查的高中/中专/大学男生中，有10.5%～25.1%报告在童年期曾经历过非身体接触或(和)身体接触的性虐待，有5.0%～15.1%报告经历过身体接触的性虐待。在被调查的高中/中专/大学女生中，有15.2%～25.6%报告在童年期曾经历过非身体接触或/(和)身体接触的性虐待，有7.4%～14.5%报告经历过身体接触的性虐待。

五、临床影响及表现

儿童性虐待幸存者常表现出各种心理行为问题及躯体不适，包括精神病症状(特别是偏执性思维)、抑郁、焦虑(包括创伤后应激障碍和强迫症状)、分离、进食障碍、躯体化、人格障碍(特别是边缘型人格障碍)、自尊和自我概念障碍、自杀和自伤的意念或行为、药物滥用、性功能障碍、高危性行为(如无保护措施的性交、多伴侣性行为、过早进行性活动和卖淫)、社交障碍、人际关系问题(包括感觉不足、自卑或与他人交往时的不适)、敌意、愤怒、实施性虐待、智力或学习障碍、慢性非周期性骨盆疼痛、功能性胃肠道疾病、精神性癫痫发作和非特异性慢性疼痛、性传播疾病(如生殖器疱疹)等。

幼儿受虐后会造成惊恐状态、夜惊、抽搐及某些发育障碍。学龄前儿童可能会表现焦虑、噩梦、外化行为。学龄儿童则表现为学习问题、多动、噩梦，歇斯底里、短时间内体重急剧下降或增加，学习成绩陡降，逃学或离家出走。青少年更有可能遭遇抑郁、广泛性焦虑、不恰当的性行为、自杀或自残行为、药物滥用。受虐女孩到了青春期则出现强烈反抗，特别是对母亲的强烈反抗，认为母亲没有给予应有的保护，并且伴有自责、抑郁、缺乏自尊、担惊受怕。受虐对象一般女孩多于男孩。男女儿童受害高峰年龄大都在幼儿期和10～14岁。

性虐待的直接后果是造成女孩妊娠，并发躯体损伤、精神创伤和行为变化。创伤后应激障碍(PTSD)是性虐待后的一种严重急性心理障碍，表现为恐惧、焦虑、惊跳反应、创伤景象的重现和回忆、睡眠紊乱、情绪抑郁和愤怒，一般发生于强奸、暴力性虐待和受陌生人虐待之后。受虐后的另一种急性心理反应是出现各种转换症状，多见神经征样改变，甚至伴有躯体化症状。受虐后的慢性心理变化包括自尊心降低、敌意和不信任人、抑郁退缩、对成年男性恐惧，可出现各种神经征样表现。对性心理发展可产生不良影响，如少年期出现手淫、卖淫和过早性行为，并且有报复心理和自暴自弃倾向。成年后性自尊降低，性功能紊乱，同性恋，也可发展为性犯罪，成为性施虐者或受虐者。一些儿童受虐后出现攻击性行为、吸毒，或发展为人格障碍。男女儿童受虐后的反应不同，男孩较多地出现吸毒和反社会行为，女孩则较多地表现为焦虑和抑郁等情绪的异常。

施虐者包括家庭成员、亲属、家里的朋友或陌生人，可以是成人，也可以是年龄稍大的少年。女孩多受家庭成员的虐待，发生年龄偏大，其方式多为性抚弄和性交。男孩常受家庭以外的人员虐待，发生年龄偏小，方式多为强奸，较多地使用暴力和伴有躯体虐待。他们一般不主动承认受虐事实，往往只在虐待程度严重时才被发现。性虐待的机制对于男孩和女孩是相当不同的，虽然男孩和女孩一样，多数情况下是被他们认识和信任的人所虐待，但男孩更多被男性非家庭成员(如宿营工作人员、教师、巡长)虐待，而女孩的性虐待更多来自男性家庭成员。

六、病因及病理机制

儿童好奇心强，寻求被关注，信任权威的特点，往往容易成为性虐待的对象。大多数儿童对成人比较信任，尤其是对他们身边的人，如家庭成员和亲密的朋友。由于性侵犯不可避免地要求保密，儿童往往不知道自己曾遭受过虐待。犯罪者可以对儿童使用恐吓或威胁受害者的家庭，作为继续虐待和保持秘密的手段。犯罪者一开始对孩子特别关注，从而获得了孩子的信任。一段时间后，这段关系会变得性化，犯罪者会侵犯孩子的隐私，并主动发起性对话或接触。犯罪者可能会以这些经历是正常的或有教育意义为借口，为这种行为辩护，并且在监护人身份背景下判断是否为性虐待行为往往比较困难。

一些环境因素也增加了儿童受性虐待的风险。施虐者相信，那些有家庭问题、大量时间独自一人或者不自信的儿童是脆弱的；施虐者承认，他们更偏好那些有吸引力的、对人信赖的和年幼的受害者。为了接近儿童，性虐待者会寻找缺少监督的环境或者便于他们进入儿童生活的机会，如父母不在身边、疾病、压力、儿童缺乏亲密感。低收入和社会疏离也增加了儿童受性虐待的风险。

儿童性虐待的风险因素包括受害者的年龄、发展水平及与施暴者的关系。学龄前儿童的沟通能力有限，这使得他们很难表达自己的痛苦。青春期女孩比男孩面临更高的风险。青少年寻求独立，但同时也希望被其他人接受，并尝试新的关系和与他人互动的方式。因此，他(她)们可能会把自己置于被性剥削的风险中，而没有考虑到自己行为的后果。由于身体或认知能力的局限，发育障碍者特别容易受到性虐待。单亲家庭的孩子和那些生活在有其他社会心理压力的家庭的孩子似乎面临更大的风险。生活在父母有冲突或父母关系不好的家庭中的儿童也被认为有风险。未参加施虐的家庭成员有时可能担心性虐待行为被揭露造成社会后果，不报告或制止而成为施虐者的同谋。值得注意的是，性虐待与种族或社会经济地位无关。

七、临床评估及诊断

(一)临床评估

当出现以下情况时，应进行紧急医疗评估：①任何急性损伤；②严重的身体或精神异常症状；③对感染或受孕进行预防性治疗的必要性；④儿童或家庭的安全性；⑤父母的焦虑、担心程度；⑥法医证据收集的需要；⑦检查时必须有监护人在场。除了医疗监护人员，应该让儿童自己决定房间里谁可以留下来陪同，涉嫌虐待者不应在场。儿童应穿上长衣，从头到脚都要接受检查，以了解身体医学状况及寻找受虐的证据。在可能的情况下，最好使用孩子和家人喜欢的术语来指代生殖器，给孩子一种对检查的权力感和控制感，可以最大限度地减少二次创伤。一般来说，如果孩子还小，应在孩子不在场的情况下从照顾者那里获得信息。对于年龄较大、会表达的孩子可以直接问孩子相关的问题。

(二)心理评估

1. 调查 目前，有关儿童性虐待问题的调查方法，一般采用不记名自填式问卷调查方法，调查在不情愿的情况下，下列经历的发生情况：①虐待者向儿童暴露其性器官；②在儿童面前手淫；③对儿童进行性挑逗；④触摸或抚弄儿童身体，包括乳房或性器官；⑤迫使儿童对其进行性挑逗和性挑逗式地触摸虐待者的身体；⑥在儿童身上故意摩擦其性器官；⑦用口接触儿童的外阴部或性器官；⑧迫使儿童用口接触虐待者的性器官；⑨试图与儿童性交；⑩强行与儿童性交；⑪试图与儿童肛交；⑫强行与儿童肛交。上述 12 种情况的前 3 种为非身体接触性性虐待，后 9 种为身体接触性性虐待。目前这种测量方法使用较多。该法的优点是测量的目标比较清楚具体，适合在中学生或大学生中进行调查，缺点是定义比较宽泛。另外，也有研究者使用儿童期创伤量表(childhood trauma questionnaire short form，CTQ-SF)、儿童期虐待史自评量表问卷(personal report of childhood)等标准化量表中的性虐待维度测量儿童性虐待的发生情况。

2. 诊断 儿童遭受性虐待后一般倾向于隐瞒，尤其发生于家庭内部者，只有出现妊娠、躯体损伤或精神异常时才可能被发现，因而较难诊断。有以下情况要考虑性虐待的可能：①有阴道出血、反复尿路感染、直肠炎、阴道炎、性病、直肠或阴道异物等病症；②有强迫性手淫、过早性行为和卖淫的行为；③因应激反应而急诊的少年儿童；④母女之间过分敌对亦是可疑现象之一。对这些可疑病例，在经过详细的病史收集、体格检查和精神状况检查，获得可靠证据后即可确诊，必要时可采用一些心理投射测验，了解儿童对性行为的看法和性心理变化以协助诊断。

八、预防与干预

对遭受过性虐待的儿童的治疗，主要帮助其恢复信任感、安全感和消除羞耻感。

1. 教育和支持 帮助儿童理解为什么他们会遭遇性虐待，以及他们如何学会重新获得安全感。有关性虐待性质的信息和教育，有助于澄清那些可能导致自责的错误信念；通过重塑信心或者有其他儿童受害者参与的小组治疗，消除受过虐待儿童的羞耻感和疏离感。可以利用动画片和录像，让受害儿童了解和确定他们的感受，并帮助他们进行表达，给他们走向未来的希望和力量。另外，还教给儿童如何预防性虐待以及恢复他们的个人力量感和安全感。通过动画片和行为演练，使儿童学会区别适当或不适当地接触。

2. 提供支持性的情境表达情感 在教育和支持的同时，需要给受性虐待的儿童一个安全和支持性的情境，使他们可以表达对虐待及其后果的感受，诸如愤怒、矛盾和恐惧。年幼儿童通常难以讲述他们对创伤的心理反应。有些儿童会设法回避，但逃离或回避，内心的恐惧和焦虑，会使他们的情况变得更糟。

3. 心理行为治疗

(1)认知行为疗法：对减轻遭受性虐待的儿童有较好的疗效，能够改善受虐儿童抑郁、焦虑和创伤后应激障碍症状。也能对受害儿童和(非侵犯性)父母都给予适当的教育和支持。对儿童受虐后产生的退行性行为，也能给父母一些建议。

(2)"控制暴露"技术：治疗师请儿童逐步回忆那些感到痛苦的事件，通过反复这样的暴露来缓解强烈的情绪。

(3)小组治疗：参与小组咨询或治疗能帮助改善性虐待幸存者的心理症状，为受虐儿童及父母提供有价值的支持。

(4)家庭治疗：以家庭中的个别、少数或全部成员为治疗对象，治疗目的是打破导致虐待发生的不正常家庭关系，改善家庭功能，防止虐待再度发生。对于部分施虐的父亲，配合法律干预则更有助于防止再犯。治疗的成功很大程度上取决于双亲中非施虐的一方对性虐待行为的认识，发现后采取措施的积极性以及对治疗的配合程度。

4. 社会干预 学校和家庭要进行一些防止性虐待的宣传教育，帮助儿童回避可能受虐、受攻击的环境。教育儿童受虐后应及时向有关部门或家庭其他成员报告，以便得到及时帮助，防止这种现象的再度发生。

第三节 儿童自杀与自伤行为

一、概 述

自伤、自杀行为作为全球性严重公共卫生问题，不仅会给个人、家庭带来严重损失，而且会造成严重的医学和社会困扰。有研究显示抑郁症患者，尤其是青少年抑郁症患者，半数甚至更多出现过自杀观念，其主要表现在轻者常常感觉不到生活的意义、想到和死亡有关的内容，重者则会表现出生不如死的状态、希望毫无痛苦地死去，且之后会主动寻求自杀的方法并反复寻求自杀。2016年，一项关于中国儿童青少年抑郁症状的流行病学调查显示，我国儿童青少年抑郁症患病率为4.8%~22.8%，形势严峻。

自杀已成为未成年人的首位死因，据调查儿童青少年自杀在很大比例上是由精神疾病造成的，其中以抑郁障碍为最常见。自杀是从自杀意念、自杀计划、自杀行动到自杀死亡逐步发展的，其中自杀意念是自杀死亡的主要危险因素之一。自我伤害（自伤）的行为常常先于自杀行为出现。从自伤到自杀的过程中，每一个自杀死亡的个案平均会出现8~25次的自伤行为，同时，在重复自伤的案例中，有10%左右会在连续自伤中意外死亡。因此，了解儿童青少年自伤行为有助于自杀行为的防治。

二、定　　义

广义的自伤行为包括自杀、企图自杀，以及以任何方式伤害自己身心健康的行为。狭义的自我伤害仅指以任何方式伤害自己的身心健康，但个体并没有结束自己生命的清楚意愿，这类行为如咬伤自己、割伤自己、以头撞墙等。

自杀是自伤的一种极端方式，通常说的自伤是以任何方式伤害自己身体健康的行为，即非自杀性自我伤害(non-suicidal self-injury, NSSI)。NSSI 行为是一种不以自杀为目的，直接、故意伤害自己身体，而不被社会和文化所认可的行为，包括割伤、烧伤、打伤、烫伤、咬伤自己等多种形式。自杀行为是因社会心理冲突而使个体在意识清醒情况下自愿地、蓄意地以伤害方式结束自己生命的自我毁灭行为，呈现一个由意念计划行动的行为复合体。儿童青少年是 NSSI 的高发人群。从流行病学调查结果看国内普通儿童青少年 NSSI 检出率高于西方。NSSI 常始于儿童青少年早期且持续多年，NSSI 与自杀的关系尚存在争议，有研究者认为，NSSI 和自杀是一个连续体，NSSI 会发展成为自杀，随着时间的推移 NSSI 的频率会越来越频繁，方式会越来越多，NSSI 后果也会越来越严重，最终导致自杀发生，不同程度的自杀行为意味着不同程度的自杀风险，数据显示一年内 NSSI 自杀成功率为 439.1/100 000，NSSI 自杀风险是正常群体的 37~46 倍。也有学者持相异的观点，NSSI与自杀意图在动机、伤害自己的方式等方面是不同的，大多数自伤个体并没有自杀想法，成年后随着人格稳定 NSSI 会逐步消退。研究显示，NSSI 是自杀出现的高风险因素，NSSI 可能消退，也可能会发展出现自杀风险。

三、流 行 病 学

据 2018 年世界卫生组织公布的数据显示，2016 年全球自杀率为 10.6/100 000，其中男性自杀率为13.5/100 000，女性自杀率为 7.7/100 000。与全球大部分地区不同，2016 年中国粗自杀率为 9.7/100 000，其中男性自杀率为 9.1/100 000，女性自杀率为 10.3/100 000，呈现出男性自杀率小于女性的特点。自杀在中国乃至全球具有相同的年龄分布特征，呈现出老年人自杀率较高的特点。中国农村自杀率高于城市。

国内对青少年的一项研究显示，707 例青少年中，自伤、自杀行为发生率为 14.57%(103/707)，其中男性 13.31%(45/338)，女性 15.72%(58/369)，初中生 13.83%(48/347)，高中生 15.28%(55/360)。另一项对 8820 名中学生有效被试的调查发现，其中 1886 名报告在过去的一年中有试图割伤或烫伤自己的行为，占总人数的 21.4%；有 2067 名报告曾有意咬伤、抓伤、撞击等方式伤害自己，占 23.4%；有 293 人承认曾经因为自伤而需要到医院治疗，占 2.7%；有 1976 人报告曾有过自杀的想法，占22.4%；有 1080 人报告曾经计划过自杀，占 12.2%；有 523 人报告自杀行为，占总人数的 5.9%。在三种自伤相关行为中，割伤烫伤、咬伤抓伤的发生率女生均高于男生，而自伤就诊的发生率男生显著高于女生。三种自杀相关行为如自杀意念、自杀计划和自杀行为的发生率女生均显著高于男生。一项对初中生的调查发现，自杀意念检出率为 32.14%(215/669)，1 年内自伤行为的报告率为47.38%(317/669)。

由于行为的定义界定、测量方法、样本代表性的差异等问题，不同的调查研究对 NSSI 的检出率不尽相同。托利弗(Taliaferro)等是美国的青少年流行病学研究者之一(n=61 767)，报告了 NSSI 年检出率约为 7.3%。国内大部分的流行病学调查研究显示，我国青少年 NSSI 的发生率普遍高于西方。郑莺对 1283 名武汉市中学生进行调查，结果显示 NSSI 的发生率高达 57.4%。冯玉采用整群抽样方法抽取武汉市的 3 所普通中学的 340 名学生进行调查，发现自伤行为发生率为 45.6%。张芳对上海市中心区 2402 名初中学生进行调查，结果显示 NSSI 行为年检出率为 21.7%。

四、病因及病理机制

儿童青少年自伤自杀行为常见于精神心理疾病患者。抑郁症是儿童青少年时期常见的精神疾病之一，具有高复发、高自杀的特点，在我国患病率为 4%～8%，国外社区人群累计患病率达 20%，是导致青少年自杀死亡的重要疾病之一。

与 NSSI 行为相关的因素主要有个体心理因素、环境因素和神经生物学因素 3 个方面。自伤行为并不是某一个因素所能导致的，而是性格、情绪调节障碍、早期创伤经历、家庭教养方式、不良生活事件、同伴关系、学校环境等后天因素和与遗传有关的神经生物学因素综合作用的结果。

(一)个体心理因素

1. 人格　有研究表明，NSSI 者人格具有较高的神经性及开放性，较低的宜人性及尽责性。早期具有抑郁、自卑、攻击、冲动等性格特征的儿童青少年更易发生 NSSI。

2. 情绪因素　NSSI 者面临负性事件缺乏适应性的情绪调节策略。与 NSSI 相关的情绪变量主要有高情绪强度、情绪表达不能、情绪调节困难。许多实证研究都表明，情绪调节困难与 NSSI 相关，能有效地预测 NSSI。

3. 个体心理发展水平　儿童青少年在心理发育上还不成熟，受到外界环境影响与刺激，极易产生错误的观念，从而影响儿童青少年心理健康与成长。

(二)环境因素

1. 家庭、学校环境和社会环境　家庭、学校环境和社会环境对个体 NSSI 的产生均有影响，其中家庭环境起主导作用。以往许多研究表明：童年期性虐待和躯体虐待、童年期忽视和成年期的 NSSI 行为有着显著的相关。另外，父母过度的批评或冷漠与 NSSI 呈显著相关。

2. 父母教养方式　正确的家庭教养方式使个体形成成熟的人格，在面对生活挫折或其他负性事件时能够以正性方式应对；而在极端的父母教养方式家庭中成长的个体不能合理调节自己的情绪，面对负性情绪无法应对时会采取极端的方式（如自伤)来回避。NSSI 行为儿童青少年的报告中，严厉、松散及不稳定的家庭教养方式较为常见。大量研究表明，NSSI 行为儿童青少年的父母对孩子的关心更少、拒绝更多。

3. 不良生活事件　是 NSSI 的一种应激源，事件数目的多少与 NSSI 的严重程度呈显著正相关。

4. 同伴关系　对儿童青少年的认知、情绪、人格发展起着重要作用，不良的同伴关系会导致儿童青少年心理健康问题。有研究者认为 NSSI 行为可以缓解不良同伴关系带来的负面情绪，而有些儿童青少年实施 NSSI 是为了达到调节人际关系和控制他人的目的。

(三)神经生物学因素

与自伤有关的神经生物学因素有内源性阿片肽、多巴胺、5-羟色胺、下丘脑-垂体-肾上腺轴等，其中对内源性阿片肽的研究较多。

斯坦利(Stanley)等探讨了内源性阿片肽和单胺类神经递质在 NSSI 中的作用。比较了有反复 NSSI 史的患者与没有 NSSI 史的对照组的脑脊液中内源性阿片肽、5-羟色胺酸、高香草酸的高低。发现与非 NSSI 组比较，NSSI 组的脑脊液中 β-内啡肽、脑啡肽水平明显降低。自诺克(Nock)等从自伤的功能、风险因子及作用机制、诱发因子 3 个方面来解释自伤行为。首先自伤不是心理疾病的一种症状，而是一种应对机制，自伤者通过自伤行为对自己的情绪、认知和社会功能进行管理；其次自伤也是一种沟通方式，NSSI 者借助自伤行为达到影响、控制他人的目的。遗传生物学因素、早期创伤经历、家庭教养方式等致病因素共同作用，导致情绪管理和人际沟通障碍，从而进一步导致自伤行为。Nock MK 提出了自我惩罚理论、实用主义理论、痛感缺失等 6 个假说解释了个体最终选择自伤的原因，阐明了自伤的易感因子。该模型涵盖内容最为丰富，涉及遗传生物学、心理、社会 3 个层面，为人们如何理解自伤行为提供了一种整体思路。

1. 内平衡模型　Stanley B 等认为早期的创伤和遗传因素使得个体体内的内源性阿片肽长期低于正常水平，阿片肽会降低个体对痛知觉的感受性，使个体对痛觉变得迟钝，而自伤行为能够促使机体释放内源性阿片肽，提高血液中阿片肽的浓度，从而实现机体内内源性阿片肽的平衡。而有研究显示自伤者体内的内源性阿片肽低于非自伤者，在自伤过程中感受到的疼痛较小或者没有，这也验证了该模型。

2. 发展病理模型　该模型认为个体在其心理发展的过程中需要情绪、态度、工具、动机、人际 5 种心理能力，早期创伤经历会影响这 5 种心理能力的发展，个体在其以后的成长过程中无法应对遇到的困难，会选择自伤行为来应对心理能力不足。因此，自伤行为是个体由于儿童期创伤经历导致的、后天形成的一种心理能力补偿性管理措施。

五、临床表现

撒拉夫(Saraff)等的研究表明，NSSI 者选择一种自伤方式比例约为 42.3%，选择两种、三种自伤方式比例为 28.8%、13.5%。不同的自伤方式所占比例为：最常见的自伤方式为用刀割(71.2%)，其次为用力抓(32.7%)，此后依次为击打自己(26.9%)，干扰伤口的愈合(19.2%)，咬(15.4%)，烧灼(13.5%)，在粗糙的表面上摩擦皮肤(13.5%)，在身体上雕刻(9.6%)，用针扎(7.7%)，吞咽危险物品(7.7%)，拽头发(5.8%)，拧(3.8%)等。

关于 NSSI 行为的方式，普遍认为具有性别差异，如安德沃·MS(Andover MS)等对大学生进行调查显示，女性的 NSSI 首发年龄更早，女性更倾向采用割和刮的方式，男性则更多采用烫烧的方式。实施 NSSI 行为最主要动机是释放和管理不良情绪(92.7%)，其次是控制和影响他人(60.6%)。

六、临床评估与诊断

依据《精神障碍诊断与统计手册》第 5 版(DSM-5)，儿童自杀与自伤行为的诊断标准见表 8-1。

表 8-1　DSM-5 中非自杀性自我伤害的诊断标准

A. 在过去一年内，有 5 天或更多，该个体从事对躯体表面的可能诱发出血，瘀伤或疼痛(如切割伤、灼烧、刺伤、击打、过度摩擦)的故意的自我损害，预期这些伤害只能导致轻度或中度的躯体损伤(即没有自杀观念)

注：缺少自杀观念可能是由个体本身报告，或是通过个体反复从事那些个体知道或已经学到不太可能导致死亡的行为而推断出来

B. 个体从事自我伤害行为有下述预期中的 1 个或更多：

1. 从负性的感觉或认知状态中获得缓解

2. 解决人际困难

3. 诱发正性的感觉状态

注：在自我伤害过程中或不久后能体验到渴望的缓解或反应，个体展现出的行为模式表明依赖于反复从事该行为

C. 这些故意的自我伤害与下述至少 1 种情况有关：

1. 在自我伤害行动的不久前，出现人际困难或负性的感觉或想法，如抑郁、焦虑、紧张、愤怒、广泛的痛苦或自责

2. 在从事该行动之前，有一段时间沉湎于难以控制的故意行为

3. 频繁地想自我伤害，即使在没有采取行动时

D. 该行为不被社会所认可(如体环、文身、作为宗教或文化仪式的一部分)，也不局限于揭疮痂或咬指甲

E. 该行为或其结果引起有临床意义的痛苦，或妨碍人际、学业或其他重要功能方面

F. 该行为不仅出现在精神病性发作、谵妄、物质中毒，或物质戒断时。在有神经发育障碍的个体中，该行为不能是重复的刻板模式的一部分。该行为不能更好地用其他精神障碍和躯体疾病来解释[如精神病性障碍、孤独症谱系障碍、智力障碍、自毁容貌症)、刻板运动障碍伴自我伤害、拔毛癣(拔毛障碍)、抓痕障碍(皮肤搔抓障碍)]

临床常用评估量表如下:

1. 自残功能性评估(functional assessment of self-mutilation,FASM) 是一种结构化访谈问卷,由 Lloyd EE 等于 1997 年编制,用于评估自伤行为的方法、频率和功能。问卷由两部分组成,第一部分是 NSSI 的行为清单(如割伤、烧伤、故意打自己等),目的主要是了解在过去的 12 个月内,受试者是否故意实施过评估表上列出的 11 种不同的自我伤害行为,如果有,还需要进一步回答所发生的自伤行为的频率、严重程度,接受治疗的情况以及自伤的持续时间,首次自伤的年龄,自伤时是否受药物和饮酒的影响,身体的痛觉程度。

2. 蓄意自伤问卷(deliberate self-harm inventory,DSHI) 由格拉茨(Gratz)等于 2001 年编制,蓄意自我伤害被定义为故意和直接地破坏或改变人体组织,造成组织损伤的行为。DSHI 正是基于蓄意自我伤害的定义而制定的调查问卷,共 17 个项目。用于测量自伤的频率、严重程度、持续时间和自我伤害行为的类型。

3. 自伤问卷(self-injury questionaire,SIQ) 是一种由非临床人群研究发展而来的自我报告的工具,最初研究的是社区样本,共有 30 个项目。SIQ 在康纳斯(Connors)的自伤分类的基础上,通过自伤的 4 个量表,即身体的变化、间接自伤、照顾自己失败和公开自伤,衡量自伤的每个方法(如切,割,过量服药等)的意图。它测量自我伤害行为的频率、类型和功能,以及它们与有童年不良经历的关联。问卷的条目呈现了自我伤害行为的 8 个主题:情感调节、真实性的监管、安全、自我沟通、与他人沟通、娱乐、社会影响和身体感觉的调节。

4. 自我伤害行为问卷(self-harm behavior questionnaire,SHBQ) 最初是一种开放性临床访谈,通过受试者的自我报告来收集信息。SHBQ 包括 32 个项目,被分为 4 个部分。第一部分是基于蓄意自我伤害定义的单项询问,了解受试者的蓄意自我伤害行为,受试者个人并没有确定其行为为自杀(如"你有没有蓄意地自我伤害过?");第二部分询问自杀尝试;第三部分询问自杀威胁;第四部分询问自杀想法。

5. 自我伤害想法和行为访谈(self-injurious thoughts and behaviors interview,SITBI) 是包含 169 个项目的结构化访谈问卷,由 5 个模块组成:①自杀意念;②自杀计划;③自杀姿态;④自杀企图;⑤非自杀性自伤。SITBI 评估了自伤行为的出现、频率和特征,所评估的特征包括发病年龄、方法、功能、严重性、诱发因素、不良经历、存在自我伤害想法和行为期间的酒精和药物的使用情况、冲动性、同伴影响以及未来发生每种类型自我伤害想法和行为的可能性。

除上述评价方法以外,还有很多关于自伤的评价方法,如自杀未遂自伤访谈(the suicide attempt self-injury interview,SAS Ⅱ)、筛查问卷(screening questionnaire,SQ)、自我伤害的内隐联想测验(implicit association Test)、自伤问卷(self-harm inventory,SHI)等。

七、临 床 干 预

(一)心理健康教育

为形成有效干预措施,需要从儿童青少年心理健康教育的多个角度入手形成干预对策。

1. 家庭教育 应尽可能给予儿童青少年健全的家庭教育,在融洽的家庭关系中,能够提供给儿童青少年较为健康的生活环境,促进心理健康教育质量的提升。而在一些单亲家庭中,应尽可能减少对儿童青少年家庭生活氛围的影响,即使双亲中一人无法长期陪同,但仍旧需要经常与孩子形成沟通交流,特别是家庭生活中不应否定另一主体的存在,给孩子建立较为和谐的家庭生活环境,使其能够感受父母对其的关爱与教育。

2. 学校教育 应构建良好的校园教育氛围及环境,不以成绩、排名决定儿童青少年的学习质量与个人品行,更多关注儿童青少年在校园生活中的亮点,给予儿童青少年更多的鼓励,建立良好的师生关系与同学关系。校园教育中更需要杜绝校园欺凌现象,将这类不利于儿童青少年身心健康的行为扼杀在摇篮中。这还需要学校做好日常宣传教育,提高全体师生的关注,并构建良好的校园文化，举办多种校园活动，促进师生沟通，培养良好师生关系，并促进学生间关系的融洽。

3. 社会教育 应提供给儿童青少年更加积极正面的教育，引导儿童青少年寻求社会中具有良好道德品质的行为，减少具有诱导性、错误性网络信息对儿童青少年的不良影响。

（二）心理治疗

目前国内外主要以心理治疗为主，包括认知行为疗法、辩证行为疗法、接纳与承诺疗法、针对情绪调节的团体治疗、手册辅助的认知疗法、移情焦点治疗等。

1. 认知行为治疗（cognitive-behavior therapy，CBT） 儿童青少年 NSSI 行为与不良的认知模式、冲动控制能力差及情绪调节困难等密切相关，认知行为治疗可通过纠正患者不良的认知模式，加强其行为技能训练，从而改善患者不良的情绪和行为。近年研究表明，CBT 在儿童青少年 NSSI 治疗中已推荐作为优先选择的心理治疗方式，而且具有一定疗效。

2. 辩证行为治疗（dialectical behavior therapy，DBT） 在传统认知行为疗法基础上发展而来，可通过正念、忍受痛苦、情绪调控及人际效能等技巧帮助患者关注当下，增强注意力及忍受痛苦的能力，减弱负性情绪的感知，增强正向情绪，从而提高个体幸福感及价值感，减少 NSSI 行为。该方法目前被认为具有最多且最有效的循证医学证据支持。

3. 接纳与承诺疗法（acceptance and commitment therapy，ACT） 是将传统的 CBT 与接纳和正念疗法相结合的一种心理治疗方法。ACT 通过接纳、认知解离、关注当下、付诸行动等系统治疗模式，帮助 NSSI 个体接纳其痛苦体验，解离对负性情绪的认知，明确人生价值，从而提高个体心理灵活性，纠正其不良行为模式，减少自伤行为。

4. 团体心理治疗 可以通过帮助患者宣泄负性情绪，增进人际交往能力，改善错误观念，让其接纳自我，增进自信心，从而有效缓解患者的不良情绪及消极行为。一项英国儿童和青少年心理健康服务机构的研究表明，进行发展性团体心理治疗的个体与常规治疗相比，重复发生 NSSI 的风险显著降低，再次出现 NSSI 的风险降低 27%。

（三）药物治疗

针对抑郁自杀患者，给予抗抑郁治疗，对于双相情感障碍抑郁状态自杀患者以情感稳定剂为主结合抗抑郁治疗，防止转为躁狂。

既往研究表明，可能对 NSSI 进行有效干预的药物包括 SSRI 及 SNRI 抗抑郁剂、非典型抗精神病药物、阿片类物质，以及氯胺酮、N-乙酰半胱氨酸等。上述药物中，SSRI 及 SNRI 抗抑郁剂和非典型抗精神病药物是精神科最为常用的药物，在安全性及耐受性方面也有较为肯定的证据。临床实践中发现，NSSI 患者情绪多不稳定，以短暂抑郁、焦虑、激越症状常见，抗抑郁剂能改善 NSSI 患者的情绪失调，使其从负性情绪中解脱出来。非典型性抗精神病药物能改善 NSSI 患者的冲动性及攻击性，也具有稳定心境的作用。由此，与其他药物相比，抗抑郁剂及非典型抗精神病药物更适合作为治疗 NSSI 的优先选择，但需要密切评估相应风险，如抗抑郁剂可能增加自杀风险，非典型抗精神病药物导致的过度镇静、锥体外系、体重增加等不良反应风险，对儿童青少年更应慎重。

（四）物理治疗

主要有电休克治疗、重复经颅磁刺激、电针治疗、迷走神经刺激、深部脑刺激等治疗。

1. 电休克治疗（electronic convulsive therapy，ECT） 是治疗重性抑郁障碍及缓解自杀意念或行为首选的治疗手段。孔索利（Consoli）等对智力障碍伴难治性自残或攻击行为且应接受行为治疗、药物治疗疗效不佳的患者进行 ECT 治疗，结果显示 ECT 可显著改善患者的自残和攻击行为。

2. 重复经颅磁刺激（repetitive transcranial magnetic stimulation，rTMS） 泰勒（Taylor）等研究表明，rTMS 作用于右侧背外侧前额叶皮层可激动脑脊液内源性阿片类物质的释放，增加阿片类物质浓度，从而可降低儿童青少年 NSSI 的发生率。

3. 电针治疗(electroacupuncture)　结合了传统针灸和现代电刺激治疗，是一种在刺入人体穴位的毫针上通微量低频脉冲电流，利用微量低频脉冲电流刺激的治疗方法。对于伴 NSSI 的青少年，电针治疗有助于调节情绪和行为控制相关的大脑区域，从而减轻症状。

4. 迷走神经刺激(vagus nerve stimulation，VNS)　是一种神经调控技术，通过植入体内的刺激器向迷走神经发送电脉冲来调节大脑神经活动。VNS 可能通过提高迷走神经的张力来改善情绪调节，从而减少 NSSI。

5. 深部脑刺激(deep brain stimulation，DBS)　通过植入电极到大脑特定区域并施加电脉冲，以调节异常的神经信号，从而减轻某些神经精神疾病的症状。对 NSSI 的干预，DBS 有助于调节与情绪和行为控制相关的大脑区域，从而减轻症状。

第九章　儿童其他障碍

第一节　进食障碍

一、概　述

进食障碍(eating disorder, ED)是儿童常见的心理生理障碍之一，婴幼儿期的喂养模式、膳食结构、自我进食训练及情绪反应等都可能产生饮食问题。这类问题若不能及时解决，可加剧心理冲突，严重时会危及儿童的躯体健康。可以说，儿童早期的饮食经历对其躯体健康和人格特质有重要影响。

进食障碍主要包括神经性厌食症、神经性贪食症、暴食症和其他进食障碍如反刍综合征和异食症。

(一)神经性厌食症

神经性厌食症(anorexia nervosa, AN)指由不良心理社会因素引起的长期厌食，是患者有意通过严格限制能量摄入、清除和增加能量消耗的行为使体重明显下降并低于正常水平为主要特征的一类进食障碍。本病发病年龄为12～18岁，有的更早或晚到30岁，发病的两个高峰年龄是13～14岁和17～18岁。其中，85%～95%的神经性厌食症患者为女性。神经性厌食症对躯体健康构成很大的威胁，约1/3本症患者有慢性疾病，死亡率约5%。近年来，由于受追求苗条的社会时尚的影响，我国少女罹患本病者有增多倾向。

(二)神经性贪食症

神经性贪食症(bulimia nervosa, BN)指不可控制的多食、暴食。患儿经常暴饮暴食，摄入高热量食物，直到感觉不舒服。此后，个体设法自我刺激，引起呕吐或利用泻剂、利尿剂等，也有患儿以再次拒食和体育运动来补偿先前的暴食行为。神经性贪食症患者体重正常或轻微超重，30%～80%的神经性贪食症患者有神经性厌食史。和神经性厌食症患者一样，神经性贪食症患者的自尊心很大程度是建立在美好体型基础上的，所以他(她)们对暴饮暴食感到羞愧，有的会避开家人偷偷吃东西。贪食通常是由压力和不愉快事件引起，暴食过后常会产生更痛苦的情绪体验。本症可导致体重波动大，牙质黄染变色。神经性贪食症发病时间在青春晚期或成人早期，总在节食期间或以后发作，多见于女性。本症较神经性厌食症普遍，青春期少女的患病率为1%～3%。本症可间断性地延续几年。

(三)暴食症

暴食症(binge eating disorder, BED)是以反复发作性暴食为主要特征的一类疾病。主要表现为反复发作、不可控制、冲动性地暴食，不伴随神经性贪食特征性的补偿行为。暴食症患者易肥胖。

(四)反刍综合征

反刍综合征(rumination disorder, RD)指由心理因素造成的患儿呕吐。临床症状为食物反复回流呕吐，并造成体重减轻，或未达到标准体重。本病发病年龄为3～12个月的婴儿。

(五)异食症

异食症(pica)指儿童摄取不适合食用的食物，如头发、昆虫或油漆片，主要影响年幼的儿童和精神发育迟滞的儿童。婴幼儿一般会把所有东西都放进嘴里，因为他们喜欢用味觉和嗅觉来探索物质世界。虽然异食症是幼儿中较常见的、通常不太严重的进食障碍之一，但进食不适合食用、没有营养的物质，时间达1个月或更长的幼儿，可能有更严重的问题。

二、病　因

(一)遗传因素

进食障碍患儿有一定的遗传倾向。在神经性厌食症患儿的一级亲属中,神经性厌食症的发病率为 7%,而在普通人群中仅为 1%~2%。同卵双生子患进食障碍的可能性远大于异卵双生子,前者为 55%,后者为 7%。神经性厌食症 1 号染色体与神经性贪食症 10 号染色体上的染色体组区域都可能有易感基因。

(二)神经激素因素

瘦素可调节体内能量平衡、影响下丘脑-垂体轴和传递饱腹感信号,其在神经性厌食患儿体内水平异常。瘦素水平随着体重的下降而降低,随着体重的恢复又会升高至超标。但瘦素的异常高水平可能会释放信号使身体减少能量的摄入,导致患儿难以恢复体重,而低水平的瘦素会刺激下丘脑抑制生殖激素的产生。神经性厌食症及贪食症患儿的血清素、多巴胺功能以及胃饥饿素、脂联素、缩胆囊素等水平都会发生变化,但这些变化是进食障碍的原因还是结果尚不清楚。

(三)心理因素

青少年对自我的认知是青春期的重要发育标志,而母女关系不良引起青少年对自我认知的缺乏可能是发生进食障碍的原因之一。由于感觉缺乏自我发展的控制力,青少年会将自己的控制欲转移到食物上。另一个理论有关父女关系的疏远,随着女儿进入青春期及性意识的萌芽,父亲可能难以处理好与女儿的关系,可能在情感上或躯体上疏远女儿。处于青春期的女儿会意识到这一疏远,然后下意识地减少食物的摄取以逃避青春期。第三个理论是关于青春期本身,一些青少年面对自己身体的变化无所适从甚至讨厌害怕,于是他们减少食物摄取、减肥、停经,从而终止了青春期的发育。

心理应激和人格特征也对进食障碍起推动作用。有人认为遭受精神创伤和心理冲突的女性,暴食的危险性很大,她们在放纵自己食欲的同时会感到心理放松,紧张缓解。另外,与本病有关的心理因素,包括抑郁、无能感、过分追求社会和他人的赞许、自我期望过高等。

(四)家庭因素

家庭内部的人际冲突可能对儿童进食附加特殊意义,儿童以异常的进食模式向家庭其他成员传递抗议等信息。另外,父母对孩子外貌的关注和评价不良也是进食障碍发生的危险因素。随着儿童年龄增长,他们渴望独立和实现个性化,然而刻板家庭未能注意到子女的心理和行为变化。家庭成员的情感表达单调,注重表面,未能给予子女积极强化和深层交流,因而患儿以拒食吸引家庭成员的注意,并赢得独立感和自我控制感。

(五)社会因素

随着互联网的快速发展与短视频的兴起,导致媒体可能给人们传递着身材苗条或者肌肉发达是吸引异性以及成功的必要条件,而这些东西恰恰导致了进食障碍的发生,人们开始过分追求苗条身材,以符合社会的审美标准。但是过分的节食行为可能诱发发作性进食,导致饮食失去控制。很多女性尤其是某些群体中的女性成为神经性贪食症的高发人群,如演员、模特、白领职员和大学生等。同样,男性也会为了体现健康的形体美进行节食,尤其是从事特殊职业和处于特殊亚文化中的男性易患神经性贪食症,如摔跤、赛马选手、同性恋者、演员等。遗传易感性、心理因素及环境压力的共同作用导致进食障碍在当代年轻人中产生。

三、评估与诊断

(一)神经性厌食症

1. 临床特征

(1)心理和行为特征

1)行为特征：刻意减少摄入量和增加消耗，表现为：①限制饮食，包括对食物总量和食物种类的限制，常尝试精确计算热量，回避高热量的"发胖"食物，如甜食、主食类、含油脂较高的肉类、油炸食品等；②过度运动，除过度锻炼外还可表现为大量做家务劳动、长时间站立等可导致运动损伤；③催吐，包括进食量较大后催吐和进食量不多仍催吐，后期可不需要诱导自然呕吐，可表现为电解质紊乱造成的虚弱无力、抽搐、心慌、心律失常；④导泻，包括口服各种泻剂、使用灌肠剂等方法；⑤滥用药物，包括利尿剂、食欲抑制剂、各种减肥药等多见心慌、多尿、腹泻、兴奋，甚至出现精神病性症状。

2)心理特征："迷恋"低体重，抗拒体重增加，拒绝维持健康体重。很多患者存在体像障碍，对自身体形的感知异常，如明明已经很消瘦了，仍觉得自己很胖。

(2)一般精神症状：包括焦虑、抑郁、强迫、情绪不稳定、易激惹、失眠等。通常随着病程进展，体重下降越严重，上述问题越凸显。

(3)躯体征状：神经性厌食的生理特征为显著的低体重，同时常伴随其他躯体征状，主要与营养不良相关，如外表消瘦、虚弱、苍白、毛发稀疏等。此外，也会伴随着身体各个系统的变化。

1)消化系统：腹胀、便秘最多见，也可见恶心、呕吐、腹泻等症状。

2)内分泌系统：女性闭经，第二性征消退最多见，也可见甲状腺功能减退的症状如怕冷，雄激素水平增高的症状如毳毛、痤疮。

3)心血管系统：如皮温低、肢端发绀，晚期和再喂养阶段可有心力衰竭表现(如呼吸困难)。

4)血液系统：红系、白系、血小板均可减少，红系减少可见贫血表现，白系减少可增加感染概率，血小板减少可见皮下出血、紫癜现象。

5)泌尿系统：肾衰竭表现可见浓缩功能下降的多尿现象，脱水表现，后期有可少尿和水肿。

6)骨骼系统：骨量减少和骨质疏松导致骨痛和骨折风险增加。

7)生殖系统：子宫幼稚化、不孕不育等。

2. 临床评估

(1)躯体风险评估：神经性厌食最严重的后果是死亡，原因多为营养不良导致的多器官衰竭、在喂养过程中的并发症及自杀，故需要监测患者的躯体风险，判断高风险的存在，及时提供医疗干预。常规评估包括一般状态、体重指数[body mass index，BMI；BMI=体重(kg)/身高^2(m^2)]、血压、心率、肌力、实验室指标(血常规、尿常规、电解质、肝肾功能、心电图)。

1)躯体高风险评估：快速评估躯体风险的指标包括 BMI、血压、心率、肌力。国际疾病分类(ICD-11)神经性厌食诊断标准中新增的限定词"神经性厌食，伴危险的低体重"，对体重的限定为BMI<14kg/m^2。此外，血压<80/50mmHg、心率<40 次/分、体重每周下降超过 1kg、卧位坐起或蹲起时需要辅助等都可被视作躯体高风险的指征。

2)再喂养风险评估：存在以下情况之一者为高风险，包括：①体重最近 6 个月下降超过 15%；②近 10 天几乎没有进食；③BMI<12kg/m^2；④血压<80/50mmHg；⑤心率<50 次/分；⑥血钾<2.5mmol/L；⑦血磷<0.97mmol/L，治疗初期必须高度警惕再喂养综合征的发生。

(2)一般精神病理评估：神经性厌食常与一些精神疾病共病，需要进一步评估是否伴发抑郁障碍、焦虑障碍和强迫障碍等。

(3)进食障碍的精神病理评估：目前可在临床应用的测查工具为进食障碍检查问卷第6版(eating disorder examination questionnaire，EDE-Q6)和进食障碍调查量表(eating disorder inventory，EDI-1)第 1 版。EDE-Q6 是一个自评问卷，共 28 个条目，用于评估对进食的限制行为、对体重体型和进食的关注，以及暴食、清除行为和过度运动等症状的严重程度。EDI-1从认知行为以及心理方面对厌食或贪食行为进行评定，共有64个条目，分为瘦身倾向、不满体型、贪食、完美主义、人际不信任、恐惧成熟、内感受意识和无效感共8个分量表。

3. 依据《精神障碍诊断与统计手册》第5版(DSM-5)，神经性厌食障碍的诊断标准见表9-1。

表9-1 DSM-5中神经性厌食障碍的诊断标准

A. 相对于需求而言，在年龄、性别、发育轨迹和身体健康的背景下，出现了因限制能量的摄取而导致显著的低体重。显著的低体重被定义为低于正常体重的最低值或低于儿童和青少年的最低预期值

B. 即使处于显著的低体重，仍然强烈害怕体重增加或变胖或有持续影响体重增加的行为

C. 对自己的体重或体型的体验障碍，体重或体型对自我评价的不当影响，或持续地缺乏对目前低体重的严重性的认识

标注是否是：

1. 限制型：在过去的三个月内，个体没有反复的暴食或清除行为(即自我引吐或滥用泻剂、利尿剂或灌肠剂)。此亚型所描述的体重减轻的临床表现主要是通过节食、禁食和(或)过度锻炼来实现

2. 暴食/清除型：在过去的三个月内，个体有反复的暴食或清除行为(即自我引吐或滥用泻剂、利尿剂或灌肠剂)

标注如果是：

部分缓解：在先前符合神经性厌食的全部诊断标准之后，持续一段时间不符合诊断标准 A(低体重)，但诊断标准 B(强烈害怕体重增加或变胖或有影响体重增加的行为)或诊断标准C(对体重或体型的自我感知障碍)则仍然符合

完全缓解：在先前符合神经性厌食的全部诊断标准之后，持续一段时间不符合任何诊断标准

标注目前的严重程度：

对于成年人而言，严重性的最低水平基于目前的体重指数(BMI)(参见如下),对于儿童和青少年而言，则基于 BMI 百分比。以下是来自世界卫生组织的成年人消瘦程度的范围；儿童和青少年则应使用对应的 BMI 百分比。严重程度的水平可以增加到反映临床症状，功能障碍的程度和指导的需要

轻度：BMI≥17kg/m²

中度：BMI16～16.99kg/m²

重度：BMI15～15.99kg/m²

极重度：BMI<15kg/m²

4. 鉴别诊断 引起明显低体重或明显体重减轻的其他可能原因应该在神经性厌食的鉴别诊断中予以考虑，特别是当表现特征不典型时(如40岁以后起病)。

(1)躯体疾病：严重的体重减轻可见于躯体疾病，但有这些障碍的个体通常并不表现出对他们体重或体型的体验紊乱或强烈害怕体重增加或坚持妨碍恰当体重增加的行为，如甲状腺功能亢进、隐匿性恶性肿瘤和获得性免疫缺陷综合征。与躯体疾病有关的急性体重减轻，可偶尔发生在神经性厌食起病或复发之前。开始时，神经性厌食可能被同时存在的躯体疾病掩盖。罕见的，神经性厌食可在治疗肥胖症的减重术之后出现。

(2)重性抑郁障碍：在重性抑郁障碍中，可能出现严重的体重减轻。但是，大多数有重性抑郁障碍的个体，或是没有过度减轻体重的欲望或是没有对于体重增加的强烈恐惧。

(3)精神分裂症：有精神分裂症的个体可表现出古怪的进食行为并偶尔经历明显的体重减轻，但是他们很少表现出诊断神经性厌食所需要的害怕体重增加和体像障碍症状。

(4)物质使用障碍：有物质使用障碍的个体，可能经历不良的营养摄入引起的低体重，但一般并不害怕体重增加且没有体像障碍。考虑到物质使用可能有持续地妨碍体重增加的行为，对于滥用降低食欲的物质(如可卡因、兴奋剂)并且也害怕体重增加的个体应仔细评估共病神经性厌食的可能性。

(5)社交焦虑障碍(社交恐惧症)、强迫症与躯体变形障碍：神经性厌食的一些特征与社交恐惧症、强迫症和躯体变形障碍的诊断标准相重叠。具体而言，像在社交恐惧症中，个体可能因在公共场所进食而感觉难堪或尴尬；像在强迫症中，个体可表现出与食物有关的强迫和冲动；像在躯体变形障碍中，个体可能有想象身体外貌有缺陷的先占观念。如果有神经性厌食的个体有且仅局限于进食行为的社交害怕，就不应诊断为社交恐惧症，但与进食行为无关的社交害怕(如过度害怕公共场

合讲话)则可能需要额外的社交恐惧症的诊断。类似地,只有个体表现出与食物无关的强迫和冲动(如过度怕污染),才应考虑额外的强迫症的诊断;同样也只有认知扭曲与体型和尺寸无关(如认为自己鼻子太大的先占观念),才应考虑额外的躯体变形障碍的诊断。

(6)神经性贪食:有神经性贪食的个体会表现出反复发作的暴食,并出现不恰当的行为以避免体重增加(如自我引吐),且过度担心体型和体重。但与暴食/清除型的神经性厌食的个体不同,有神经性贪食的个体保持体重不低于最小正常值。

(7)回避性/限制性摄食障碍:有该障碍的个体可表现出明显的体重减轻或明显的营养不良,但他们不害怕体重增加或变胖,也没有体型和体重方面的体验紊乱。

(二)神经性贪食症

1. 临床特征

(1)心理和行为症状

1)频繁的暴食发作:暴食发作是神经性贪食主要的临床症状,常常在不愉快的心情下发生,而每个患者发作的频率不等。暴食发作具备以下几个特点:①进食量为正常人的数倍;②暴食发作中进食速度很快;③患者所食之物多为平时严格控制的"发胖"食物;④患者有强烈的失控感,一旦开始暴食,很难自动停止;⑤患者常掩饰自己的暴食行为。

2)暴食后的补偿行为:暴食行为之后患者继之以补偿行为,以防止体重增加。常用的补偿行为有用手指抠喉呕吐或自发呕吐、过度运动、禁食、滥用泻剂、灌肠剂、利尿剂、减肥药(包括食欲抑制剂,加速机体代谢的药物如甲状腺素片等)。其中,自我诱吐或滥用泻剂、利尿剂等为清除性补偿行为,禁食和过度运动为非清除性补偿行为。当食物被清除或消耗掉后,又可产生暴食行为,继之采取各种补偿行为,这样反复恶性循环。

3)对进食、体重和体型的先占观念:大多数神经性贪食症患者体重在正常范围内,但也有些可能超重,他们关注自己的体像和外形,在意别人如何看他们,并且关注他们的性吸引力,往往对身体明显感到不满意。

4)情绪障碍:神经性贪食症患者情绪障碍的特点是情绪波动性大,易产生不良情绪,如愤怒、焦虑不安、抑郁、孤独感、冲动性症状等。神经性贪食症患者的自伤、自杀等行为较神经性厌食发生率高,且共病抑郁障碍远高于神经性厌食。

(2)常见的躯体症状

1)消化系统:急性胃扩张、反流性食管炎、食管-贲门黏膜撕裂综合征、胰腺炎、便秘或腹泻。

2)皮肤和头面部:用手抠喉呕吐者,手背被牙齿咬伤,而出现瘢痕。呕吐患者容易患龋齿、牙齿过敏、咽痛、咽部红斑、唾液腺分泌增多、腮腺良性肿大等。

3)代谢系统:由于反复暴食、呕吐,神经性贪食症患者容易出现电解质紊乱,如低钾血症、碱中毒、低钠血症、低镁血症和低磷血症。

4)心脏系统:神经性贪食症患者由于呕吐等行为导致脱水、水电解质失衡,可诱发心脏功能异常。催吐药如吐根可导致心脏传导阻滞和心律失常。

2. 临床评估
如果患者患有神经性贪食,建议进行躯体评估和精神状况评估,这是判断疾病严重程度、制订治疗计划的前提和基础。

(1)躯体评估:评估患者是否因为反复暴食和清除行为产生全身多个系统并发症。对有清除行为的患者急需查电解质和心电图,注意低钾血症的存在和 Q—T 间期延长等潜在的心律失常风险。清除行为频繁的患者应监测上述指标。

(2)一般精神病理评估:神经性贪食常与一些精神疾病共病,需要进一步评估是否伴发抑郁障碍、焦虑障碍、创伤后应激障碍、酒精或物质滥用、人格障碍等。

(3)进食障碍的精神病理评估:目前可在临床应用的测查工具为进食障碍检查问卷(EDE-Q6)第6 版和进食障碍调查量表(EDI-1)第 1 版。

3. DSM-5 诊断标准

A. 反复发作的暴食。暴食发作以下列 2 项为特征：

(1)在一段固定的时间内进食(如在任何 2 小时内)，食物量大于大多数人在相似时间段内和相似场合下的进食量。

(2)发作时感到无法控制进食(如感觉不能停止进食或控制进食品种或进食数量)。

B. 反复出现不恰当的代偿行为以预防体重增加，如自我引吐，滥用泻剂、利尿剂或其他药物，禁食或过度锻炼。

C. 暴食和不恰当的代偿行为同时出现，并且出现频率维持在 3 个月内平均每周至少 1 次。

D. 自我评价受到身体体型和体重的过度影响。

E. 该障碍并非仅仅出现在神经性厌食的发作期。

严重程度：

轻度：每周平均有 1～3 次不恰当的代偿行为的发作。

中度：每周平均有 4～7 次不恰当的代偿行为的发作。

重度：每周平均有 8～13 次不恰当的代偿行为的发作。

极重度：每周平均有 14 次或更多不恰当的代偿行为的发作。

4. 鉴别诊断

(1)神经性厌食，暴食/清除型：暴食行为只出现在神经性厌食发作期的个体应被诊断为神经性厌食，暴食/清除型，并且不应再额外诊断为神经性贪食。对于将暴食和清除行为初始诊断为神经性厌食的个体，其表现不符合神经性厌食，暴食/清除型的全部诊断标准(如体重正常)，只有符合神经性贪食的全部诊断标准，则需要至少 3 个月才能给予该诊断。

(2)暴食症：一些个体存在暴食但没有规律的不恰当代偿行为。在这些案例中，应考虑诊断为暴食症。

(3)克莱恩-莱文综合征(Kleine-Levin syndrome，KLS)：在某些神经系统或其他躯体疾病中，如克莱恩-莱文综合征，存在紊乱的进食行为，但不存在神经性贪食特征性的心理特征，如过度担心体型和体重。

(4)重性抑郁障碍，伴非典型特征：过量饮食在伴有非典型特征的重性抑郁障碍中很常见但是有该障碍的个体没有不恰当的代偿行为，也不会表现出作为神经性贪食特征的过度担心体型和体重。如果符合这两种障碍的诊断标准，则应给予两种诊断。

(5)边缘型人格障碍：作为边缘型人格障碍定义的一部分，冲动行为的诊断标准包括暴食行为。如果边缘型人格障碍和神经性贪食的诊断标准都符合，则应给予两种诊断。

(三)暴食症

1. 临床特征

(1)心理行为症状：反复发作的暴食，伴有进食时的失控感。此外，因暴食症患者对体重、体型没有不恰当的自我评价，无肥胖恐惧，在暴食后可能通过无补偿性行为来消除暴食带来的体重增加。

(2)生理症状：消化系统并发症，表现从恶心、腹痛、腹胀、消化不良到严重者可出现急性胃扩张。肥胖及相关并发症，如高血压、2 型糖尿病、睡眠呼吸暂停综合征，严重肥胖可伴有皮克威克(Pickwickian)综合征、充血性心力衰竭等。此外，肥胖女性的产科风险增加。

2. 临床评估

(1)躯体评估：评估消化系统并发症，超重或肥胖的程度，以及肥胖相关并发症的严重程度。

(2)一般精神病理评估：需要评估是否伴发特定恐惧症、社交恐惧、单相抑郁、双相障碍、创伤后应激障碍、酒精滥用或依赖、边缘型人格障碍等。

(3)精神病理评估：目前可在临床应用的测查工具为进食障碍检查问卷(EDE-Q6)第 6 版和进食障碍调查量表(EDI-1)第 1 版。

3. DSM-5 诊断标准

A. 反复发作的暴食。暴食发作以下列 2 项为特征：

(1)在一段固定的时间内进食(如在任何 2 小时内)，食物量大于大多数人在相似时间段内和相似场合下的进食量。

(2)发作时感到无法控制进食(如感觉不能停止进食或控制进食品种或进食数量)。

B. 暴食发作与下列 5 项(或更多)有关。

(1)进食比正常情况快得多。

(2)进食直到感到不舒服的饱腹感出现。

(3)在没有感到身体饥饿时进食大量食物。

(4)因进食过多感到尴尬而单独进食。

(5)进食之后感到厌恶自己、抑郁或非常内疚。

C. 对暴食感到显著的痛苦。

D. 在 3 个月内平均每周至少出现 1 次暴食。

E. 暴食与神经性贪食中反复出现的不恰当的代偿行为无关，也并非仅出现在神经性贪食或神经性厌食的病程中。

严重程度：

轻度：每周有 1～3 次暴食发作。

中度：每周有 4～7 次暴食发作。

重度：每周有 8～13 次暴食发作。

极重度：每周有 14 次或更多暴食发作。

4. 鉴别诊断

(1)神经性贪食：暴食症和神经性贪食一样有反复的暴食，但在某些基本方面不同于神经性贪食。在临床表现方面，神经性贪食中所见的反复不恰当的代偿行为(如过度锻炼)在暴食症中没有。与有神经性贪食的个体不同，有暴食症的个体通常在暴食发作之间，没有旨在影响体重和体型的明显或持续的饮食限制，但他们可能报告经常尝试节食。在治疗反应方面，暴食症也不同于神经性贪食。与有神经性贪食的个体相比，在有暴食症的个体中改善的比例更高。

(2)肥胖：暴食症与超重和肥胖有关，但有若干不同于肥胖的关键特征。首先与没有该症状的个体相比，有该症状的肥胖个体对体重和体型的过度评价水平更高。其次，与没有该症状的个体相比，在有该障碍的肥胖个体中精神疾病共病的比例明显更高。最后，对暴食症的循证心理治疗的长期成功结果，可与没有对肥胖有效的长期治疗形成对比。

(3)双相与抑郁障碍：食欲和体重的增加包括在重性抑郁发作的诊断标准和抑郁与双相障碍的非典型特征标注。在重性抑郁发作的背景中进食增加可能与失控有关或无关。如果符合两种障碍的全部诊断标准，则应给予两种诊断。暴食和其他紊乱的进食症状可与双相障碍有关。如果符合两种障碍的全部诊断标准，则应给予两种诊断。

(4)边缘型人格障碍：暴食包括在作为边缘型人格障碍定义一部分的冲动行为诊断标准中。如果符合这两种障碍的全部诊断标准，则应给予两种诊断。

(四)其他进食障碍

1. 反刍综合征

(1)临床特征：患者的临床表现为持续地把刚摄入的食物又从胃反刍至口腔，进行再次咀嚼，然后咽下或吐出。有反刍综合征的婴儿表现出典型的姿势，即绷紧和弓起背部并保持头部向后，同时用舌头做出吸吮的动作。这是患者自觉自愿的行为，持续至少 1 个月，通常不伴有腹部不适、恶心、干呕或厌恶情绪，反而有愉快感。反刍多发生在进餐后 15 分钟之内，可持续数小时，至反出的食物变酸后停止。因行为异于常人，患者可能在进食时回避人群或试图隐瞒症状。体重减轻和无法达到预期的体重增加是有反刍综合征婴儿的常见特征，如症状严重且持续，可能导致营养不良，在婴儿期可有潜在的致死风险。

（2）DSM-5 诊断标准

A. 反复的反流食物至少 1 个月。反流的食物可能会被再咀嚼、再吞咽或吐出。

B. 反复的反流不能归因于有关的胃肠疾病或其他躯体疾病（如胃食管反流、幽门狭窄）。

C. 这种进食障碍不能仅仅出现在神经性厌食、神经性贪食、暴食症或回避性/限制性摄食障碍的病程中。

D. 如果症状出现在其他精神障碍的背景下，如智力障碍（智力发育障碍）或其他神经发育障碍，则它要严重到需要额外的临床关注，才做出反刍综合征的诊断。

（3）鉴别诊断

1）胃肠疾病：将反刍综合征中的反流与以胃食管反流或呕吐为特征的其他疾病进行区别非常重要。躯体疾病，如胃轻瘫、幽门狭窄、食管裂孔疝及婴儿的裂孔疝-斜颈综合征应该通过恰当的体格检查和实验室检测来排除。

2）神经性厌食与神经性贪食：有神经性厌食和神经性贪食的个体也可能出现反流，并随后吐出食物以此作为因担心体重增加而处理摄入能量的一种方式。

2. 异食症

（1）临床特征：患者的临床表现为进食一种或多种非营养性、非食用性的物质，摄入的典型物质通常基于年龄和易得性而变化，包括纸、肥皂、布、头发、绳子、羊毛、土壤、粉笔、滑石粉、油漆、口香糖、金属、石子、木炭、煤、灰、黏土等。这种情况至少持续 1 个月并严重到需要临床关注，个体通常没有对食物的厌恶。异食症可在其他方面发育正常的儿童中出现，也可见于妊娠期妇女，但更常见于智力障碍和广泛性发育障碍的患儿中。

（2）DSM-5 诊断标准

A. 持续进食非营养性、非食用性的物质至少 1 个月。

B. 进食非营养性、非食用性的物质与个体的发育水平不相符。

C. 这种进食行为并非文化支持的或正常社会实践的一部分。

D. 如果进食行为出现在其他精神障碍，如智力障碍（智力发育障碍）、孤独症谱系障碍、精神分裂症或躯体疾病（包括受孕）的背景下，且严重到需要额外的临床关注，才做出异食症的诊断。

（3）鉴别诊断：进食非营养性、非食用性的物质可出现在其他精神障碍（如孤独症谱系障碍、精神分裂症）的病程和克莱恩-莱文综合征中。在这些情况下，只有进食行为持续出现，且严重到需要额外的临床关注时，才额外诊断为异食症。

1）神经性厌食：厌食症是对非营养性、非食用性物质的摄入，不同于其他喂食和进食障碍。重要的是要注意到神经性厌食的这类临床表现，包括摄入非营养性、非食用性的物质，如纸巾，是作为企图控制食欲的手段。在这样的案例中，当进食非营养性、非食用性的物质作为控制体重的主要手段时，神经性厌食应该是主要诊断。

2）做作性障碍：一些有做作性障碍的个体可能故意摄入异物作为伪造躯体症状模式的一部分。在这样的案例中，存在与故意诱发损伤或疾病一致的欺骗成分。

3）非自杀性自残与人格障碍中的非自杀性自残行为：一些个体在与人格障碍或非自杀性自残有关的适应不良行为模式的背景下，可能吞食具有潜在伤害性的物品（如大头针、缝衣针、小刀）。

四、治　　疗

（一）治疗原则

进食障碍的总体治疗原则是应遵循多学科协作和综合治疗的原则，需要按照专业方案进行。相关专业人员通常涉及精神科医师、内科/儿科医师、护士、营养师、心理治疗师、心理咨询师和社会工作者，治疗过程中应根据情况及时进行会诊和转诊。

神经性厌食症的治疗原则如下：

1. 尽早确诊，尽早开始营养重建。

2. 重视内科的监测评估，确保患者的躯体安全。

3. 本病尚无针对性的治疗药物，但神经性厌食共病率高，共病心境障碍、焦虑障碍、强迫障碍、孤独症谱系障碍等会严重妨碍神经性厌食的治疗，故应重视共病的识别和治疗，可针对妨碍治疗的情绪困扰、行为问题给予对症药物治疗。

4. 为患者及整个家庭提供全面的心理教育，建立治疗联盟，提供系统的心理行为干预，实现全病程管理。

神经性贪食症的治疗原则：遵循进食障碍的总体治疗原则。心理治疗对神经性贪食有确定的短期和长期疗效，且伤害性小，应作为首选治疗。心理治疗疗效不佳或合并其他精神障碍时可合并药物治疗。没有心理治疗条件或症状较严重的神经性贪食症患者应在充分沟通治疗方案的前提下首先选择药物治疗或合并药物治疗。因神经性贪食共病心境障碍、物质使用障碍、焦虑障碍、边缘型人格障碍的占比很高，故应重视共病的诊断和治疗。

（二）常用治疗模块

治疗主要包括营养治疗、躯体治疗、精神药物治疗、心理行为干预等模块，提倡综合治疗原则，应根据个体差异，将上述模块有机结合起来应用。

1. 营养治疗

（1）神经性厌食症：目标为充分恢复正常体重。根据患者营养不良的严重程度按照提供不同级别的营养重建方案，初期帮助患者躯体风险稳定下来的能量摄入目标为 1500kcal/d，极重度营养不良的患者起始能量摄入可能在 800～1000kcal/d；帮助患者稳步恢复体重的能量摄入目标为 2500～3500kcal/d，通常以每 2～3 天增加 200～300kcal 的速度增加；维持健康体重的能量摄入目标为1800～2300kcal/d，是在患者体重恢复正常后逐步递减下来。

（2）神经性贪食症：大部分神经性贪食症患者的体重正常，营养重建不是治疗的重心，营养治疗的着眼点在于恢复规律进食和科学的饮食结构。但有些患者的体重低于自身生物学上的正常点（不是该患者的健康体重），所以为了心身稳定还需要增加体重。

2. 躯体治疗

（1）神经性厌食症：严密监测躯体合并症和再喂养综合征的出现，对症处理避免危险。对高危患者监测血钾、血磷浓度是必要的，通常以减慢再喂养速度来防止再喂养风险的出现，严重时对症补钾补磷治疗。

（2）神经性贪食症：主要是根据内科监测结果对症处理由症状引发的水、电解质平衡紊乱。针对暴食引发的急性胃扩张可能需要进行胃肠减压。

（3）暴食症：主要包括消化系统并发症的对症治疗，以及针对肥胖的内科及外科治疗。

3. 精神药物治疗

（1）神经性厌食症：用于共病的处理和出现严重干扰治疗进展的精神症状时的对症处理，常见用药包括抗焦虑药、抗抑郁药、心境稳定剂和小剂量的抗精神病药。用药需要慎重考虑安全性。

（2）神经性贪食症：选择性 5-羟色胺再摄取抑制剂（SSRI）是最常使用的治疗药物，其中的氟西汀是唯一获得美国 FDA 批准用于治疗神经性贪食症的药物，推荐剂量 60mg/d，氟西汀维持治疗可预防复发。舍曲林（100mg/d）可以应用于未成年神经性贪食症患者。此外，托吡酯（最高剂量 250～400mg/d）也可明显减少暴食和清除症状。这些药物均需要注意避免患者利用药物对暴食冲动的抑制作用进一步加强节食的可能，应在使用前加以说明，解释节食在疾病发展和维持中的作用，鼓励患者同时寻求心理治疗，处理对体重和体型的过度关注和评价带来的身心影响。神经性贪食症患者常有物质滥用的倾向，故在这类患者中应慎用苯二氮䓬类及其他容易形成依赖的药物，尤其是同时存在酒精滥用的神经性贪食症患者。

(3)暴食症：药物选择同神经性贪食症。

4. 心理行为干预

(1)神经性厌食症：儿童青少年患者以家庭干预-基于家庭的治疗(family-based treatment，FBT)效果最佳；成人中常用的包括认知行为治疗、焦点精神动力学治疗等，但尚无循证证据说明哪种疗法更有效。以上心理干预方法均把恢复体重作为基本目标之一。FBT 治疗一共包括 20 次的家庭会谈，分为 3 个阶段：第 1 阶段通过调动和增进父母的影响力，让父母暂时承担起照顾孩子饮食和恢复体重的责任；第 2 阶段在孩子恢复体重后逐渐归还对饮食的掌控权；第 3 阶段处理儿童青少年阶段的普遍议题，如独立和分离。

(2)神经性贪食症：目前证据最充分的是认知行为治疗，作为一线治疗选择，其次是人际心理治疗和辩证行为疗法。

1)认知行为疗法(cognitive-behavioral therapy，CBT)：通常为约 20 次的一对一访谈，分为 3 个阶段。第 1 阶段使用行为技术和心理教育技术帮助患者建立一个个性化的疾病解析模型，以理解自身贪食症发展和维持的机制，开始重建规律的进食习惯，替代之前的暴食清除行为。第 2 阶段处理对体型和体重的担忧，以及体型检查、体型回避和肥胖感；在饮食中引入回避的食物，并逐渐去除其他形式的节食；培养处理日常困难的技能，以免重拾暴食清除的行为。第 3 阶段是发展减少复发风险的方法。

2)人际心理治疗(interpersonal psychotherapy，IPT)：是通过把神经性贪食症患者的暴食清除行为与人际领域的问题联系起来，聚焦于人际问题进行工作，进而消除暴食清除行为的方法。疗程 16～20 次，起效相对认知行为疗法慢，但长期疗效相当。

3)辩证行为疗法(dialectical behavior therapy，DBT)：已在国外证实可以减少儿童青少年和成人的暴食、清除行为及非自杀性自伤，在神经性贪食症治疗中显示其优越性。

(3)暴食症：首选认知行为疗法，具体参见神经性贪食症。也有研究显示人际心理治疗、辩证行为疗法和行为治疗对暴食症有一定的治疗效果。

五、小 结

(一)疾病预防

因神经性厌食常于儿童青少年时期起病，尤其应重视早期纳入家庭内的照料者，主要是父母作为治疗康复的重要资源，对照料者提供足够的教育、指导、支持，以有效应对患者对治疗的抵抗。另外，学校也是疾病管理中的重要资源，学校对神经性厌食的重视、对患者的及时发现和督促接受治疗都能有效促进患者寻求专业治疗，早期实现康复目标。

因有相当一部分神经性贪食是从神经性厌食进展而来的，因此早期识别、治疗神经性厌食、达到治愈尤其重要。

(二)疾病管理

数据显示，近 30 年来我国进食障碍患病率呈增高趋势，但患者获得的医疗服务与欧美国家还有很大差距。目前，我国进食障碍专病诊治的专家及进食障碍专病门诊、病房严重不足。进食障碍的疾病管理原则如下：

(1)需要提高家属和综合性医院各科医生对进食障碍的识别率，使得家属尽早带患者到进食障碍专病门诊就诊，综合性医院各科医师排除器质性疾病后尽早转诊。

(2)进食障碍专病门诊医师需要根据患者病情轻重和治疗配合程度建议适合的进食障碍治疗项目，通常包括住院治疗和门诊治疗，住院治疗形式又分为开放病房和封闭病房，门诊治疗形式分为常规门诊和强化门诊。

(3)出院患者需要长期在进食障碍专病门诊随访。若患者在门诊随访期间病情反复、恶化或长期无进一步改善，需要再次住院治疗。

(4)无论采用哪种治疗形式，都应遵循多学科协作和综合治疗的原则，及时请内科、营养科等会诊、协同诊治，必要时转诊。

(5)整个治疗期间，专业人员还需要和患者家属密切合作。

(6)由于进食障碍是易复发的慢性难治性疾病，长期低体重易造成全身脏器损害或衰竭，因此需要对患者采用全病程管理，直至达到治疗目标。

第二节 抽 动 障 碍

一、概 述

抽动障碍(tic disorder，TD)是一类起病于儿童青少年时期的神经发育障碍，主要临床特征为不随意地突发、快速、重复、刻板、非节律的单一或多部位运动抽动和(或)发声抽动。是以单一或多部位肌肉运动性抽动和(或)发声性抽动为特征的神经精神疾病，常伴有其他心理行为障碍，如注意缺陷多动障碍(ADHD)、强迫症(OCD)、学习困难(LD)等。根据抽动特征及病程，抽动障碍可分为短暂性抽动障碍、慢性运动或发声抽动障碍、抽动秽语综合征。抽动障碍的发病近年有增多的趋势，患病率分别为短暂性抽动障碍(5%～7%)、慢性运动或发声抽动障碍(3%～4%)、抽动秽语综合征(0.3%～1.0%)及分类不明的抽动障碍(1.2%～4.6%)。

流行病学调查显示，5%～20%的学龄儿童曾有短暂性抽动障碍病史，一般症状较为局限，程度较轻，对日常生活影响小，病程<1 年，能自行缓解。慢性运动或发声抽动障碍的患病率为 1%～2%，病程>1 年，通常在青少年后期症状缓解，也有部分患者成年期残留慢性运动或发声抽动。抽动秽语综合征在总人群中的患病率为 0.5%～1%，是抽动障碍中最为严重的类型，常严重影响患者的心理健康和学业等社会功能，给家庭和社会带来沉重负担，其危险因素包括男性，具有抽动障碍、强迫症及可能的注意缺陷多动障碍的家族史。

二、病 因

(一)遗传因素

大量研究表明，抽动秽语综合征是一种具有明显遗传倾向的神经病。一般认为，抽动秽语综合征遗传方式为常染色体不完全显性遗传或多基因遗传，是由多个微效基因控制的具有复杂性状的遗传性疾病。男性外显率高(近 100%)，女性外显率较低(70%)。

1. 家系和双生子研究　家系和双生子研究临床研究发现，抽动秽语综合征具有明显的家族聚集性，通过家系调查发现，10%～66%的抽动秽语综合征患者存在阳性家庭史，在抽动秽语综合征一级亲属中，抽动秽语综合征与慢性运动或发声 TD 的发生率分别为 10%～100%与 7%～22%，明显高于普通人群。

2. 染色体研究　抽动障碍国际遗传联盟(TSAICG)曾进行一项大样本抽动秽语综合征基因连锁分析，共有 238 个核心家庭 2040 名个体纳入调查，其中 18 个家庭为多世同堂，结果发现，染色体 2p23.2、1p、3p、5p 和 6p 在多代之间存在连锁相关，每个家庭 2 号染色体都有阳性链接信号。

3. 候选基因研究　TD 与神经递质系统紊乱密切联系，许多多巴胺(DA)系统和 5-羟色胺(5-HT)系统的相关基因曾成为 TD 候选基因，如 DA 受体家族(DRD1-DRD5)、DA 转运蛋白(DAT)、去甲肾上腺素能基因(*ADRA2a*、*ADRA2C*)、去甲肾上腺素转运蛋白(NET)、酪氨酸-β-羟化酶、儿茶酚-O-甲基转移酶(COMT)、单胺氧化酶(MAO)、多巴胺-β-羟化酶、5-羟色胺受体家族等。

(二)神经生化因素

TD 发病可能涉及多个神经系统和不同神经递质，包括中枢多巴胺能、去甲肾上腺素(NE)能、5-羟色胺(5-HT)能、γ-氨基丁酸(GABA)能及阿片系统等，这些神经网络中某个或某些环节出现障碍，导致神经递质平衡发生紊乱，从而出现神经功能障碍。

1. 多巴胺 许多研究认为,大脑基底神经节及边缘系统皮质 DA 系统功能紊乱,可能是抽动秽语综合征的主要发病机制。有观点认为,TD 是由于纹状体 DA 活动过度或突触后 DA 受体超敏感所致。抽动秽语综合征患儿脑脊液中 DA 主要代谢产物高香草酸(HAV)量降低,DA 拮抗剂氟哌啶醇、哌咪清等可抑制抽动;而增加中枢 DA 活性药物如哌甲酯、苯丙胺和可卡因等,可加重抽动症状,提示抽动可能与 DA 系统异常有关。

2. 去甲肾上腺素 NE 能系统功能亢进在抽动秽语综合征发病中也有重要作用。临床发现,NE 能受体激动剂可乐定和胍法辛等可缓解抽动秽语综合征症状,这些药物可减少中枢 NE 释放,同时降低 DA 系统活性。应激情况下抽动症状加重,脑脊液中 NE 代谢产物 3-甲氨基-4-羟基苯乙二醇(MHPG)增高,而降低中枢 NE 的药物苯胺咪唑啉能改善抽动症状。

3. 5-羟色胺 5-HT 功能低下也与抽动秽语综合征有关。临床发现,5-HT 再摄取抑制剂对 40% 的抽动秽语综合征患者有效。强迫症的发病机制与 5-HT 能系统功能低下有关,而抽动秽语综合征常共患 OCD,因此推测,抽动秽语综合征和 OCD 的发病机制相似。

此外,还有报道 TD 发病与 GABA、脑啡肽、兴奋性氨基酸、性激素等功能失调有关。

(三)神经解剖因素

近年来,借助先进的影像学检查方法研究发现,TD 患儿存在中枢神经系统发育缺陷和解剖异常,病变主要在基底节、额叶皮质和边缘系统等部位。

1. 解剖异常 很多 TD 患儿存在基底神经节异常,基底神经节病变可能为 TD 发病原因之一,也可能是多种其他精神疾病如 OCD 和 ADHD 等发病的病理解剖基础。有研究对抽动秽语综合征患儿丘脑及苍白球等深部脑组织进行电刺激结果提示有一定疗效,患儿存在基底节病变。

2. 功能异常 功能影像学显示,抽动秽语综合征患儿基底节神经元活性降低,前额叶、顶叶、颞叶活性增加。正电子发射断层扫描(PET)显示,抽动秽语综合征患者双侧基底节、额叶皮质和颞叶的糖代谢率较正常组明显升高。

由于各学者的研究方法不完全相同,因此研究结果也不完全一致。但目前 TD 神经解剖与功能影像学研究提示,TS 发病与基底神经节和前额皮质等部位发育异常有关,病变以基底节为中心,大脑皮质-基底节-丘脑-皮质神经环路(CSTC)的结构及功能发生异常。也有观点认为,抽动秽语综合征行为运动异常与杏仁核-纹状体通路障碍有关,不自主发声可能是与扣带回、基底节及脑干不规律放电有关。

(四)社会心理因素

1. 人格因素 TD 患儿存在不同程度的个性异常,多为回避型和冲动型人格,行为问题发生率较高。艾森克个性问卷(EPQ)调查表明,TD 患儿神经质和精神质 T 分高,而掩饰性 T 分偏低,表明 TD 患儿存在自控性差、易激惹、焦虑、抑郁和心理成熟度偏低等特点。对外界刺激易反应过度,易做冒险和新奇的事情。人格特点作为发病的中介因素,在 TD 发病中可能具有一定作用,可能为发病危险因素。

2. 情绪状态 研究发现,精神创伤(家庭、社会)、精神压力过大(如学习压力、工作任务等)、情绪波动、疲劳与兴奋(如剧烈体育活动、长时间电脑游戏或看电视等)、过度惊吓等均可诱发或加重抽动。

3. 生活事件 周围有他人存在、接受教育、与抽动有关的对话等均对 TD 的表现具有一定影响。在不同的教育活动中,课堂作业时是抽动发生率最高的时间段,实验活动时是发生率最低的时间段,而阅读简单材料时比复杂材料时发生率高。TD 患者对外界语言环境也存在不同反应,当 TD 患者接触到与 TD 相关的谈话内容时,其发声症状发生率增加。

4. 周围环境 近年来调查发现,TD 的发生与周围不良环境相关。

(1)家庭不良环境:如不和谐、多冲突、少娱乐、亲密度低、少情感交流、父母离异、亲人亡故等。

(2)家庭教育不良：如管教过严、过于挑剔、苛刻、高拒绝、多否定、过分干涉和要求超过实际水平等。

(3)学校不良环境：如老师要求过高、过于严格，同学嘲笑，与同学发生争执等，有时考试和课堂提问也会加重抽动症状。

社会心理和环境因素对 TD 作用的具体机制尚不清楚，可能通过影响神经化学和神经内分泌系统，增加下丘脑-垂体-肾上腺轴和脑脊液中压力相关激素水平，提高运动皮质兴奋性，从而引起抽动的发生。

（五）其他因素

1. 围生期异常　研究发现，TD 患儿中既往存在围生期异常者较多，因此认为围生期因素也可能与 TD 发病有关，如早产、双胎、妊娠前 3 个月反应严重、孕母因素(情绪不良、吸烟、饮酒、喝咖啡、极低频磁场暴露等)、胎儿或新生儿疾病(宫内窒息、宫内感染、脐带绕颈、新生儿窒息、出生低体重、新生儿缺氧缺血性脑病和颅内出血等)，这些因素易导致胎儿或新生儿脑部受损，是发生 TD 的危险因素。

2. 饮食因素　临床发现，TD 的发病及加重与饮食有关。食用含有咖啡因、精制糖、甜味剂成分的食品与 TD 病情恶化存在正相关关系。食用色素、添加剂和饮料可能加重抽动症状，原因可能为食物中某些成分消化吸收后，能与 DA 能和 5-HT 能系统相互作用，导致脑内神经递质平衡失调。以往有报道，经常进食西式快餐与膨化食品也与抽动症状有关，考虑可能与这些食品中铅高有一定关系。不过，一般认为饮食因素在 TD 病因学中所起作用不大，而对抽动的严重程度有一定影响。

3. 药物因素　以往有报道，长期、大剂量应用抗精神病药物或中枢兴奋剂可能导致 TD，药物包括氯氮平、左旋多巴、兴奋剂(哌甲酯、苯丙胺、匹莫林)、抗癫痫药(卡马西平、苯妥英、拉莫三嗪)等；使用雄性激素、氨茶碱、可卡因、吗啡等也可引起抽动。各种中毒(如黄蜂毒、汞中毒、一氧化碳中毒等)也可能引起抽动。

三、评估与诊断

（一）临床特征

1. 抽动秽语综合征　是抽动障碍中最复杂、最严重的类型，表现为一种或多种运动抽动和发声抽动，运动抽动与发声抽动在某个时间段同时存在，病程＞1 年。运动抽动从颜面部、头颈部及上肢发展到躯干及下肢(从头到脚发展)，从简单运动抽动(如眨眼、皱眉、摇头等)发展到复杂运动抽动(做鬼脸、拍打、触摸、旋转、跳跃等)；发声抽动早期多表现为简单发声抽动(如清嗓子、咕噜声等)，逐渐发展为复杂发声抽动(如不合适的音节、单词及短语、重复言语、模仿言语甚至秽语)；甚至部分患者出现自我拍打、抓咬等具有自伤性质的抽动。

2. 慢性运动或发声抽动障碍　主要临床特征为一种或多种运动抽动或发声抽动，运动抽动与发声抽动不同时存在，病程＞1 年。运动抽动主要涉及颜面部、头颈部及肢体的抽动。发声抽动明显少于运动抽动，吸鼻子、清嗓子相对多见。抽动症状相对不变，持续数年甚至终身。通常于青少年晚期或成年早期逐渐缓解，成人后可能仅表现为慢性运动抽动或发声抽动的残留症状。在国际疾病分类(ICD-11)中分为两个亚型，即慢性发声抽动障碍和慢性运动抽动障碍。

3. 短暂性抽动障碍　又称为一过性抽动，是儿童期最常见的抽动障碍，以简单的运动抽动和(或)发声抽动为主要表现。运动抽动为颜面部、头颈及手臂的抽动，发声抽动主要表现为吸鼻子、清嗓子等简单发声抽动。病程不超过 1 年，症状较轻，一般对社会功能影响较小。

（二）临床评估

应对抽动障碍患者进行全面的评估，包括抽动的性质、形式、强度、病程及其对家庭、学校、社交等社会功能的影响。

1. 抽动症状评估　除了详细的病史采集和精神检查外，常用耶鲁大体抽动严重程度量表(Yale

global tic severity scale，YGTSS)进行抽动症状及其严重程度的评估，包括运动抽动与发声抽动，对每一类抽动的数量、频率、强度、复杂性及对正常活动或行为的干扰程度进行评估。

2. 其他共存症状或共病的评估 除了详细的病史采集和精神检查外，也常使用其他相关量表对共存的症状或共患的疾病进行评定，如阿肯巴克(Achenbach)儿童行为量表、SNAP-4 量表等。

(三)DSM-5诊断标准

依据《精神障碍诊断与统计手册》第 5 版(DSM-5)，抽动障碍的诊断标准见表 9-2。

表 9-2 DSM-5 中抽动障碍的诊断标准

注：抽动是突然的、快速的、反复的、非节律性的运动或发声

1. 抽动秽语综合征

A. 在疾病的某段时间内存在多种运动和一个或更多的发声抽动，尽管不一定同时出现

B. 抽动的频率可以有强有弱，但自第一次抽动发生起持续超过 1 年

C. 于 18 岁之前发生

D. 这种障碍不能归因于某种物质(如可卡因)的生理效应或其他躯体疾病(如亨廷顿病、病毒后脑炎)

2. 慢性运动或发声抽动障碍

A. 单一或多种运动或发声抽动持续存在于疾病的病程中，但并非运动和发声两者都存在

B. 抽动的频率可以有强有弱，但自第一次抽动发生起持续至少 1 年

C. 于 18 岁之前发生

D. 这种障碍不能归因于某种物质(如可卡因)的生理效应或其他躯体疾病(如亨廷顿病、病毒后脑炎)

E. 从不符合抽动秽语综合征的诊断标准

3. 短暂性抽动障碍

A. 单一或多种运动和(或)发声抽动

B. 自第一次抽动发生起持续少于 1 年

C. 于 18 岁之前发生

D. 这种障碍不能归因于某种物质(如可卡因)的生理效应或其他躯体疾病(如亨廷顿病、病毒后脑炎)

E. 从不符合抽动秽语综合征或慢性运动或发声抽动障碍的诊断标准

(四)鉴别诊断

1. 物质所致和阵发性运动障碍 阵发性运动障碍通常作为肌张力障碍或舞蹈手足抽动征样运动出现，它通过自主运动或用力加重，且很少由正常的背景运动引起。

2. 肌阵挛 特征是突然单向且通常是非节律的运动。它可以由运动加重并可在睡眠期间出现。通过快速缺乏可抑制性和没有先兆冲动，肌阵挛可以与抽动进行鉴别。

3. 强迫及相关障碍 鉴别强迫行为和抽动障碍可能是困难的。支持强迫行为的线索包括基于认知的驱动(如害怕污染)和用特定形式以特定次数完成动作的需要，身体两侧的表现一样，或者直到获得某种"正确"的感觉。冲动控制问题和其他重复行为，包括持续地拔头发、搔抓皮肤和咬指甲，比抽动障碍显得更加有目的性和复杂。

四、治 疗

(一)治疗原则

全面评估患者的抽动症状、共存症状及共患疾病，并评估患者的社会适应能力、家庭环境、发育和成长的主要特点；在全面评估的基础上确立治疗方案；定期评估疗效与不良反应；建立医患治疗联盟，提高治疗依从性；尽最大可能改善预后。

短暂性抽动障碍通常可先给予心理支持和健康教育，避免加重因素，如症状改善不明显，影响社会功能，则需要进一步加强干预。对于慢性运动或发声抽动障碍，若抽动症状较轻，社会功能正常，可给予心理支持和健康教育，避免加重因素，并定期随访。若症状加重，社会功能受损，则需要积极治疗。而抽动秽语综合征则必须积极治疗干预。

(二)治疗方法

1. 支持、教育和心理治疗 抽动症状常在兴奋、紧张时加重，放松时减轻，常导致患者焦虑、自责，甚至不愿出门、社交退缩等，故应加强健康教育，适当安排患者作息时间和活动内容，避免过度兴奋和紧张疲劳，开展规律性体育活动，并进行心理支持与治疗。针对抽动症状本身可以进行习惯反向训练、自我监督、放松训练、家庭治疗等。对于共患的强迫症状，可进行认知行为疗法和系统式家庭治疗。行为矫正治疗有益于改善患者共存的冲动、多动等症状。

2. 药物治疗 药物治疗的原则是起始剂量尽量小，逐渐加量；尽量以最低剂量达到最好疗效；最低程度合并用药；调整药物时，每次改变 1 种药物；缓慢减药，减少复发风险。

(1)典型抗精神病药：氟哌啶醇起始剂量为 0.5mg/d，逐渐加量，一般治疗剂量 1～6mg/d，分两次服用。主要不良反应为锥体外系反应、嗜睡、体重增加等，定期监测不良反应，及时处理。硫必利起始剂量 50mg/d，逐渐加量，一般治疗剂量每次 50～100mg，每日 3 次。主要不良反应为头晕、乏力、嗜睡，总体不良反应低于氟哌啶醇，但疗效弱于氟哌啶醇。

(2)α_2 肾上腺素受体激动剂：可乐定起始剂量 0.05mg/d，每周进行 1 次剂量调整，一般治疗剂量 0.05～0.3mg/d，常见不良反应包括镇静、头晕、头痛、乏力、直立性低血压，长期大量使用停药应缓慢，避免血压急剧升高。目前临床上主要使用可乐定透皮贴片代替传统口服片剂，根据患者体重选择不同规格：20～40kg，使用 1mg/片；41～60kg，使用 1.5mg/片；若>60kg，使用 2 mg/片。1 片可持续使用 1 周。不良反应明显低于口服片剂。使用中应注意皮肤过敏现象，尽量避免贴片脱落，若脱落，应及时更换新贴片。

(3)非典型抗精神病药：在临床中使用比典型抗精神病药更为普遍，该类药锥体外系等不良反应明显低于典型抗精神病药。临床常用阿立哌唑、利培酮等，使用中注意起始剂量应尽量低，缓慢加量，阿立哌唑最大剂量一般为≤20mg/d。

(4)在控制抽动症状的同时，应评估共病情况。如共病症状突出，影响社会功能，则需要联合用药，如联合使用舍曲林、氟伏沙明治疗强迫症，联合使用托莫西汀治疗注意缺陷多动障碍等。

(5)目前临床上也有一些中成药可用于治疗抽动障碍，如菖麻熄风片、芍麻止痉颗粒、九味熄风颗粒等。

3. 物理治疗 临床中有部分患者经过系统的心理治疗和药物治疗后仍存在严重的抽动症状，称为难治性抽动秽语综合征，此时可以考虑联合物理治疗。有荟萃分析显示，重复经颅磁刺激(repeated transcranial magnetic stimulation，rTMS)可以有效改善难治性抽动秽语综合征患者的抽动症状。

4. 饮食调整与环境治疗 在治疗过程中，应加强饮食调整，尽量减少食物添加剂、色素、咖啡及水杨酸等摄入。为患者提供安全、舒适、轻松、愉快的环境，作息规律，适当文体活动。

五、小　　结

应加强抽动障碍的科普教育，促进父母、教师等对该障碍的识别与理解，以获得他们对于治疗的支持和帮助。应加强儿童保健医师和发育儿科医师的培训，以帮助他们甄别抽动症状，并对抽动障碍患儿及时转诊。治疗中要形成患者、家庭、医院、学校、社区多位一体的协调合作，共同改善患者预后。

第三节　睡眠障碍

儿童睡眠障碍(sleeping disorder)是指儿童在睡眠过程中出现的各种异常表现。研究显示 20%～25%的儿童青少年存在不同类型的睡眠障碍，儿童青少年时期常见的睡眠障碍包括夜醒、夜惊、梦魇、失眠和睡行症等。

一、夜　　醒

儿童夜醒(night waking)是指儿童从夜间睡眠中醒来，长时间(通常>20 分钟)无法自主入睡，而需要寻求外界条件或父母帮助，导致频繁或长时间夜醒，不能持续地整夜睡眠，为儿童时期常见的睡眠障碍之一，通常与儿童的睡眠起始相关障碍有关。尽管从发育的角度来讲，大多数健康儿童在 3 个月时，生理上已经具备睡整觉的能力，到 6 个月时无须夜间喂食，且大都应该可以睡整觉。但研究显示 25%～50%的 6 个月婴儿会有夜醒，到 1 岁左右仍然有 30%的儿童有夜醒，1～3 岁儿童中有 15%～20%的儿童存在夜醒。本病预后较好，随着年龄增长及神经系统逐渐发育完善，疾病可获痊愈。

(一)病因

1. 护理方法不当　儿童发生夜醒常来自父母不正确的哺育方法，而不在于儿童本身。本来儿童正常睡眠模式的建立需要保持规律性，而有些父母却给予儿童过度的关注，儿童在睡眠中略有不安便立刻抱、拍、摇，甚至含着乳头使之入睡，这直接影响了儿童正常睡眠模式的建立，使儿童养成不良的睡眠习惯。

2. 家庭和环境因素　父母感情不和，家庭气氛紧张，母亲的焦虑或抑郁情绪均可促使儿童入睡困难和夜醒。睡前精神刺激，听到或看到恐怖的事情，父母打骂体罚，亦是造成夜醒的原因。睡眠环境喧闹嘈杂、光线刺激、居室温度过冷或过热、婴儿衣被不适、饥饿、口渴等均可引起夜醒。较大儿童睡眠障碍多因睡前过度兴奋、激动，睡眠习惯不良，睡前听令其兴奋的故事等。

(二)临床表现

夜醒儿童由于未能建立起昼醒夜眠的节律，表现为夜间不能持续睡眠，容易惊醒。轻者 2～3 次，重者 4～5 次，并伴有哭闹不安，迫使父母每晚要消耗 1～2 小时来照顾半夜醒来的婴儿，有的儿童昼睡夜醒，睡眠节律颠倒；有的不愿意上床睡觉，要求抱着睡或者要听故事等。

(三)诊断与鉴别诊断

根据儿童夜间不能持续睡眠、夜醒、哭闹等症状，不难诊断。但要与婴幼儿因躯体疾病引起的哭闹不睡觉相鉴别，如儿童感冒发热、疼痛等疾病引起的频繁夜醒，这种夜醒通常在各种条件下都难以被安抚，且哭闹持续时间也比较长，哭闹程度也比较剧烈。有些患儿在躯体疾病痊愈后，因养成的依赖习惯，也容易转化成夜醒，这点需要引起重视。

(四)治疗

1. 心理治疗　首先要向父母了解家庭环境及父母对患儿睡眠问题所产生的情绪反应，针对这些情况，进行支持性心理治疗，包括解释、安慰、指导，以消除父母心理困扰，建立信心，纠正不合理的抚育方法。对家庭中的冲突、不良的环境刺激应适当协助解决。

2. 行为疗法　首先了解患儿睡眠中存在的具体问题，包括近 2 周儿童夜醒的频率、持续时间及父母所采取的措施。将所获得的资料加以综合分析，在减少日间睡眠的基础上，建立一个规律的睡眠计划，消除父母的疑虑。儿童睡眠的差别关键在于不同的条件和学习模式。若将睡眠良好的儿童和睡眠不好儿童放在同一张床上睡觉，后者的睡眠问题可以得到改善。还可采用消退法，父母应对夜醒行为有意识地忽视，让儿童学习自己入睡。由于现实生活中绝大部分家长都无法忍受任由患儿哭闹而不去理睬，采取按时唤醒法可能更易被接受，做法是：先了解一般儿童夜醒规律，然后在其自然觉醒前 15～30 分钟将其唤醒，喂食，再令其入睡。

3. 创造良好的睡眠环境　安静的居室环境，适宜的温度，新鲜的空气，温暖而舒适的衣被，减少睡前过多的刺激，这些都有利于入睡和充分地熟睡。

4. 药物治疗　一般轻症不主张药物治疗。对夜眠过少、哭闹不安者可给地西泮 1.25～2.5mg 或阿普唑仑 0.2～0.4mg，每晚 1 次，以协助建立新的睡眠规律，但用药时间要尽量缩短。

二、夜　惊　症

儿童夜惊症(night terror)又称睡惊症，主要表现为从睡眠中突然惊醒，并伴心跳加快、呼吸急促、出汗、瞳孔扩大等明显的自主神经症状及恐惧的行为表现。通常在夜间睡眠后较短时间内发作，每次发作持续 1～10 分钟。夜惊会让父母非常紧张，因为夜惊发作时儿童常常意识不清且表现极度恐惧和害怕。但夜惊患儿由于自己无法意识到发作，且没有记忆，对儿童本身影响较小。夜惊多见于 4～12 岁儿童，4～7 岁为发病高峰，男略多于女，患病率为 1%～4%。

(一)病因

1. 遗传因素 约 50% 的夜惊患儿有家族史。

2. 生理因素 睡眠不足、睡眠不规律、发热及疾病、药物等可诱发夜惊。

3. 心理因素 睡前听了紧张、兴奋的故事，看了惊险的电影等会诱发本病发生。在吵闹或不熟悉的环境中睡眠，家庭气氛紧张和意外生活事件也可引起夜惊。

(二)临床表现

夜惊症常发生于晚上睡眠的前 1/3 时间内，即非快速眼球运动(non-rapid eye movement, NREM)睡眠第三、四期。患者在睡眠中出现极度的恐惧发作，伴有强烈的言语、运动形式及自主神经系统的高度兴奋，表现为突然哭喊惊叫、惊起，两眼直视或紧闭，手足乱动、坐于床上或跳至床下，常有冲向门口似乎要夺路而逃，但很少会离开房间，表情十分惊恐，气急颤抖。如果有人阻止，可能会导致患者更强烈的恐惧。患者意识呈现朦胧状态，对周围事物毫无反应，呼之不应，极难唤醒。发作时伴有呼吸急促、心跳加快、瞳孔扩大、出汗等自主神经症状。严重时患儿可以一夜发作数次。一般发作持续 1～3 分钟后又入睡。次日早晨对发作往往不能回忆。由于以上临床特点，患者在夜惊发作期间极有可能受伤。

(三)诊断

根据《国际疾病分类》第 10 版(ICD-10)精神与行为障碍分类，夜惊症诊断要点见表 9-3。

表 9-3　ICD-10 中夜惊症的诊断标准

1. 突出症状是一次或多次如下发作：惊叫一声从睡眠中醒来，以强烈的焦虑躯体运动及自主神经系统的亢进如心动过速、呼吸急促、瞳孔扩大及出汗等为特点。
2. 这些反复发作的典型表现持续 1～10 分钟，通常发生在睡眠前 1/3 阶段。
3. 对别人试图干涉夜惊发作的活动相对缺乏反应，如干涉几乎总是出现至少几分钟的定向障碍和持续动作。
4. 对发作即使能回忆，也极为有限(通常只局限于 1～2 个片段的表象)。
5. 排除器质性疾病(如痴呆、脑肿瘤、癫痫等)导致的继发性夜惊发作。

(四)鉴别诊断

1. 梦魇 本病应与梦魇相鉴别。梦魇是做噩梦时引起的焦虑或恐惧发作。发作时言语和躯体运动如果有也非常有限。与睡惊症相反，梦魇多发生于睡眠的后半段，很容易被唤醒，而且对梦的经过能详细、生动地回忆。

2. 癫痫 绝少只在夜间发作，少数癫痫患者也有表现夜惊的发作形式，故应结合癫痫的其他症状和脑电图检查加以区别。

(五)治疗

夜惊发作时最重要的是保证患儿的安全。在患儿夜惊发作时不要唤醒他，有时这会使得患儿对突然发生的变化不知所措，变得情绪激动。有时还会增加夜惊发生的次数。在发作时不要对患儿过度干预，有时家长的过度安慰只会让儿童更加烦躁。不要在第二天与患儿讨论夜惊发作的事情，因为有可能导致患儿焦虑，如果患儿问起，只需要告知没什么即可。

1. 卫生习惯及睡眠环境 良好的卫生习惯及舒适的睡眠环境可起到一定的预防作用。要避免白天过度兴奋紧张，合理安排生活程序，改善睡眠环境，消除影响睡眠的不良因素。夜惊发生时，父母应及时安慰，使患儿重新入睡。对频繁发作者，可采取定时提前唤醒的方法，可在入睡后 1 小时左右叫醒患者，可能改变其睡眠结构，消除发作。对于每日固定时间发作的患儿，可于发作前 30 分钟左右唤醒。一般定时唤醒需要维持 2～4 周时间，如果唤醒停止后症状重新出现，则需要延迟唤醒的时间。

2. 心理治疗　主要是帮助患儿找出发病的原因，解除紧张情绪，特别是夜惊影响到正常的生活及学习时，患儿往往产生烦恼的情绪反应，此时夜惊更易发作。心理治疗对解除患儿的烦恼情绪相当有益。

3. 药物治疗　效果目前尚不确定。发作频繁者，可用小剂量镇静剂或用小剂量的三环类药物，可试用阿普唑仑，每晚睡前服用 0.4mg，或氯硝西泮 1～2mg，每晚睡前口服，或者丙米嗪 12.5～25mg，或卡马西平 50～100mg，每晚睡前口服。

4. 针灸　可取安眠、内关、大椎等穴。

5. 如有癫痫或其他躯体疾病应及时治疗　发作可以持续好几年，当这些症状持续到青春期或者成年期时，应考虑有无潜在神经精神疾病。

三、梦　　魇

梦魇(nightmare)又称噩梦，是指儿童从噩梦中突然惊醒，对梦境中的恐怖内容能清晰回忆，并心有余悸。通常在夜间睡眠的后期发作。研究发现，有 60%～75% 的儿童有 1 次及以上的梦魇。本病常见于 5～10 岁儿童，其中 6～7 岁发病率最高。有些儿童，特别是 3～4 岁儿童，还不能正确区分现实与梦境。本征预后良好随年龄增长可减少或消失。

(一)病因

1. 心理因素　这是主要因素，睡前听紧张、兴奋的故事，看恐怖惊险的电影，或教育不当，用威胁的方式哄孩子入睡。

2. 环境因素　卧室空气污浊，过热，被褥过厚，胸前或四肢受压。

3. 躯体因素　鼻咽疾病引起呼吸道通气不畅；晚餐过饱引起胃部膨胀感及阵发性血糖过低。

4. 药物因素　一些抑制快速眼动睡眠的非苯二氮䓬类催眠药突然停用时，由于快速眼动反跳，导致做梦增多和梦魇的发生。

(二)临床表现

儿童睡眠中时有噩梦，见到或遇到对生命安全或自尊造成威胁的可怕的景象，如梦到猛兽追赶或从高处落下而突然惊醒。醒后有短暂的情绪紧张、焦虑，不能转动，呼吸、心跳加快，面色苍白或出冷汗，全身肌肉松弛等。刚醒时对梦中景象尚有回忆，片刻后又依然入睡，而相同或相似的恐怖梦魇反复出现是十分常见的。在典型的发作中，可有某种程度的自主神经兴奋，但无明显的言语及躯体运动。一旦醒来，患者的警觉性及定向力迅速恢复，可与他人充分交流，通常马上或在次晨都能详述梦境体验。梦魇常发生于快速眼动睡眠阶段，多在夜间后半段。

(三)诊断与鉴别诊断

根据《国际疾病分类》第 10 版(ICD-10)精神与行为障碍分类，梦魇诊断要点如下。

1. 从夜间睡眠或午睡中惊醒，并能清晰和详细地回忆强烈恐惧的梦境，这些梦境通常涉及对生存、安全或自尊的威胁。可发生于睡眠的任何阶段，但一般发生于睡眠的后半段。

2. 从恐怖的梦境中惊醒时，患者能迅速恢复定向及警觉。

3. 梦境体验本身及随之造成的睡眠紊乱，都会使患者感到非常痛苦。

本病主要应与夜惊症相鉴别，后者在睡眠的前 1/3 阶段出现，以强烈的焦虑、惊叫、过多的躯体运动及自主神经高度兴奋为显著特征，而且在夜惊症中，无论是刚发作后还是早晨醒来，患者都不能详尽地回忆梦境内容。

(四)治疗

一般轻症不带来严重后果,无须特殊治疗即可自愈。若存在环境或躯体因素时,应改善环境和消除不良因素。在梦魇发作时可唤醒患儿,给予解释、安慰,待情绪好转后再使之入睡。也可用肌肉放松脱敏法,其主要是基于系统脱敏法的基本原理,在进行定期肌肉放松训练的基础上适当地想象其梦魇引发紧张或焦虑时放松,一般历时 8 周。对于发作频繁者可短期给予丙米嗪 12.5~25mg,以抑制快速眼动睡眠;或异丙嗪 12.5~25mg,每晚 1 次。

四、睡 行 症

睡行症(sleep walking)又称为梦游症,是一种以在深睡眠期突然出现行走为主的一系列复杂动作行为为基本特征的睡眠障碍。患者一般不说话,询问也不回答,多能自动回到床上继续睡觉。不论是即刻苏醒或次晨醒来均不能回忆。通常出现在睡眠的前 1/3 段的深睡期。约14%的儿童有过至少一次睡行症发作,发病高峰年龄为 11~12 岁,成人患病率为 2.5%~4%,患病率本身没有性别差异,但相关的有害行为多见于男性。有些患儿伴夜惊症和遗尿症。本病预后良好,至青春期可自愈。

(一)病因

1. 遗传因素 睡行症有明显的家族倾向,有报道 80%的睡行症患者中其父母至少一方有睡行症史,患病率随着患病父母数目增加而升高。单卵双生子同病率明显高于双卵双生子,并且双生子之间有很相似的睡眠结构。单卵双生子同病率与双卵双生儿同病率之比为 6:1。

2. 神经发育不成熟 本病可能是由神经生理发育不成熟所致,有的患儿脑电图慢波增多,随着年龄的增长,脑电图改变会逐渐消失,疾病能逐渐自愈。

3. 心理因素 家庭关系不和、亲子关系欠佳、情绪紧张、恐惧、焦虑、家庭或学校中的矛盾与冲突、学习紧张等与本病发生有一定的关系。

4. 其他因素 某些器质性或功能性疾病,如感染或脑部创伤后遗症、癫痫或癔症可引起本病。

(二)临床表现

睡行症是睡眠和觉醒现象同时存在的一种意识改变状态,呈现出低水平的注意力、反应性及运动技能。发作时患者在睡眠中突然起床,到室内外活动,如跑步、徘徊或做些游戏活动。不完全清醒,双目向前凝视或闭眼,步态不稳或敏捷,面部无表情,常不语,动作似有目的性。动作可少而简单,如捏弄被子、做手势;也可精细复杂,如穿衣、开门锁,甚至开车。患者意识模糊,有时被绊倒或撞墙,甚至从楼窗跌下,或未穿衣服走到寒冷的户外,有时也能避开障碍。患者难以被唤醒,发作常持续数分钟至数十分钟,之后能自动上床入睡,或被人领回后再度入睡。患者在发作后的数分钟或更长时间内可持续表现为意识模糊或定向障碍。无论是在睡行症的发作中还是在次日清晨醒来,患者通常对发作经过都不能回忆。轻症每月发作 1~2 次,重症每周发作数次。

(三)诊断

根据《国际疾病分类》第 10 版(ICD-10)精神与行为障碍分类,诊断要点见表 9-4。

表 9-4　ICD-10 中睡行症的诊断标准

1. 突出症状是一次或多次下述发作:起床,通常发生于夜间睡眠的前 1/3 阶段,走来走去。
2. 发作时,患者表情茫然、目光凝滞,对别人的招呼或干涉行为相对缺乏反应,并且难以被唤醒。
3. 在清醒后(无论在发作中还是在次日清晨),患者对发作不能回忆。
4. 尽管在发作苏醒后的几分钟之内,可有短暂的茫然和定向障碍,但并无精神活动及行为的任何损害。
5. 排除器质性疾病(如痴呆、癫痫等)导致的继发性睡眠觉醒节律障碍,但可与癫痫并存,应与癫痫性发作相鉴别。

（四）鉴别诊断

1. 癫痫　精神运动性癫痫极少只在晚上发作。在癫痫发作时，个体对环境刺激完全无反应，而且常见吞咽、搓手等持续动作。脑电图中有癫痫性放电可证实此诊断。然而并不除外癫痫与睡行症共存的可能。

2. 分离性漫游　在儿童中少见。在分离性漫游中，发作持续时间要长得多，患者警觉程度更高并能完成复杂的、有目的的动作，而且典型发作是开始于清醒状态。

3. 快速眼动睡眠期行为障碍　睡眠行为紊乱发生于快速眼动睡眠期，研究显示快速眼动睡眠期肌张力失弛缓，常伴有暴力梦境扮演行为；而睡行症则发生于 NREM 睡眠期少有暴力行为。

4. 夜惊症　睡行症与夜惊症的关系非常密切，遗传的、发育的、器质性的及心理性因素都在两者的发病中起一定作用，而且两者具有同样的临床和病理生理特征，基于其众多的相似之处，近来两者已被视为同一疾病分类的谱系中的一部分。为了与传统保持一致，而且为了强调临床表现中强度上的差别，睡行症主要表现为睡中下床的异常活动行为，历时较长；而夜惊症则主要表现为强烈的焦虑情绪和自主神经症状，且历时较短。

（五）治疗

睡行症患者的治疗包括一般治疗和药物治疗。儿童患者常规无须药物治疗，约 15 岁自愈。

1. 一般治疗　以保证患者安全为主，如清除环境中的危险品、换锁或把钥匙放在患者拿不到的地方等。保障患者充足的睡眠时间，建立良好舒适的睡眠环境，预防伤害发生。患者症状发作时，应引导其回到床上睡觉，不要试图唤醒他，隔日尽量不告诉患者，以免加重其心理负担。

2. 心理支持性治疗　向患者家属了解病情时，最好不要让患者耳闻目睹。宜与患者单独交谈，以消除患者的顾虑。根据病情分析和干预措施，通过解释、鼓励、指导、保证等技术，消除患者对疾病的恐惧，增强对治疗的信心。

3. 药物治疗　频繁发作、症状严重者或有睡眠相关伤害行为的患者需要考虑药物治疗，如氯硝西泮（起始剂量 0.25mg，推荐治疗剂量 0.25～2mg）和地西泮（推荐剂量 10mg）；也可试用抗抑郁药物口服，如氟西汀、曲唑酮、氟伏沙明、阿米替林、氯米帕明等。对于难治性病例，可使用卡马西平或抗组胺药物。药物只能以最低有效剂量短期使用。

五、失 眠 症

失眠症（insomnia）是指在睡眠时间安排符合该年龄儿童需求且睡眠环境条件适合的情况下，儿童持续存在的睡眠起始、睡眠持续或睡眠质量等问题，并导致儿童及家庭的日间功能受损。失眠可引起患者焦虑、抑郁或恐惧心理，并导致精神活动效率下降，妨碍社会功能。可见于青少年，儿童相对较少见。国外资料报道青少年有睡眠障碍者占 10%～15%，而失眠症是睡眠障碍中最常见的一种，且有上升的趋势。

（一）病因

1. 遗传因素　失眠症的遗传度为 30%～60%。候选基因研究指出，*APOE4*、*PER3*、*HLADQB1*0602* 及 *5HTTLPR* 基因可能与失眠有关。

2. 生理因素　失眠症患者可能处于高觉醒状态，表现为 24 小时新陈代谢率和心率增快、促肾上腺皮质激素和皮质醇水平升高、睡眠及清醒时脑电频率增快、白天多次小睡潜伏期延长。某些精神疾病或躯体疾病而出现的失眠，一旦原发疾病得到缓解或治愈，失眠问题也大多会缓解或消失。

3. 心理社会因素　家庭中的矛盾、冲突，父母不和或意外生活事件等，导致情绪紧张、焦虑、抑郁、恐惧等，可引起失眠；居住环境不良，喧闹以及遗传因素也都可以成为引起失眠的原因。

（二）临床表现

本症主要表现有入睡困难，在床上辗转反侧，长时间不能入睡；或睡眠表浅多梦，睡中醒转增多、早醒、醒后不适、疲乏等。上述情况有时表现为任何一种,有时是几种情况共同存在。失眠可引起躯体不适,如头痛、头晕、乏力,也可继发精神不振和注意力涣散等。

(三)临床评估

1. 睡眠日记 是一种主观睡眠的"客观"评估方法。以 24 小时为单元,从当日早 8 时至第二天早 8 时,记录每小时的活动和睡眠情况,连续记录 2 周。可评估患者睡眠质量和睡眠觉醒节律。

2. 量表评估 常用的量表包括失眠严重指数量表、匹兹堡睡眠质量指数、清晨型与夜晚型睡眠量表、睡眠信念与态度量表、艾普沃斯(Epworth)嗜睡量表。

3. 多导睡眠图(polysomnography,PSG) 是评估睡眠病理生理和睡眠结构的客观检查,并可排除/鉴别其他潜在的睡眠障碍。慢性失眠患者的 PSG 结果一般表现为睡眠潜伏期延长、睡眠效率下降、客观睡眠时间缩短、频繁的睡眠转期、非快速眼动睡眠 1 期比例增加和非快速眼动睡眠比例下降等。

4. 体动记录检查 是评估睡眠觉醒节律、确定睡眠形式的有效方法。体温记录检查可通过数值和图表的形式反映醒-睡模式,估算睡眠潜伏时间、总睡眠时间、清醒次数、睡眠效率等。

(四)诊断与鉴别诊断

根据《国际疾病分类》第 10 版(ICD-10)精神与行为障碍分类,失眠症诊断要点如下。

1. 主诉或是入睡困难,或是难以维持睡眠,或是睡眠质量差。

2. 这种睡眠紊乱每周发生 3 次并持续 1 个月以上。

3. 日夜专注于失眠,过分担心失眠的后果。

4. 对睡眠量和(或)质的不满意引起明显的苦恼或影响社会及职业功能。

5. 排除躯体疾病或精神障碍症状导致的继发性失眠。

说明:如果失眠是某种躯体疾病或精神障碍(如神经衰弱、抑郁症)症状的一个组成部分,不予诊断失眠症。

诊断失眠症必须排除各种躯体疾病或其他精神疾病所伴发的症状。焦虑症以入睡困难为主,抑郁症常表现为早醒。由于人们所需正常睡眠的时间不尽相同,所以不能仅以睡眠时间长短作为诊断失眠的标准,而应以睡眠的质量及满意的睡眠时间来判断。对失眠的焦虑、恐惧心理可形成恶性循环,从而导致症状的持续存在。由于患者对失眠的严重程度往往有估计过重的倾向,睡眠脑电图检查有助于了解睡眠的实际情况和变化特点。失眠症一般表现为进入睡眠的潜伏期延长,睡眠时间缩短,在入睡过程中生理性觉醒增多,快速眼动睡眠期相对增加。

(五)治疗

1. 一般性治疗 导致失眠症的发生原因有许多,首先应针对不同的原发因素处理,一般应注意以下几个方面。

(1)建立良好的睡眠卫生习惯:晚上不应睡得过晚,早上要早起床。有些睡得较晚的人认为早上应多睡会儿,以补偿睡眠时间不足,这很容易造成白天睡眠过多,导致第二天晚上失眠、入睡困难,如后天继续晚睡,则继续晚起床,再次晚上入眠困难,以致形成恶性循环。所以,不能养成睡懒觉的习惯,以避免失眠症的发生。

(2)入睡前有放松的时间,不能从事激烈的体育活动,以防大脑过于兴奋造成失眠。

(3)晚上应避免饮咖啡、浓茶,避免服用有兴奋性的药物。

(4)调整或改善睡眠环境,如避免噪声、光线要暗淡等。

(5)傍晚或早晨进行定期锻炼。

2. 认知行为疗法 认知行为疗法是治疗失眠症的主要方法,目的是消除失眠的主要驱动力——失眠焦虑,使患者躯体放松,解除对失眠的担心和联想,打断"焦虑—失眠—更焦虑"的恶性循环和睡前觉醒的条件反射。

目前，最常用的方法是控制刺激与限定、调整卧床时间，其原则是通过减少患者的卧床时间使患者的睡眠时间保持在卧床总时间的85%（即睡眠效率）以上。具体要求有：①仅在有睡意时上床；②不在床上进行与睡眠不相关的活动（如进食、学习、看电视等）；③如果10分钟左右睡不着，就起来到另一房间，直至出现睡意，然后再回到床上睡觉，如果仍不能睡着，则重复进行，直至入睡；④每天早晨固定时间起床，而不论其实际睡了多长时间。经过一段时间的调整，睡眠效率可得到明显提高。

根据行为疗法的理论和原理，可以进行松弛训练，以改善睡眠前的紧张状态。训练可借助生物反馈治疗仪进行。逆转意图疗法也是行为疗法的一种，让害怕失眠的患者故意坚持不睡，躺在床上，不看电视、书报等，极力维持清醒，整夜不准入睡，而白天也控制自己不入睡，坚持正常的生活和学习等，直到患者抵制不住睡眠的需要，经过补偿性睡眠后恢复正常睡眠。

3. 药物治疗 原则是在病因治疗、认知行为疗法和睡眠健康教育的基础上，酌情给予镇静催眠药物。个体化、按需、间断、足量给药。连续给药一般不超过4周，如需继续给药，需要每个月定期评估。苯二氮䓬类药物（BDZ）对各种原因引起的失眠都有效，主要包括地西泮、艾司唑仑、劳拉西泮、氯硝西泮等。长期或高剂量服用可能会产生戒断现象、反跳性失眠、耐受、依赖等不良反应。非苯二氮䓬类药物，包括唑吡坦、佐匹克隆、右旋佐匹克隆、扎来普隆等，一般来讲，针对入睡困难，要选择半衰期较短的药物；针对睡眠维持困难，要选择半衰期较长的药物；针对早醒，切忌单用短效催眠药。要严格掌握用药指征，以免产生对药物的依赖，尤其是对青少年患者。长期用药可使患者失去对正常睡眠的信心，易导致对药量的一再增加，因此不宜长期用药，但也不宜骤停，要逐渐减量。另外，还要对躯体的其他疾病进行治疗，以免影响睡眠。

4. 中医治疗 中医治疗失眠具有悠久的历史，既有药物治疗也有非药物治疗。失眠在中医学中常称为"不寐"，在辨证施治的基础上采用个体化综合治疗，常见治疗方法包括中药、针灸、按摩、健体操等。

第四节 躯体形式障碍

一、概　述

躯体形式障碍（somatoform disorder）描述的是当患者有一个或多个躯体症状时，产生对这些躯体症状的过度困扰，出现过度的情绪激活和（或）过度的疾病相关行为，并由此导致显著的痛苦和（或）功能受损。患者的躯体症状既可以用一个已识别的医学疾病解释，也可以不符合任何医学疾病的诊断。也就是说，躯体形式障碍的识别和诊断并不强调躯体症状本身是否由器质性或功能性躯体疾病解释，而是强调当身体出现症状后个体的认知、情绪、行为等精神症状的特征、规律和后果。

关于躯体形式障碍发生率的研究资料较少，据之前对躯体形式障碍的研究推测，躯体形式障碍在普通人群中的发生率为4%～6%，在初级诊疗中的发生率为5%～35%。躯体形式障碍患者焦虑、抑郁等负面情绪更多，生活质量更差，使用医疗资源更多。

二、病　因

（一）遗传因素

布芬顿（Buffington）于2009年研究发现表观遗传调制参与影响全身各个器官系统，这对医学不能解释的躯体症状的病因研究是一个新的途径，研究发现具有遗传易感性的孕妇暴露于有显著意义的应激时，就会增加其体内胎儿对这种应激反应的危险性，增强后代应激反应系统的敏感性。霍利德（Holliday）等于2010年研究发现功能性的躯体症状与两个系统的基因变异有关，分别是5-羟色胺系统和下丘脑-垂体-肾上腺轴。

(二)人格基础

认识理论认为神经质的人格特征、不良心境影响认识过程，一方面使当事人对躯体信息的感觉增强，选择性注意于躯体感觉；另一方面还使当事人用躯体疾病来解释上述感觉的倾向加强，助长与疾病有关的联想和记忆，以及对自身健康的负性评价。很多研究表明躯体形式障碍发病有其一定的人格基础，此类患者具有较高的躯体先占观念和疑病观念、被动依赖、孤僻、冷淡、对人疏远、心理变态、偏执性、易激惹、自我中心、自制力差、反社会行为等。

(三)生理因素

大脑中的各种复杂神经网络联结构成了精神活动与行为的结构基础，如果大脑结构的完整性受到破坏，势必影响到精神活动，有学者研究发现躯体形式障碍的患者存在脑干、网状结构的注意和唤醒功能的改变。很多研究还发现躯体形式障碍患者存在自主神经功能的损害，出现感觉阈值下降、感觉敏感性增强，导致患者产生各种各样的感觉异常。

(四)心理因素

1. 认知因素　很多研究发现敏感或扩大的知觉——认知方式是躯体形式障碍的发病机制，从认知和心境体验的神经网络理论来看，躯体化和情绪可能在中枢神经系统传导通路上存在交叉性功能障碍，如患者的情绪体验没有传达到大脑皮质并通过言语符号表达出来，而是经过自主神经形成所谓"器官言语"释放出来。

2. 述情障碍　由于各种原因不善于把内心的情感表达出来，即是述情障碍，有很多研究证明其与躯体形式障碍有关。马蒂拉(Mattila)(2008)等研究得出述情障碍与躯体形式障碍之间存在着不依赖于其他因素的独立联系。此类患者不善于主动表达内心的情感，压抑过久，就会以全身各处的不适表现出来。

3. 潜意识获益　弗洛伊德精神分析观点认为那些不能解释的躯体症状可以在潜意识中为患者提供两种获益，第一种是躯体症状作为对自身内部和(或)外部环境恐惧的替代，并通过这种变相的发泄来缓解情绪上的冲突和矛盾；第二种是通过呈现患病角色，可以回避不愿承担的责任并取得关心和照顾，又称继发性获益。

4. 防御方式　躯体形式障碍患者多采用不成熟防御机制和中间型防御机制，很多研究都表明躯体形式障碍患者的防御方式存在不成熟倾向。有研究发现，躯体形式障碍患者不成熟的心理防御方式有幻想、分裂、退缩、躯体化明显增高，提示患者在挫折反应中较常采用幻想方式来解决内心矛盾和冲突，或用孤独、退缩、回避人际关系来排斥别人，或以幼稚行为来应对挫折，或者将不被别人接受的攻击冲动和责难转向自己，出现各种各样的躯体不适或疾病状态来达到内心平衡。

(五)家庭因素

躯体形式障碍患者的家庭亲密度、情感表达等均较正常人群差，他们不能从家庭成员之间得到足够的帮助和支持，也不能与其他家庭成员有效地沟通情感，比较压抑，常有失败感，对家庭内部的聚会活动较少产生兴趣。

(六)社会因素

1. 生活事件　躯体形式障碍患者往往以生活事件作为诱发因素而起病。患者负性生活事件多，且以长期性应激为主，可能是其慢性迁延病程的原因。躯体形式障碍患者生活事件中的负性事件，如家庭问题、工作学习和社交问题比较多，而正性事件相对较少。此外，童年期创伤对躯体形式障碍的形成也有重要意义，这些创伤经历包括突发的天灾人祸、父母关系不和、离异、再婚、暴力及性虐待、身体虐待等。

2. 社会支持　作为社会心理刺激的缓冲因素，对健康产生间接的保护作用，良好的社会支持能增强耐受、应对和摆脱紧张环境的能力，起到缓冲应激的作用。可能由于性格原因，很多躯体形式障碍患者得到的社会支持较少，而且社会支持利用度也较低，不能很好地利用社会支持，遇到心理冲突和矛盾时，无法有效地缓解，于是将情绪以躯体不适的形式表现出来。

3. 社会文化 有人认为情绪的表露受到患者所处特定社会文化的压抑，在 20 世纪以前的西方社会，或今天的不发达地区或发展地区的基层社会，负性情绪被看成无能、耻辱和丢面子。无形的社会歧视阻碍情绪的直接表露，而躯体不适的主诉则是一种"合法的"途径，在这种社会文化环境中，患者自然会掩饰、否认甚至不能感受到自己的情绪体验，而选择性地关注自己的躯体不适。

三、评估与诊断

(一)临床特征

躯体形式障碍患者的突出临床特征是躯体症状造成的痛苦感和对躯体症状或健康的过度思虑、担心和(或)行为并导致患者功能损害。在遇到以下线索时医生需要想到对患者进行躯体形式障碍的相关评估：①现病史描述不清、前后不一致或涉及多系统不适症状；②虽然进行了充分检查和解释，患者的健康焦虑仍不能缓解；③将正常的生理感受归因为疾病问题；④重复检查；⑤避免体育活动等回避行为；⑥对药物副作用十分敏感；⑦对同样的症状反复看多位医生；⑧医患关系令医师感到很受挫折。

1. 躯体症状 了解症状的部位、性质、严重程度、频率、持续时间、诱因、加重 / 缓解因素、伴随症状。

2. 患病观念与行为 通过问诊了解患者对躯体症状的情绪反应；对病因、后果的判断；是否存在疑病观念甚至妄想；由此产生的行为应对，如就医模式、对诊疗的态度、某些回避行为等。

3. 个人史及家庭社会背景 需要了解的内容包括原生家庭成员、出生成长史(是否存在幼年、童年、青少年被忽视、虐待的经历)、教育经历、工作经历、婚恋经历、目前的婚姻家庭状态、重要的应激事件及其应对方式、宗教信仰、经济状况等，旨在全面掌握患者的人格结构、性格特质、人际关系模式、社会支持和系统资源等。

4. 功能状态 躯体症状出现后对患者家庭功能、社会功能、重要人际关系(包括医患关系)的影响及严重程度是接下来需要评估的重点，探索可能存在的原发获益和继发获益。

5. 其他信息 是否存在精神病性症状、情绪症状、物质使用问题。既往史：既往健康状况，既往是否存在其他或类似的躯体症状及其转归。家族史：家族中重大疾病史、精神类疾病史和出现类似症状的情况。

6. 分级评估 诊治躯体症状为主诉的患者，需要对其进行分级，帮助医师判断治疗难度及预后。

(1)病情较轻：患者经历躯体症状(尤其在压力较大的环境中)的时间较短，症状的严重程度低，未引起严重的功能受损，愿意和医生讨论社会心理因素。复杂水平最低，预后良好。

(2)病情较重：患者的躯体症状持续时间相对较长，有一定程度的功能障碍。症状有一定的复杂性，存在共病，常并发心理、精神障碍。这使得医师和患者对治疗的选择变得复杂化，容易使关注点放在明显的躯体或精神障碍上，从而忽略引起多重躯体症状和高健康焦虑的因素。如果在评估时未注意该情况则会影响治疗而导致预后不佳。

(3)病情严重：患者有持久的躯体症状，有明显功能障碍或功能丧失。医患关系可能存在严重的问题，患者频繁在医院间转诊的情况较明显，并可能住院治疗甚至接受手术。患者可能执着于争取与实际情况不符的医疗或法律诉求。

(二)临床评估

躯体形式障碍的一个核心特征是存在一个或多个持续的躯体症状，导致患者痛苦或心理社会功能受损。最常用的针对躯体症状的自评工具是患者健康问卷-15(patient health questionnaire，PHQ-15)，包括初级诊疗中常见的 15 个躯体症状，每个症状评 0 分(没有困扰)、1 分(有些困扰)或 2 分(非常困扰)。根据总分划分躯体症状的程度，<4 分为轻微，5～9 分为轻度，10～14 分为中

度，15～30 分为重度。更高的严重程度与更差的职业和社会功能、更多的医疗使用、更多的焦虑和抑郁症状有关。

躯体形式障碍的另一个核心特征是与躯体症状或健康相关的过度思虑、担心或行为。对这一特征的自评工具是躯体形式障碍 B 标准量表(SSD-12)是为操作化躯体形式障碍诊断 B 标准开发的自评量表，包含 12 个条目(认知、情感、行为各 4 个)，每个条目包括 0 分(无)、1 分(偶尔)、2 分(有时)、3 分(经常)、4 分(频繁)5 个等级。总分为 0～48 分。可用于躯体形式障碍的快速筛查和治疗效果监测。在中国综合医院患者中测得的界值为 16 分。

需要注意，对筛查阳性的患者需要上述深入的临床访谈去确认是否符合临床诊断。

(三)DSM-5诊断标准

依据《精神障碍诊断与统计手册》第 5 版(DSM-5)，躯体形式障碍的诊断标准见表 9-5。

表 9-5　DSM-5 中躯体形式障碍的诊断标准

A. 1 个或多个的躯体症状，使个体感到痛苦或导致其日常生活受到显著破坏

B. 与躯体症状相关的过度的想法、感觉或行为，或与健康相关的过度担心，表现为下列至少一项：

1. 与个体症状严重性不相称的和持续的想法
2. 有关健康或症状的持续高水平的焦虑
3. 投入过多的时间和精力到这些症状或健康的担心上
4. 虽然任何一个躯体症状可能不会持续存在，但有症状的状态是持续存在的(通常超过 6 个月)

严重程度：

轻度：只有 1 项符合诊断标准 B 的症状

中度：2 项或更多符合诊断标准 B 的症状

重度：2 项或更多符合诊断标准 B 的症状，加上有多种躯体主诉(或 1 个非常严重的躯体症状)

(四)鉴别诊断

如果躯体症状与其他精神障碍(如惊恐障碍)一致，以及符合另一种障碍的诊断标准，则其他精神障碍应被考虑为替代的或额外的诊断。如果躯体症状和相关的想法、感受或行为只发生在重性抑郁发作期间，就不应额外给予躯体形式障碍的诊断。像常见的那样，如果符合躯体形式障碍和其他精神障碍的诊断标准，那么应给予两种诊断，因为两者可能都需要治疗。

1. 其他躯体疾病　存在不明病因的躯体症状，本身并不足以做出躯体形式障碍的诊断。许多个体有类似肠易激综合征或纤维肌痛的障碍，其症状不符合躯体形式障碍的诊断标准(诊断标准 B)。相反存在已经确诊的躯体疾病(如糖尿病或心脏病)的躯体症状如果符合躯体形式障碍的诊断标准，则不能排除其诊断。

2. 惊恐障碍　在惊恐障碍中躯体症状和关于健康的焦虑倾向于急性发作，而在躯体形式障碍中，焦虑和躯体症状更持续。

3. 广泛性焦虑症　有广泛性焦虑症的个体担心多个事件处境或活动,其中只有一种可能涉及他们的健康。与躯体形式障碍不同，广泛性焦虑症的主要焦点通常不是躯体症状或害怕疾病。

4. 抑郁症　通常伴随躯体症状。然而抑郁症区别于躯体形式障碍,其核心抑郁症状是低落的(烦躁不安的)心境和快感缺失。

5. 疾病焦虑障碍　如果个体过度担忧健康但没有或只有很轻微的躯体症状，可能更适合考虑为疾病焦虑障碍。

6. 转换障碍(功能性神经症状障碍)　在转换障碍中，表现的症状是功能缺失(如肢体缺失)而在躯体形式障碍中，聚焦在特定症状所致的痛苦上。躯体形式障碍的诊断标准 B 列出的特征可能有助于鉴别这两种障碍。

7. 妄想障碍　在躯体形式障碍中，个体相信躯体症状反映了严重的基础躯体疾病，但没有达到妄想的强度。然而，个体担心躯体症状的信念非常坚定。作为对比，在躯体型妄想障碍中，躯体症

状的信念和行为比在躯体形式障碍中更强烈。

8. 强迫症 在躯体形式障碍中反复出现的关于躯体症状或疾病的观念侵入性较弱,以及有该障碍的个体没有在强迫症中旨在减轻焦虑相关的重复行为。

9. 做作性障碍 患者也常以躯体主诉就医、住院、寻求治疗,甚至手术,但与躯体形式障碍的特征性区别是做作性障碍的患者夸大症状表现,甚至编造病史、自我制造症状和体征。

10. 躯体变形障碍 和躯体形式障碍的患者都表现出与躯体相关的过度思考、情绪反应和行为,都表现出痛苦和功能受损。这两种疾病之间的主要区别是躯体变形障碍的主要问题是身体特征(丑陋或畸形)外观上存在可感知的缺陷,而躯体形式障碍的主要症状是一种或多种生理症状。

四、治 疗

(一)治疗原则

1. 总体治疗和疾病管理目标
(1)减少或减轻症状。
(2)减少心理社会应激。
(3)减少或减轻日常功能损害。
(4)减少不合理医疗资源使用。

2. 危险因素管理
(1)积极治疗躯体疾病和精神障碍共病。
(2)管理应激。
(3)减少和管理医源性危险因素。

3. 可能影响躯体形式障碍的医源性因素见表 9-6。

表 9-6 可能影响躯体形式障碍的医源性因素

接诊阶段	不当医源性因素
对疾病的看法	单方面的心理机制解释(缺少对患者主诉的重视,缺少与躯体症状的联系)
	将患者表达躯体不适理解为"阻抗"
诊断	忽略了患者的社会因素,继发获益因素
	过早地给出诊断
谈话	忽略了患者的病耻感
	缺少对躯体不适与心理的关系的适当解释
	未了解患者对疾病病因和治疗目标的看法
治疗方案	未与患者共同制订治疗方案、目标
	过于单一,而不是多模式
	各治疗者之间缺乏沟通
治疗药物	忽视用药史或患者自身健康信念
	单纯药物治疗,忽略心理社会因素

4. 综合治疗原则和方案
(1)以患者为中心的医患关系是治疗的基础。
(2)心身并重的处置原则。
(3)对共病给予适当的治疗。
(4)治疗任务分阶段制订。

5. 分级治疗原则与策略 根据临床评估对不同严重程度的患者进行分级治疗。

(1)病情较轻:轻度的躯体形式障碍患者由各科室首诊医师进行随访管理,初步解释病情,定期随访,避免过多的躯体检查和转诊,逐步减少不必要的用药。

(2)病情较重：病情较重的躯体形式障碍，各科室首诊医师随访管理，精神/心理专科医生加入治疗随访，给予正式的心理教育，指导放松训练，药物治疗躯体和精神共病。治疗过程中，至少每3个月再评估一次症状、诊断、严重程度和治疗效果。

(3)病情严重：需要更加综合的专科治疗，对躯体形式障碍有经验的精神科治疗，相关躯体专科的随诊，纳入康复治疗，必要时可考虑住院治疗。

（二）治疗方法

1. 心理治疗　是治疗的一个重要部分。治疗初期需要处理患者对心理治疗的被动和负面态度。具有循证证据的心理治疗包括：认知行为疗法、精神动力学治疗、催眠治疗、操作行为治疗。心理治疗应是障碍导向的、考虑到背景(共病、社会状况、工作能力)以及躯体和资源导向。

(1)认知行为疗法：是治疗躯体形式障碍最常用的心理治疗方法。认知行为疗法治疗的核心是认知行为模型，即治疗师通过改变患者的适应不良认知和非客观的思维模式，提出积极、可替代的解释，进行认知重构，改变患者与其症状相互作用模式来缓解症状。例如，让患者在感受被充分理解和接纳的同时，应用"再归因"技术帮助患者对其心理冲突和躯体症状进行连接，改变对症状的归因。

(2)行为治疗：是以减轻或改善患者症状或不良行为为目标的一类心理治疗技术的总称，包括放松训练技术、系统脱敏技术、模仿学习技术等。生物反馈治疗作为放松训练的一种，通过使用仪器帮助患者主动控制一种或多种生理指标(如心率，呼吸速率或肌肉紧张)来放松和缓解临床症状。

除此之外，其他如精神动力治疗、催眠等心理治疗方法也可以应用于躯体形式障碍，具有一定的疗效。

2. 药物治疗　目前尚无针对躯体形式障碍的特异性药物。临床上常同时应用治疗躯体症状的药物和传统中医药，如合并显著焦虑和抑郁症状，可使用抗焦虑、抗抑郁等精神科药物治疗。

(1)治疗躯体症状的药物：按照各专科疾病的基本方法对症治疗，改善功能(如功能性胃肠病可选择调节胃肠平滑肌收缩力或调节内脏敏感性药物)。

(2)精神科药物：常用药物包括抗焦虑、抗抑郁药。荟萃分析显示，从临床疗效来评价，以减轻症状严重程度为评价指标，与安慰剂相比，以选择性 5-羟色胺再摄取抑制剂(SSRI)、5-羟色胺和去甲肾上腺素再摄取抑制剂(SNRI)为代表的新一代的抗抑郁药物显示有效；三环类抗抑郁药(TCA)与新一代抗抑郁药相比疗效相当；不同 SSRI 抗抑郁药相比以及 SSRI 与 SNRI 抗抑郁药之间相比疗效相当；单一药物治疗(SSRI)与联合用药(SSRI+非典型抗精神病药物)相比，后者疗效可能优于前者。药物治疗应从小剂量开始，逐渐滴定增加到有效剂量，同时严密监测药物不良反应。

(3)综合治疗：由于躯体形式障碍发病与社会心理因素关系密切，所以更加适合生物-心理-社会医疗模式，给予患者全方位的治疗比单纯药物或单纯心理治疗可更快缓解症状。目前，对于躯体形式障碍联合治疗的研究较多，如抗抑郁药联合认知行为疗法治疗、中西药结合治疗、针刺联合中药治疗、植物药联合心理支持等不同的方法。

五、小　　结

（一）疾病预防

躯体形式障碍是多种病因综合作用的结果，包括生物、心理、社会、家庭等多个方面，预防时应从多方面注意，治疗也应采用多种方法综合治疗。

（二）疾病管理

躯体形式障碍的疾病管理需要躯体专科(或全科)与精神专科密切合作，形成多学科团队。首诊医师或患者主要躯体症状的接诊医师从诊疗活动的最初就担任起疾病管理的一线力量，需要及早识别和进行处理，进行必要的转诊和会诊。精神科医生在躯体形式障碍的疾病管理方面具有专业优势，包括对于疾病识别、医患关系、心理干预和药物治疗的指导。多学科团队可以包括多个不同的专业，对于躯体形式障碍而言，团队需要保持彼此沟通和治疗意见的一致。

患者需要定期随访，由首诊医师或患者主要躯体症状的接诊医师主要负责，或者多个专业共同随访。

第五节 物质相关与成瘾障碍

一、概　述

物质相关障碍(substance-related disorder)又称物质成瘾，指个体出现对成瘾性物质(如酒精、药物等)的依赖或滥用。其基本特征是一组认知、行为和生理症状，表现为个体出现对某些成瘾性物质具有强烈渴望或冲动性使用。物质相关的成瘾问题是世界范围内的公共卫生和社会问题，世界卫生组织在20世纪50年代将"成瘾"定义为：由于反复使用某种药物(物质)而引起的一种周期性中毒状态。

行为成瘾(behavioral addiction，BA)是与成瘾性物质无关的一种成瘾形式，由环境因素诱发和行为介导为主，有类似物质成瘾的生理与心理的变化。行为成瘾是指个体反复出现的、具有强迫性质的冲动行为，尽管成瘾者知道此类行为的不良后果，但仍执意做出此类行为。这是一类异乎寻常的行为方式，由于个体反复从事这些活动，从而明显影响其生理、心理健康、职业功能或社会交往等。

在儿童青少年群体中，主要包括物质相关障碍和网络成瘾。

(一)成瘾相关的概念

1. 成瘾与依赖　成瘾与依赖常常互用，其中成瘾为个体表现出一种持续的对成瘾性物质的渴求以及强迫性的用药行为。在美国精神疾病诊断标准 DSM-4 中将依赖定义为：是一组认知、行为和生理症状群，指个体尽管明白使用成瘾性物质会带来不良后果，但仍坚持使用。通过对比，成瘾的特点是个体的冲动性使用与渴望，而依赖则更强调躯体对物质的依赖，如个体出现戒断反应。在 DSM-5 中，将依赖与滥用合称为物质使用障碍。

2. 耐受性　指物质使用者为获得所需要的效果，必须增加使用剂量，维持原有剂量则达不到预期效果的一种状态。其中，药物的耐受性是可逆的，停止用药后，机体对药物的耐受性逐渐降低。而非化学物质成瘾也有明显的耐受表现，如网络成瘾者需要不被打断增加上网时间才能得到满足。

3. 戒断状态　指停止或减少物质使用剂量后所出现的特殊的心理生理障碍。不同物质所致的戒断症状因其药理特性而异，一般表现为与所使用的物质的药理作用相反的症状。例如，酒精(中枢神经系统抑制剂)戒断后出现的是兴奋不眠，甚至是癫痫样发作等表现。

4. 强化　指通过某事来增强某种行为，可分为正性强化和负性强化。其中，正性强化作用表现为增加服用成瘾性物质或从事某种行为(如上网、赌博)，使个体产生正向情绪；负性强化作用表现为对抗负性情绪，若个体出现戒断状态而产生负性情绪，则需要通过反复做出成瘾行为来缓解戒断症状。强化作用是躯体为获得愉悦感、缓解痛苦与焦虑而做出的行为反应，在成瘾行为中，通过强化而不断增强其依赖性。

(二)成瘾的重要特征

1. 进入体内的致瘾原(人工合成的或天然的)或某种行为方式已成为成瘾者生命活动中的必需部分，由此产生强烈的心理、生理、社会性依赖。

(1)生理性依赖：指已进入体内的循环、呼吸、代谢、内分泌等生理活动过程中。

(2)心理性依赖：已成为完成智力、思维、想象等心理过程不可缺少的关键因素。

(3)社会性依赖：指在某种社会环境或某种状态，就必然出现该行为。

2. 一旦停止致瘾原的应用或某种行为方式，将立即引起戒断症状，如空虚、无聊、无助、不安、嗜睡、流涎、绝望、寻死觅活等，这是一种生理和心理的综合改变。

这种嗜好或习惯性行为通过刺激中枢神经系统造成兴奋或愉快感,不同的致瘾原在成瘾后,会有各自特异的戒断表现,但共同的是:一旦恢复成瘾行为,戒断症状将完全消失,同时产生超欣快感。为此,成瘾者会产生强烈地寻求某种物质或活动的冲动,甚至不择手段去获得致瘾原,似有一种不可抗拒的力量强制地驱使其连续使用该物质并有逐渐加大剂量的趋势,或者实施某种行为并不断增加强度和时间,由此达到预期的生理和心理效应。

二、成 瘾 原 因

(一)社会因素

成瘾行为的发生,在很大程度上取决于对易成瘾性事物的可获得性和社会文化认可程度。社会上把烟酒使用作为正常的社交方式和成年个体的一种正常的行为不加以制止,青少年可随意购买到烟酒类物质,助长了青少年对此类物质的使用,进而发展为成瘾行为;随着经济和交通的发展,非法毒品被贩卖者携带到各地,增加了青少年对此类物质的获得性;社会在对青少年保护方面缺少相应的法律保护,如烟草、酒精、网络的管理、立法相对落后。

1. 社会道德缺失 随着我国市场化、城市化进程的加快,国内民众的物质生活水平得到极大提高。但与此同时,国人的精神文明建设和文化道德素养并未得到同步加强。正是由于社会道德的缺失,使得不少青少年成为迷途羔羊,甚至走上违法犯罪之路。

2. 文化环境污染 目前,在文化市场上,图书报刊、音像制品等充斥着大量的封建迷信、凶杀暴力、淫秽色情及其他有损健康的内容,对社会文化环境造成了一定程度的污染。

3. 服务体系不完善 由于公共政策和公共服务体系不发达,升学或就业竞争激烈,特别是就业体系不健全,无业青少年拥有大量空余时间,同时他们又得不到正确引导,为打发时间,减轻烦恼,逐渐形成了对某些事物成瘾的行为。

(二)家庭因素

不良的家庭关系使孩子得不到父母的关爱,缺乏家庭的温暖,造成情感缺失,性格孤僻,人际关系敏感,不良情绪和压力得不到释放;不良的亲子关系和不恰当的教养方式,使青少年学习目的不明确,产生厌学和逆反心理,进而出现人格缺陷和扭曲;父母成瘾类物质或网络成瘾的危害认识不足,有的甚至纵容和鼓励孩子使用烟酒类物质,认为使用烟酒是孩子长大社交的正常行为;有的父母自身就深陷于成瘾行为中无法自拔,无形中给孩子树立不良的榜样。这都促使青少年成瘾行为的发生。家长间的冲突或是家庭破裂常导致父母养育质量下降,无暇顾及其子女成长过程中的变化。这种家庭环境下的青少年容易产生自卑心理,脱离家庭、学校走上歧途。

另外,在重组的家庭里,有些继父母对子女不能平等对待,致使一些青少年离家出走,流落社会,与社会闲置人员混在一起,在同伴影响下开始接触成瘾物质,易出现成瘾行为。

(三)学校原因

1. 教育体制的不完善 由于现在的教育体制还是以应试教育为主,学校的工作重点、教育资源的配置(包括人力、物力的配置及教育的时间、空间分配)都自觉或不自觉地转向了以升学为首要任务的应试教育。不少学校对青少年问题行为的教育只是流于形式,思想品德教育受到不同程度的影响和削弱,素质教育收效甚微。

2. 教育资源的缺乏 首先,师资力量薄弱是十分严重的问题。很多教师自身从未受过系统的德育教育,还有一些甚至不知道德育的概念及所涵盖的内容。让缺乏心理管理和法治基本知识的教师来对学生进行德育教育,预防青少年违法犯罪,效果可想而知。其次,教育投入力度跟不上现实需求,很多地区的教育基础设施严重缺乏。

3. 同伴影响 儿童青少年具有向群性特点,因此容易受到同伴群体的影响。在影视作品的示范和个别家长的误导下,有些青少年出现吸烟、饮酒、过度上网等不良行为,迫于伙伴压力,其他群体成员也开始效仿。

(四)个体原因

青少年时期的特点为处于生理、心理发展和人格完善期,具有强烈的好奇心、求知欲和强烈的人际交往渴求等特点是造成成瘾行为的主要原因。

1. 心智发育不成熟　青少年的心智成熟度远不如成年人,现代社会的网络化和多元化发展态势,又使得青少年接触各类事物的机会增多。在是非判断能力不足的情况下,极易受到不良事物的诱惑。

2. 好奇心、虚荣心过重　新奇事物对青少年有着天然的吸引力,几乎所有的人第一次尝试吸烟、饮酒、吸毒、赌博、上网等都是出于好奇。如果青少年在学校或是家庭中遭遇挫折后,又不善于正确应对以化解烦恼,反而不断采用上述方式来减轻烦恼,有些方式甚至当成炫耀的资本,久而久之便逐渐形成了不同的成瘾行为。

3. 性心理扭曲　正处于身心发育关键时期的青少年,对身体充满了好奇。当今社会对青少年的性生理和心理教育远远满足不了他们的需求,在"求助"于淫秽物品的同时,其心理健康极易遭到破坏,出现性心理的失常,行为固着于某种方式,如网络色情成瘾。

4. 不良的人格特征和遗传素质　个性特征往往是成瘾的基础,称为"成瘾人格"。通常认为有三种人格缺陷者易产生物质依赖,即变态人格、孤独人格和依赖性人格。其共同特征是易焦虑、紧张、欲求不满、情感易冲动、自制能力差、缺乏独立性、意志薄弱、好奇而模仿。心理学家更常用"依附性人格"来解释吸毒的原因,他们缺乏自控,低自尊,享乐主义,不计后果寻求即刻满足,而精神和情绪常处于抑郁状态。某些人格特征也与网络成瘾形成有关,如自我意识不良,孤僻而不善交往,冷酷而无情,自我灵活性差,喜欢穷思竭虑。研究表明,某些个体天然对成瘾物质易感,比其他个体更容易出现成瘾行为,这也称之为遗传易感性。

(五)成瘾类物质和网络自身的特性

成瘾类物质和网络自身的特性是促成成瘾行为的基本原因。各种成瘾类物质尽管有不同的药理作用。但最后共同作用于中脑边缘多巴胺系统,增加边缘中脑腹侧背盖区(VTA)多巴胺神经元冲动,使伏膈核(NAC)中多巴胺释放增加,过多的多巴胺连续刺激下一个神经元受体,便产生了一连串强烈而短暂的刺激"高峰",于是大脑犒赏中枢发出愉悦的信号,使使用者主观上产生某种陶醉感和欣快感,以至于从最初的尝试使用发展到耐受性、戒断症状和渴求,难以自拔。而网络成瘾者长时间上网,也会导致体内多巴胺水平升高,激活脑内奖赏中枢,令个体兴奋,进而出现依赖性,导致生理、心理的不适和社会功能的损害,这与物质成瘾具有相似的生物学基础。

三、成 瘾 类 别

随着社会的发展和对成瘾认识的加深,成瘾不再单纯指物质方面的依赖,既包括物质成瘾,也包括非物质成瘾。随着互联网网络的快速发展与移动手机终端的全面普及,儿童青少年群体通过网络接收的信息良莠不齐,儿童青少年出现物质相关和成瘾障碍的现象日趋增多,值得受到社会的关注与重视。

(一)物质成瘾

物质成瘾是指非医疗目的的反复使用精神活性物质并造成了躯体或心理方面对某种物质的强烈需求与耐受性。精神活性物质是指能够影响人类心境、情绪、行为,改变意识状态,具有依赖潜力的化学物质。人们使用这些物质的目的在于满足某种生理、心理的需要。这些物质按药理特性分为7类,包括阿片类,如吗啡、海洛因、阿片、美沙酮等;中枢神经系统兴奋剂,如咖啡因、苯丙胺类、可卡因等;中枢神经系统抑制剂,如镇静催眠药、苯二氮䓬类和酒精等;大麻类药物;致幻剂,如麦角酸二乙酰胺(LSD)、氯胺酮(K粉)等;挥发性溶剂类,如汽油、稀料、甲苯等;烟草。若过量摄取此类物质,都能直接激活大脑的犒赏系统,此系统能强化摄取成瘾性物质的行为,产生记忆。而青少年成瘾物质中常见的有烟草、酒精、咖啡因、挥发性油溶剂、镇静类药物以及苯丙胺类、氯胺酮(K粉)等一些非法物质。

1. 烟酒成瘾 调查显示，吸烟或是养成吸烟的习惯往往始于青少年时期。据世界卫生组织预测，在我国 0～29 岁的 3 亿男性中，将有 2 亿人会成为烟民。青少年从最初尝试吸烟到最后严重的尼古丁成瘾的过程不超过 1 年。并且有研究指出，吸烟 3 次以上的青少年，同时伴随饮酒的可能性会更高，吸烟 8 次以上的发生吸大麻的可能性更高，而吸烟 22 次以上的更可能去尝试可卡因。因此，吸烟可以被认为是发展成滥用成瘾性药物的开始。紧张型吸烟和心理嗜好型吸烟上瘾最难戒除。

另外，我国青少年饮酒问题也日益严重。在一项对全国 18 个省份中学生的调查中发现，我国有 51%的中学生曾经饮过酒，其中男生饮酒率高达 59%。同时，在这些饮酒者中约 1/2 的中学生为大量饮酒者。同时，青少年饮酒的年龄呈现逐年下降的趋势，研究表明我国 60%以上的中学生开始尝试饮酒的年龄在 13 岁之前。因此，应对青少年饮酒成瘾问题已迫在眉睫。

2. 吸毒成瘾 吸毒也往往始于从儿童到成年的过渡——青少年时期。多数青少年最初接触毒品几乎都是出于好奇，他们对毒品(包括新型毒品和兴奋剂)的认知能力有限。当前，新型毒品对青少年的成长威胁日趋严重。

据联合国毒品与犯罪事务办公室(The United Nations Office on Drugs and Crime，UNODC)报告，2005 年全球至少约 2 亿人滥用过违禁药品，其中以 15～25 岁年龄组居多。来自世界各国的报道也显示，2003 年美国学生中大麻、苯丙胺类、可卡因等非法药物尝试率高达 10%～40%。在德国和澳大利亚等国家，青少年滥用苯丙胺类药物的人数已经超过海洛因。

在传统毒品和新型毒品的双重夹击下，我国青少年吸毒成瘾的形势也不容乐观。更为严重的是毒品已开始向学校渗透，有些地区甚至形成稳定的青少年新型毒品消费群体。这一现象给个人健康、家庭团结和社会稳定均会带来极大的危害。

(二)非物质成瘾

非物质成瘾是以对某一行为强烈的心理和行为效应现象为基础的，其特点是反复出现的、具有强迫性质的冲动行为，尽管成瘾者知道此类物质所产生的不良后果，但其仍会固执地从事此类行为。目前受到广泛关注的非物质成瘾包括病理性赌博、网络成瘾、性成瘾和购物成瘾等多种类型。

其中，网络成瘾的类型包括网络游戏成瘾、网络技术成瘾、网络色情成瘾和网络赌博成瘾等。科技是一柄双刃剑。互联网的普及虽然为青少年拓宽了求知的渠道，但同时部分青少年因为沉迷网络不能自拔，由网络引发的强奸、抢劫、杀人、自杀等新闻也不绝于耳。

1. 网络游戏成瘾 自 1971 年诞生第一台街机电子游戏机以来，电子游戏对"70 后""80 后"群体曾产生过巨大影响，不少人因为沉迷电子游戏机而荒废学业，甚至误入歧途。随着互联网的普及，以电脑为载体的网络游戏对传统的娱乐方式产生了剧烈的冲击。据调查，目前市面上的网络游戏绝大多数是以刺激、暴力和打斗为主要内容的。受网络游戏的不良影响，那些涉世未深的青少年，容易将真实世界与虚拟世界混同。在崇尚暴力的思想下，遇事喜欢用暴力解决，且手段残忍。

2. 网络技术成瘾 即对计算机技术能力的盲目崇拜和沉迷。因为在网络世界里，拥有高超的计算机技术就能成为众人崇拜的对象。与现实生活中的挫败感相比，青少年更倾向于将精力投入到修炼游戏级别，或是通过网络散播计算机病毒、非法入侵计算机系统、破坏计算机数据等非法活动中，借此显示自己的能力，引起大众的注意，满足自己的虚荣心、好奇心。但他们几乎都没有意识到其行为或许已经触犯了法律。

3. 网络色情成瘾 我国青少年接受的性教育已经跟不上时代的发展。国外"性解放"和"色情文化"借助无边界的网络载体，对我国青少年毒害甚重。多数人都有过有意或无意点击浏览过黄色网页的经历。对于青少年而言，若是不能正确认识和应对网络色情文化带来的冲击，很容易深陷其中，难以自拔。网络色情成瘾将会使他们的身心健康遭受严重影响，甚至使之走上了违法犯罪的道路。

4. 网络赌博成瘾 近年来，赌博之风蔓延全国，青少年作为脆弱群体，极易受到这种不良思想与行为的侵蚀。加之，一些不法经营者在游戏厅、网吧、校园周边，以新奇的形式来吸引青少年参与赌博，使得青少年赌博具有较高的发生率。而由赌博引起打架、偷窃等事件也不在少数，严重的还会酿成伤亡案件。

在网络赌博成为新的赌博形式后，这一局面更是变得难以控制，这是因为：一方面，青少年难以抗拒网络赌博的极大诱惑；另一方面，由于网络赌博的隐蔽性，使得家庭与学校对青少年的监控出现死角。据中国青少年网络协会在北京发布的 2005 年"中国青少年网瘾数据报告"指出，北京九成青少年犯罪与网瘾有关。青少年的赌博行为与他们人生目标、成就感的缺失、社会关怀及支持不足等因素有着紧密有关。如今，青少年赌博已成为青少年违法犯罪的一个重要诱发因素。

四、成瘾的诊断标准

1. 依据《精神障碍诊断与统计手册》第 5 版(DSM-5)，酒精使用障碍的诊断标准见表 9-7。

表 9-7　DSM-5 中酒精使用障碍的诊断标准

A. 一种有问题的酒精使用模式导致显著的具有临床意义的损害或痛苦，在 12 个月内表现为下列至少 2 项：

1. 酒精的摄入常常比意图的量更大或时间更长
2. 有持久的欲望或失败的努力试图减少或控制酒精的使用
3. 大量的时间花在那些获得酒精、使用酒精或从其效果中恢复的必要活动上
4. 对使用酒精有渴求或强烈的欲望或迫切的要求
5. 反复的酒精使用导致不能履行在工作、学校或家庭中的主要角色的义务
6. 尽管酒精使用引起或加重持久的或反复的社会和人际交往问题，但仍然继续使用酒精
7. 由于酒精使用而放弃或减少重要的社交、职业或娱乐活动
8. 在对躯体有害的情况下，反复使用酒精
9. 尽管认识到使用酒精可能会引起或加重持久的或反复的生理或心理问题，但仍然继续使用酒精
10. 耐受，通过下列 2 项之一来定义：
a. 需要显著增加酒精的量以达到过瘾或预期的效果
b. 继续使用同量的酒精会显著降低效果
11. 戒断，表现为下列 2 项之一：
a. 特征性酒精戒断综合征
b. 酒精(或密切相关的物质，如苯二氮䓬类)用于缓解或避免戒断症状

标注如果是：

早期缓解：先前符合酒精使用障碍的诊断标准，但不符合酒精使用障碍的任何一条诊断标准至少 3 个月，不超过 12 个月(但诊断标准 A4 "对使用酒精有渴求或强烈的欲望或迫切的要求"可能符合)

持续缓解：先前符合酒精使用障碍的诊断标准，在 12 个月或更长时间的任何时候不符合酒精使用障碍的任何一条诊断标准(但诊断标准 A4 "对使用酒精有渴求或强烈的欲望或迫切的要求"可能符合)

标注如果是：

在受控制的环境下：此标注适用于个体处在获得酒精受限的环境中

标注目前的严重程度：

轻度：存在 2~3 项症状

中度：存在 4~5 项症状

重度：存在 6 项及以上症状

2. 依据《精神障碍诊断与统计手册》第 5 版(DSM-5)，烟草使用障碍的诊断标准见表 9-8。

表 9-8　DSM-5 中烟草使用障碍的诊断标准

A. 一种有问题的烟草使用模式，导致具有临床意义的损害或痛苦，在 12 个月内表现为下列至少 2 项：

1. 烟草的摄入经常比意图的量更大或时间更长
2. 有持久的欲望或失败的努力试图减少或控制烟草的使用
3. 大量的时间花在那些获得烟草、使用烟草或从其效果中恢复的必要活动上
4. 对使用烟草有渴求或强烈的欲望或迫切的要求
5. 反复的烟草使用导致不能履行在工作、学校或家庭中的主要角色的义务(如干扰工作)
6. 尽管烟草使用引起或加重持久的或反复的社会和人际交往问题，仍然继续使用烟草(如与他人争吵关于烟草的使用)

7. 由于烟草使用而放弃或减少重要的社交、职业或娱乐活动

8. 在对躯体有害的情况下，反复使用烟草(如在床上吸烟)

9. 尽管认识到烟草可能会引起或加重持久的或反复的生理或心理问题，仍然继续使用烟草

10. 耐受，通过下列 2 项中的 1 项来定义：

a. 需要显著增加烟草的量以达到预期的效果

b. 继续使用同量的烟草会显著降低效果

11. 戒断，表现为下列 2 项中的 1 项：

a. 特征性烟草戒断综合征(见烟草戒断诊断标准的 A 和 B)

b. 烟草(或密切相关的物质，如尼古丁)用于缓解或避免戒断症状

标注如果是：

早期缓解：先前符合烟草使用障碍的诊断标准，但不符合烟草使用障碍的任何一条诊断标准至少 3 个月，不超过 12 个月(但诊断标准 A4 "对使用烟草有渴求或强烈的欲望或迫切的要求" 可能符合)

持续缓解：先前符合烟草使用障碍的诊断标准，在 12 个月或更长时间的任何时期内不符合烟草使用障碍的任何一条诊断标准(但诊断标准 A4 "对使用烟草有渴求或强烈的欲望或迫切的要求" 可能符合)

标注如果是：

维持治疗：个体长期使用维持治疗的药物，如尼古丁替代药物，且不符合烟草使用障碍的诊断标准(不包括尼古丁替代药物的耐受或戒断)

在受控制的环境下：此标注适用于个体处在获得烟草受限的环境中

标注目前的严重程度：

轻度：存在 2～3 项症状

中度：存在 4～5 项症状

重度：存在 6 项及以上症状

3. 依据《精神障碍诊断与统计手册》第 5 版(DSM-5)，赌博成瘾障碍的诊断标准见表 9-9。

表 9-9 DSM-5 中赌博成瘾障碍的诊断标准

A. 持久的和反复的有问题的赌博行为，引起有临床意义的损害和痛苦，个体在 12 个月内出现下列 4 项(或更多)：

1. 需要加大赌注去赌博以实现期待的兴奋

2. 当试图减少或停止赌博时，出现坐立不安或易激惹

3. 反复的失败的控制、减少或停止赌博的努力

4. 沉湎于赌博(如持久的重温过去的赌博出现，预测赌博结果或计划下一次赌博，想尽办法获得金钱去赌博)

5. 感到痛苦(如无助、内疚、焦虑、抑郁)时经常赌博

6. 赌博输钱后，经常在另一天返回去想赢回来("追回"损失)

7. 对参与赌博的程度撒谎

8. 因为赌博已经损害或失去一个重要的关系，工作或教育或事业机会

9. 依靠他人提供金钱来缓解赌博造成的严重财务状况

B. 赌博行为不能用躁狂发作来更好地解释

标注如果是：

阵发性：符合诊断标准超过 1 次，在赌博障碍发作之间，其症状至少有几个月的时间是减轻的

持续性：出现持久的症状，且符合诊断标准几年

标注如果是：

早期缓解：先前符合赌博障碍的诊断标准，但不符合赌博障碍的任何一条诊断标准至少 3 个月，不超过 12 个月

持续缓解：先前符合赌博障碍的诊断标准，在 12 个月或更长时间内不符合赌博障碍的任何一条诊断标准

标注目前的严重程度：

轻度：符合 4～5 项标准

中度：符合 6～7 项标准

重度：符合 8～9 项标准

4. 网络成瘾的诊断标准

在网络成瘾的诊断中，研究者依据各自对网络依赖的界定开发了多种类型的问卷或量表。目前，

扬(Young)等指定的网络依赖测试和美国精神病协会编制的对网络游戏成瘾诊断的 9 条标准被广泛应用在诊断与评估之中。

1) Young 氏网络依赖量表：量表共包含 20 个条目，采用利克特 5 级评分制，每个条目包括 0 分(不适用)、1 分(很少)、2 分(偶尔)、3 分(有时)、4 分(经常)、5 分(总是)6 个等级。总分为 0～100 分，个体得分越高表示有更高的网络依赖水平，且网络应用带来更多的问题。Young 氏网络依赖量表评分标准：①无网络成瘾，0～30 分；②轻度成瘾，31～49 分，个体可能在网络上时间过长，但能控制使用，尚未沉溺于网络；③中度成瘾，50～79 分，上网已经给个体带来一些问题，个体应审视上网对自己生活的影响；④重度成瘾，80～100 分，个体的网络应用对其生活造成重大影响，应当衡量并重视网络使用对其生活带来的问题。

2) 依据《精神障碍诊断与统计手册》第 5 版(DSM-5)，网络游戏成瘾诊断的标准见表 9-10。

表 9-10　DSM-5 中网络游戏成瘾的诊断标准

持续的、反复的使用网络来参与游戏，经常与其他人一起游戏，导致临床显著的损害或痛苦，在 12 个月内表现为下述 5 个(或更多)标准：

1. 沉湎于网络游戏(个体想着先前的游戏活动或预期玩下一个游戏；网络游戏成为日常生活中的主要活动)

注：该障碍不同于网络赌博，后者被包括在赌博障碍中

2. 当网络游戏被停止后出现戒断症状(这些症状通常被描述为烦躁、焦虑或悲伤，但没有药物戒断的躯体体征)

3. 耐受，需要花费逐渐增加的时间来参与网络游戏

4. 不成功地试图控制自己参与网络游戏

5. 作为结果，除了网络游戏以外，对先前的爱好和娱乐失去兴趣

6. 尽管有心理社会问题仍然继续过度使用网络游戏

7. 关于网络游戏的量，欺骗家庭成员、治疗师或他人

8. 使用网络游戏来逃避或缓解负性心境(如无助感、内疚、焦虑)

9. 由于参与网络游戏，损害或失去重要的关系、工作或教育或职业机会

注：仅有非赌博性的网络游戏被包括在该障碍中。从事商业或职业活动需要的网络使用不包括在其中。该障碍也不包括旨在涉及其他娱乐或社交的网络使用。类似的，性网站也应被除外

标注目前的严重程度：

基于对日常活动的破坏程度，网络游戏障碍可以是轻度、中度或重度

有较轻度网络游戏障碍的个体可能表现较少的症状并对他们日常生活的破坏较少。而那些有严重网络游戏障碍的个体会花费更多的时间在电脑上，以及在人际关系或职业或就学的机会方面遭受更严重的损失

五、成瘾的行为矫正

矫正青少年成瘾行为是个系统工程，需要社会、社区、学校、家庭和青少年共同参与，才能收到良好效果。而更重要的是防范青少年成瘾行为，预防是减少成瘾行为的关键。

加强社会制度，优化社会环境

对于防范成瘾行为，防控青少年违法犯罪，制度建设也将发挥重要作用。首先，我国应建立健全青少年法律制度体系。其次，完善就业制度和社会保障制度，并做好中间的衔接工作。杜绝青少年因为就业与生计上的困难，而消极沉迷，流连于网吧、酒吧等场所，进而走上违法犯罪的道路。良好的社会环境可以排除对健康心理的不良干扰，消除成瘾行为的诱因。

1. 优化社会环境　加强对文化市场的规范和监管力度，消除暴力、色情、封建迷信、不良网络等对社会的负面影响，严格监控书刊、音像制品及电子出版物的内容，建立相应的网络分级和游戏分级制度，努力营造健康的文化环境和网络环境。其次，加强法治宣传的力度，扩大宣传的范围。对青少年加强普法教育，提高他们的法律意识，避免因成瘾行为而走上违法犯罪的道路。

2. 家庭和学校的预防　一方面，家长应以身作则，防止因为家长冲突、家庭破裂等原因而漠视

青少年的健康成长。另一方面，家长应多多关注青少年的心理状况。尽量有意识地引导他们选择健康有益的生活方式；对于有成瘾行为的青少年，应积极开展家庭治疗，通过家庭成员的共同努力，消除青少年成瘾行为。学校方面则要加大健康教育，帮助青少年认识成瘾类物质的危害，引导正确使用网络，防范成瘾行为的发生。另外，还可以加强对学生的心理辅导，提高学生心理素质，帮助青少年疏导不良情绪，及时发现问题，防患于未然。

3. 社区预防　在社区范围内，组织开展防范成瘾行为的各项活动，广泛宣传成瘾行为的危害，对青少年进行重点教育，提高他们对成瘾行为的认知程度，使其远离成瘾行为。对已成瘾者，需要借助精神专家或心理学家帮助，终止其使用成瘾类物质或停止进行成瘾活动，并严防成瘾行为的复发。

4. 培养青少年健康的心理素质　青少年期是心理的成熟期，也是心理发展的不稳定期，因此这一阶段应注意培养青少年健康的心理素质，包括树立正确的世界观、人生观和价值观；引导青少年形成正确的自我意识，客观地认识自我、评价自我；养成良好的行为习惯，学会适应复杂的社会环境，学会与他人相处，有自我保护意识；善于调节自己的情绪；以积极、健康的心态面对生活，敢于向困难挑战，同时能正视生活中的挫折和困难，对生活充满信心和希望。青少年自身心理发展的不成熟性使他们不断地陷入矛盾和困惑之中，对此我们应及时发现，及时给予帮助和开导，以免青少年一时冲动或想不开而误入歧途。

5. 心理辅导和干预治疗　对已有成瘾行为的青少年，通常采用认知行为疗法，通过改变认知来改变情绪和行为，再由行为改变强化认知。此外，家庭疗法通常也不可或缺，通过治疗改善家庭功能，建立青少年与父母之间有效的沟通和良好的亲子关系，是促进青少年脱瘾的方法。家庭外系统如同伴和社会支持等方面的干预，可以帮助青少年树立正确的成长观，恢复同伴交往、学习能力和其他社会功能。焦点解决短期疗法、团体治疗等方法的使用也较广泛。

六、小　　结

以上各种成瘾行为不仅严重影响了青少年的健康成长，而且会使他们产生心理障碍，性格变得自我封闭、自卑、孤僻或反叛，导致不同程度的社会适应不良。这些使得青少年的成长之路阴霾密布、危机重重，还会影响到将来成年时期的健康和生活质量，并可能带来严重的家庭和社会问题，这不得不引起社会各方面的密切关注。由成瘾行为所引发的一系列违法犯罪问题，已经成为一个世界性的难题。

现时中国香港的中小学都正在推行旨在重建"抗逆力"的心理素质教育及预防、治疗服务，即"成长的天空"计划。该计划的理念是，将青少年的外在资源与内在资源结合起来，辅助青少年身处逆境时减低负面行为的出现。

另外，不得不提到的是香港青少年社会服务工作。目前，香港在青少年社会工作中，除了为所有青少年提供各种社会福利服务之外，其主要任务是矫正青少年的行为偏差，重新达到与家庭和社会的和谐。

中国澳门青少年犯罪研究学会经过多年的社会调查，推出了为期一年的"破茧行动"计划。"破茧行动"的服务对象是一些曾经有违法犯罪行为和处在违法犯罪边缘的青少年，社会工作咨询小组成员及"破茧大使"制订个体化的方案，明确具体行为矫正目标，这些做法可以借鉴。

第六节　脑性瘫痪

一、概述及定义

(一)概述与流行病学

脑性瘫痪(cerebral palsy)，简称脑瘫，是由发育不成熟的大脑(产前、产时或产后)、先天性发育缺陷(如畸形、宫内感染)或损伤(如早产、低出生体质量、窒息、缺氧缺血性脑病、胆红素脑病、外伤、感染)等非进行性脑损伤所致。脑瘫是一个比较复杂的疾病,国内外的研究一直在不断进步与更新对于脑瘫的定义,脑瘫的定义离不开发育性、非进行性、永久性3个要素。脑瘫是脑组织在生长发育过程中受到的损伤,受孕以前及出生1个月以后的脑损伤不能称为脑瘫,受孕前的问题多为遗传性神经病,随着医疗水平的提高,这些疾病大多能被诊断;出生后1个月以内如能找到脑损伤的原因,应冠以某疾病的名称,但常难以确定脑损伤原因;脑瘫的症状是非进行性的,不再向前发展,可以此与其他疾病相鉴别;脑瘫是永久存在的中枢运动功能障碍性疾病,而非一过性疾病,如能早发现、早诊断、早治疗,症状可减轻但无法完全恢复至正常水平。

美国菲尔普斯(Phelps)于1914年最早报道了脑瘫发病率为4‰,随后世界各国均进行了脑瘫的发病率调查,国内对脑瘫研究起步较晚。国内外报道目前脑瘫的患病率为1.4‰~3.2‰,我国1~6岁脑瘫患病率为2.46‰。主要表现为运动障碍,伴有或不伴有感知觉和智力缺陷等。我国脑瘫发病率相对较高,是一个不容忽视的疾病。近年来,伴随医疗服务技术的提升,新生儿抢救存活率提高,但也使得脑瘫患儿长期存在。由于脑瘫的不可逆性,早诊断、早治疗为脑瘫患儿的良好预后奠定基础。

脑瘫是小儿常见中枢性运动障碍,也是儿科致残率最高的神经系统疾病,致残率高达42%~45%,其发病特点为姿势异常、运动障碍,多数患儿还存在智力低下、语言障碍、听觉和视觉障碍、行为异常及癫痫等症状,严重影响患儿的正常生长。此疾病为慢性疾病,需要较长的康复与治疗过程,给社会、家庭和个人带来很大的心理和经济负担。脑瘫患儿难以终身住院接受理疗,所以有必要接受延续性护理。其中以家庭为中心的延续护理措施,可确保家庭成员构成整体系统,使得家属更深入地了解疾病,为脑瘫患儿疾病的恢复提供必要帮助。

脑瘫确诊前患儿通常已出现异常临床表现。依据脑的可塑性和多系统发育理论,对已经出现临床异常表现的高危儿进行早期康复干预可以改善姿势和运动模式,促进发育,避免或减轻继发性残损的发生,从而降低脑瘫功能障碍程度。早期干预还可以增强家长和照顾者的信心,降低他们的焦虑感,为康复治疗奠定基础。有系列研究发现,对于人群中12%~16%发育迟缓(包括脑瘫在内)的患儿进行早期干预可能使他们获益;另有研究显示早期干预可能使低出生体重早产儿获得认知方面的提高。但由于发育受多因素的影响以及循证医学研究方法的局限性,尚无研究明确早期康复干预是否在远期预后上使患儿获益。目前,临床实践显示对高危儿进行早期康复干预有助于减轻脑瘫功能障碍程度。鉴于具有高危病史的婴儿中只有少部分遗留脑瘫等发育障碍,为了避免过度医疗以及加重家长心理和经济上的负担,对高危儿进行医疗性早期康复干预应有临床表现异常指征,在专业康复医师和康复治疗师指导下进行早期康复干预。

对于脑瘫患儿的康复训练,可根据其所处的不同发育阶段、个体状况、运动功能发育与障碍程度制定不同的脑瘫患儿康复治疗目标以及选择不同的康复策略,包括婴儿期策略、幼儿期策略、学龄前期策略、学龄期策略、青春期策略。遵循早期干预治疗、综合性康复治疗及团队干预、以目标为导向的康复治疗、使儿童愉快和有动力的康复训练、家庭干预、特定任务与辅助技术相结合的原则。根据患儿的实际情况进行康复训练,力求患儿康复的疗效最大化,降低患儿家庭压力,构建良好的就医环境。

(二)定义

脑瘫是一组持续存在的中枢性运动和姿势发育障碍、活动受限症候群,这种症候群是由于发育中的胎儿或婴幼儿脑部非进行性损伤所致。脑瘫的运动障碍常伴有感觉、知觉、认知、交流和行为障碍以及癫痫和继发性肌肉、骨骼等问题。

脑瘫的定义中指出运动发育和姿势异常是脑瘫的核心表现,临床康复治疗和研究应以解决脑瘫儿童的运动功能障碍为主;脑瘫定义中的本质特征是发育和活动受限,应充分考虑发育性和继发性肌肉、骨骼等问题。

二、病因及影响因素

脑性瘫痪的发病原因多样、机制复杂，疾病的发生与多种病因相关，尚未发现脑瘫确切的单一致病因素。自受孕开始到出生后 1 个月内，任何能引起脑组织损伤的因素都将导致脑瘫。脑损伤和发育缺陷是脑瘫的直接病因，高危发病因素由许多原因构成，是多因素共同作用的结果。对此可将脑瘫的高危因素分为产前因素、产时因素和产后因素。产前因素包括妊娠期宫内感染、遗传因素、多胎妊娠、胎儿宫内发育迟缓、胎儿先天性畸形等；产时因素，如窒息、早产等；产后因素，包括新生儿高胆红素血症、颅脑损伤等，以及发育畸形、遗传因素、其他危险因素等。各种危险因素可相互影响、相互促进。

(一) 产前因素

早产(尤其是胎龄＜28 周、出生体重＜1000g 的极度未成熟儿)，多胎，宫内感染(绒毛膜或羊膜炎、各类病毒及细菌感染)，胎儿不良环境暴露(母亲酗酒、吸烟、吸毒、接触放射线、毒物、高热)等。

妊娠期宫内感染是脑瘫发病的明确的高危因素之一，可以通过胎盘引起胎儿的脑损伤，并导致脑室周围白质软化。常见的宫内感染有风疹病毒感染、单纯疱疹病毒感染、巨细胞病毒感染、弓形体病等。目前的研究结果已经证明，妊娠期宫内感染与新生儿的早产、死亡、脑内出血及脑瘫的形成息息相关，从而明确了孕妇妊娠期宫内感染的高危因素地位。

多胎妊娠既是一种高危的妊娠，也是诱发脑瘫的高危因素。近年来，多胎妊娠的发生率随着促排卵药物的应用明显增加。在多胎儿中出现早产儿、低体重儿的概率明显高于单胎儿，这使得发生脑瘫的概率亦随之升高，多胎儿在脑瘫患儿中可占 5%～10%。多胎妊娠时，由于母体营养不足、脐带受压、胎位异常、胎儿在宫内生长受限等原因，易引起胎儿对营养的摄入不足，从而加大了早产儿、低出生体重儿的出现概率。多胎妊娠的胎儿死亡或神经发育障碍的风险都比较高，多胎儿童脑瘫的发生率远高于单胎儿童，危险性增加 5～10 倍。

(二) 产时因素

母亲并发症及产程中的突发事件，如胎盘早剥、脐带脱垂、羊水栓塞等引发胎儿窘迫或新生儿窒息，并由此导致严重的围生期脑损伤。

早产是脑瘫发生的最为重要的危险因素之一。与足月儿相比，早产儿发生脑瘫的概率更大。而且患病概率与早产儿的胎龄成反比，即胎龄越小的早产儿，罹患脑瘫危险性越大。早产儿脑损伤的发生与产时及产前因素均有关。4 度脑室周围-脑室内出血及其并发症，包括梗阻性脑积水、出血后静脉性脑梗死、脑室扩大，与脑瘫有密切的关联。另外，囊性脑室周围白质软化症最容易引发痉挛型脑瘫，而弥散性脑白质损伤波及范围广泛，后期灰、白质容积减少，在发生脑瘫的同时，会出现明显的认知障碍。

由于脐带绕颈、胎粪吸入、羊水堵塞等原因所导致的严重窒息是脑瘫的重要发病原因。窒息后常会造成脑组织的缺血、缺氧，脑细胞的水肿、坏死等危害。有研究指出，大脑窒息持续的时间与脑损伤的程度呈正相关，脑细胞的不可逆性损伤可在脑细胞缺氧达 4～6 分钟时即可出现；同时，可出现脑细胞的缺氧水肿，提高细胞膜的通透性，释放大量的兴奋性氨基酸，增加细胞的耗氧量，进一步加重脑细胞的缺氧性损伤。在所有的出现缺氧缺血性脑病的新生儿中，约有 10%的患儿可能进一步发展为脑瘫。

(三) 产后因素

产后因素是指由新生儿出生后所患疾病导致的各种脑损伤和急性脑病，如中枢神经系统感染、低血糖脑病、胆红素脑病，另外，还有严重的脑实质出血、脑梗死、代谢性脑病等。

新生儿胆红素脑病，简称核黄疸，主要危害因素就是新生儿高胆红素血症。当新生儿因为各种原因发生高胆红素血症时，游离的胆红素可自由通过血脑屏障，凭借其神经细胞毒性与脑细胞结合，从而引起脑细胞的损伤。胆红素致中枢神经系统损伤的部位主要在锥体外系，患儿病情严重时可出现手足徐动、视力听力障碍。临床上，追溯不随意运动型脑瘫患儿高危因素的研究显示，不随意运动型脑瘫的发生率与黄疸的轻重、持续时间的长短呈正相关，说明脑神经损害的程度由黄疸持续时间的长短和轻重所决定。

(四)发育畸形

存在发育畸形，尤其是中枢神经系统结构畸形时，可能造成分娩过程异常、新生儿缺氧窒息，发生脑病的概率是不伴出生缺陷新生儿的 3 倍，成为这些患儿后期发展为脑瘫的病因。这些患儿在妊娠期脑发育关键时段，不良因素影响了神经细胞的增殖、迁移、分化和突触的形成，脑结构异常成为分娩过程困难和后期脑瘫的生物学基础。

(五)遗传因素

在脑瘫的发生、发展过程中，遗传因素一直被怀疑是高危因素之一。一些研究提出基因多态性与脑瘫的易感性有关，如血栓形成相关的基因、炎症相关的基因等。基因突变和拷贝数变异在脑瘫的发病中起到了一定的作用，对脑瘫患者全基因外显子测序显示，14%的病例存在单基因突变，采用染色体微阵列分析进行基因检测发现，31%的患儿存在有临床意义的基因拷贝数变异。越来越多的研究认证了儿童脑瘫与遗传的关系，并具有复杂性，即脑瘫是多种高危因素与遗传学交互作用的结果，基因变异有可能是早产、多胎、宫内发育迟缓、先天畸形等产前高危因素的原因，最终结局是脑瘫。这些研究可使一些原因不明的脑瘫患儿有因可循。

(六)其他危险因素

1. 社会及环境因素 父母亲受教育的水平，所从事的职业性质、种类，社会经济地位等均可成为导致脑瘫发生的危险因素。社会经济地位会直接影响孕妇的营养状况、产检检查与保健水平，与脑瘫的发生密切相关。社会经济地位与脑瘫的患病率存在线性关系，在社会经济地位低的家庭中出生的新生儿具有较高的患脑瘫的风险。在农村，低经济收入家庭脑瘫的发病率要比高经济收入家庭高 50%，这与疾病的早期诊断、治疗不及时，对高危的脑瘫发病因素预防不到位等密切相关。

2. 辅助生殖技术 流行病学调查发现，与正常妊娠分娩的新生儿相比，辅助生殖技术会加大分娩的新生儿发生脑瘫的风险。通过辅助生殖技术分娩的新生儿会出现入住新生儿监护室、低出生体质量、早产或多胎妊娠等状况，这些与脑瘫的发生均密切相关。

三、脑瘫的临床分型

(一)痉挛型四肢瘫

痉挛型四肢瘫(spastic quadriplegia)以锥体系受损为主，包括皮质运动区损伤。牵张反射亢进是本型的特征。四肢肌张力增高，上肢背伸、内收、内旋，拇指内收，躯干前屈，下肢内收、内旋、交叉、膝关节屈曲、剪刀步、尖足、足内外翻，拱背坐，腱反射亢进、踝阵挛、锥体束征以及肌张力检查时呈折刀征等。

(二)痉挛型双瘫

痉挛型双瘫(spastic diplegia)症状同痉挛型四肢瘫，主要表现为双下肢痉挛及功能障碍重于双上肢。

(三)不随意运动型

不随意运动型(dyskinetic)以锥体外系受损为主，主要包括舞蹈、手足徐动、舞蹈-手足徐动、肌张力障碍。该型最明显的特征为非对称性姿势，头部和四肢出现不随意运动，即进行某种动作时常夹杂许多多余动作，四肢、头部不停地晃动，难以自我控制。该型肌张力可高可低，可随年龄改变。腱反射正常，锥体外系征阳性，如紧张性迷路反射(tonic labyrinthine reflex，TLR)阳性、非对称性紧张性颈反射(asymmetrical tonic neck reflex，ATNR)阳性。静止时肌张力低下，随意运动时增高，对刺激敏感，表情奇特，挤眉弄眼，颈部不稳定，构音与发音障碍，流涎，摄食困难，婴儿期多表现为肌张力低下。

(四)共济失调型

共济失调(ataxia)型以小脑受损为主,可累及锥体系、锥体外系。主要特点为因运动感觉和平衡感觉障碍造成不协调运动。为获得平衡,两脚左右分离较远,步态蹒跚,方向性差。运动笨拙、不协调,可有意向性震颤及眼球震颤,平衡障碍、站立时重心在足跟部,基底宽、醉汉步态、身体僵硬。肌张力可偏低,运动速度慢、头部活动少,分离动作差。闭目难立征阳性、指鼻试验阳性、腱反射正常。

(五)Worster-Drought综合征

Worster-Drought 综合征是一种以先天性假性延髓(球上)轻瘫为特征的脑瘫,表现为嘴唇、舌头和软腭的选择性肌力减低,吞咽困难、发音困难、流涎和下颌抽搐。

(六)混合型

混合型(mixed types)具有两型以上的特点。

四、临床诊断

脑瘫的诊断标准如下。

1. 中枢性运动障碍持续存在婴幼儿脑发育早期(不成熟期),发生抬头、翻身、坐、爬、站和走等大运动功能和精细运动功能障碍或显著发育落后。功能障碍是持久性、非进行性,但并非一成不变,轻症可逐渐缓解,重症可逐渐加重,最后可致肌肉、关节的继发性损伤。

2. 运动和姿势发育异常包括动态和静态,以及俯卧位、仰卧位、坐位和立位时的姿势异常,应根据不同年龄段的姿势发育而判断。运动时出现运动模式的异常。

3. 反射发育异常主要表现有原始反射延缓消失和立直反射(如保护性伸展反射)及平衡反应的延迟出现或不出现,可有病理反射阳性。

4. 肌张力及肌力降低 痉挛型脑瘫肌张力增高、不随意运动型脑瘫肌张力变化(在兴奋或运动时增高,安静时减低)。可通过检查腱反射、静止性肌张力、姿势性肌张力和运动性肌张力来判断。主要通过检查肌肉硬度、手掌屈角、双下肢股角、腘窝角、肢体运动幅度、关节伸展度、足背屈角、围巾征和跟耳试验等确定(4 个 I 级证据,4 个 II 级证据)。

5. 辅助检查 CT、MRI、脑电图、脑干听觉诱发电位测定等。

(1)CT 的变化:阳性率在 44%~92%,大致可分为 6 种类型:①脑萎缩;②脑发育畸形;③皮质或皮质下软化灶;④基底节病变;⑤混合型;⑥正常。

(2)MRI 对脑室周围白质软化症的诊断价值:早期变化(出生后 0~5 个月):①脑室周围白质囊腔形成;②程度不同的脑室扩大和脑室壁不规则;③髓鞘形成延迟。晚期变化(出生后 12 个月以后);④脑室周围白质内 T_2 信号强度异常增高;⑤脑白质容量减少;⑥脑室扩大和脑室壁不规则;⑦胼胝体变薄;⑧脑沟/脑池改变,由于侧脑室周围脑白质减少,脑灰质和脑沟等向中线结构延伸、移位,脑灰质、脑沟接近或达到侧脑室边缘。

(3)脑电图:多数学者报告,超过半数的脑瘫患儿存在脑电图异常,其中偏瘫的脑电图异常率更高。但有脑电图异常者不一定发生癫痫发作。

(4)脑干听觉诱发电位测定:有些脑瘫患儿的脑干听觉诱发电位潜伏期 I、III、V 波及峰间潜伏期延长。手足徐动型脑瘫儿异常率高。有些患儿主要对高音频听力丧失而保留部分中音频反应。

五、鉴别诊断

(一)先天性肌营养不良(福山型)

先天性肌营养不良(福山型)是一种常染色体隐性遗传病。主要症状为出生后立即出现四肢肌张力低下、关节挛缩、智力低下等症状，且伴随独特的肌肉颜貌、腱反射减弱或消失等。血生化检验可见血清肌酸激酶增高，肌活检可见肌纤维细胞脱落，结缔组织增生。

(二)Duchenne型肌营养不良

迪谢纳(Duchenne)型肌营养不良为性连锁隐性遗传病。男性发病率远高于女性。多于3岁前发病，主要症状为特殊起立姿势-高尔(Gower)征，进行性运动障碍，假性腓肠肌肥大，腱反射早期正常，晚期消失。肌电图表现为低幅持续短的多相电位，神经传导速度正常。肌活检可见肌原性萎缩。血生化检验可见血清肌酸激酶早期开始上升。

(三)脊髓进行性肌萎缩症

脊髓进行性肌萎缩为常染色体隐性遗传病。主要症状为进行性、对称性、以近端为主的弛缓性瘫及肌萎缩，腱反射减弱或消失，可出现手指震颤，婴儿型呼吸肌受累，呼吸功能出现严重障碍，晚期可波及舌和咽部肌肉，出现吞咽困难。肌电图可检出肌纤维纤颤电位，肌活检可确诊。

(四)良性先天性肌张力低下症

良性先天性肌张力低下症诊断标准：①出生时即存在肌张力低下；②随年龄增长肌张力低下得到改善；③无家族史；④无中枢神经系统及末梢病变。反射正常，无异常姿势，独走后发育正常。肌电图、肌活检均正常，多在2～2.5岁后能行走。

(五)异染性脑白质营养不良

异染性脑白质营养不良是一种脂代谢障碍的常染色体隐性遗传病。本病主要症状：①出生时与婴儿期正常，以后逐渐运动减少，肌张力减低，腱反射减弱，并且进行性加重。②智力减退，丧失语言能力，尖叫、四肢强直、肌张力增高，而躯干、颈部肌张力减低。腱反射亢进，瞳孔对光反射迟钝，不能注视，肌运动减少，有假面具的感觉。脑脊液检查可见蛋白质增加，压力与细胞数正常。③去脑强直体征，对外周反应极少，颈强直，肌张力增高。脑脊液中蛋白量可达150～200mg/dl。

(六)臂丛神经麻痹

过期臀位产儿，由于分娩时过分牵拉上肢会引起臂丛神经损伤，多为一侧，也有两侧同时发生者。臂丛神经麻痹是末梢性瘫，肌张力低，肌力低下为其特征。

(七)小儿麻痹症

小儿麻痹症主要是由病毒感染所致，主要是在8～24个月婴儿发病，发生瘫痪的肢体多见于下肢，其膝腱反射或其他腱反射皆减弱或消失。此种瘫痪表现为迟缓型。另外此症一般不影响患儿的智力、思维、感觉系统，亦不会加剧。

六、治　疗

(一)基本原则

1. 早期干预　早发现、早诊断、早干预是获得最佳康复效果的关键。婴幼儿期脑的生长发育快、代偿性和可塑性强，在这一时期从外界给予刺激性治疗和功能训练，可使患儿在康复训练过程中，不断纠正异常姿势和异常运动模式，促进建立正常姿势和正常运动模式，达到最佳效果。针对早期干预的建议有给予儿童丰富环境刺激、使用目标-活动-运动集成疗法、开展以家庭为中心的早期干预等。

2. 综合康复　是以患儿为中心，组织各科医师、治疗师、护士、康复工程师、心理治疗师、社会工作者、家长等研究讨论，共同制订全面系统康复训练计划，进行相互配合的综合性康复，以改善脑瘫儿童的运动、语言、行为和认知。综合性康复治疗包括物理治疗、作业治疗、中医治疗、矫形器及辅助器具应用、言语矫治、康复工程、心理康复，也包括儿科用药、儿科护理、外科手术，还包括医教结合治疗及家庭干预等方法。综合治疗应促使儿童的身心全面发展，促进粗大运动功能、精细运动功能、日常生活活动能力、肌肉骨骼系统的发育，提高运动质量、平衡功能，诱发随意性的分离运动，让脑瘫儿童学会主动运动，完成生活中的任务和活动目标以及具有参与能力。综合康复治疗还包括积极防治脑瘫的共患病及继发障碍。

3. 以目标为导向　目标导向性训练的康复治疗方法可以提高脑瘫儿童主动运动表现，可引导其产生主动运动，从而完成现实生活中的任务和活动目标，有效提高脑瘫儿童康复效果。以家庭为中心，结合父母的问题和要求以及儿童所面临的问题，制订训练方案并实施的治疗方法。家庭教育与丰富的儿童学习环境相结合，能够更有效地提高脑瘫高危儿的运动和认知功能。

4. 重视家庭和家长的角色　康复评定、制定目标、制订治疗方案都应尽可能让脑瘫儿童和家长参与讨论，要充分考虑脑瘫儿童自己的需求、家长和家庭的问题，支持家庭在为其子女提供服务的决策中发挥作用。在以家庭为中心的治疗过程中，父母的角色是决策者和了解孩子的"专家"，治疗师的角色是家庭的技术资源。父母在家庭中对脑瘫儿童有效地进行干预，家庭计划和自我管理计划的制订是增加康复治疗强度的有效方法。

5. 遵循发育神经学规律　康复治疗必须遵循发育神经学的规律进行治疗，按照这个规律，就可以取得较好的效果。布巴斯(Bobath)疗法之所以能被世界各国学者认可，就是因为它是建立在发育神经生理学的基础上，从发育神经学入手进行治疗的方法。

6. 遵循循证医学(evidence-based medicine，EBM)的原则　EBM 的核心思想是在医疗决策中将临床证据、个人经验与患者的实际状况和意愿相结合。EBM 有利于提高现有证据的系统性应用，减少存在问题的研究实践、偏倚和利益冲突，制订更易于应用的临床指南。临床实践指南分为基于专家共识的指南及 EBM 实践指南两类。基于专家共识的指南，易受专家经验和主观判断的影响，会一定程度影响其科学性。EBM 实践指南，是在 EBM 方法学指导下的实践指南，具有较强的科学性，是临床实践指南的主流。

（二）康复方法

物理治疗中包括运动疗法和物理因子疗法。

（1）运动疗法：小儿脑瘫的康复治疗广泛应用运动疗法。人类的动作由个体、任务及环境因素相互作用而产生。运动控制理论可以量化儿童运动能力，并且将已存在的功能进一步分化。运动控制治疗可以从力量、时间、位置、顺序等方面向中枢神经系统输入更多刺激，从而促进脑瘫儿童的运动发育及提高运动控制能力。运动控制理论有利于提高脑瘫儿童主动运动表现康复治疗技术的应用，可改善身体功能，提高脑瘫儿童平衡能力、运动功能和日常生活活动能力。由于神经可塑性特征加之脑瘫儿童自发的努力，受损肢体高强度的主动运动功能训练可促进中枢神经系统功能区域重组，接管或代偿受损区域的功能，引导儿童产生主动运动，从而完成现实生活中的任务和活动目标。运动控制训练能有效缓解痉挛型脑瘫下肢痉挛并提高粗大运动功能。

目前应用较多的运动疗法包括动作观察疗法(action observation therapy，AOT)、强制性诱导运动疗法(constraint-induced movement therapy，CIMT)、手-臂双侧强化训练(hand-arm bimanual intensive training，HABIT)、运动想象疗法(motor imagery therapy，MIT)、镜像视觉反馈疗法(mirror visual feedback，MVF)、坐到站的转化和功能性任务训练、行走速度和耐力训练、减重步态训练、体能训练、渐进抗阻训练(progressive resistance exercise，PRE)、核心稳定性训练(core stability training，CST)、预防挛缩的运动治疗方法等。

（2）物理因子疗法：包括功能性电刺激(functional electric stimulation，FES)、重复经颅磁刺激、水疗、蜡疗(wax therapy)、经颅直流电刺激(transcranial direct current stimulation，tDCS)、生物反馈疗法(biofeedback therapy)、深部脑刺激(deep brain stimulation，DBS)、泥疗(mud therapy)等。上述各类治疗中，水疗最为广泛应用和提倡。

1）水疗：是将流体力学和运动学相结合，既是物理因子治疗又是运动治疗，综合应用水与人体、教与学、动机、挑战、机体动力学、游泳技术动作等水中康复训练的方法。利用水的浮力、水波的冲击、水温的刺激、机械刺激、化学刺激，可以使患儿肌肉松弛，缓解痉挛，改善关节活动，从而使患儿能够在水中比较容易地自我控制，在抗重力状态下调整姿势以及完成各种正常姿势和运动；增强肌力，改善协调性，提高平衡能力，纠正步态等。水的压力还可以促进血液循环，促进胸腹的运动使呼吸运动加快，改善呼吸功能，增强患儿的抵抗力，促进神经系统的发育。

2) 作业治疗：包括针对于完成特定功能目标训练、促进认知功能发育的治疗、利用动作观察训练提高运动表现能力、提高脑瘫儿童的姿势控制、上肢功能训练、视觉功能训练、手眼协调能力训练、游戏治疗、VR 游戏、进食训练、更衣训练、如厕训练、沐浴、书写能力训练、学习与交流、多感官刺激及感觉统合训练、双手训练(bimanual training)等。

3) 言语治疗：包括呼吸功能训练、发声功能训练、共鸣功能训练、口部运动训练、构音语音功能训练、语音韵律训练、认知功能训练、语言理解能力训练、语言表达能力训练、语言沟通能力训练、前语言期沟通技能训练、读写能力训练等。

4) 中医疗法：中医认为脑瘫属于五软、五迟、五硬范畴，属于儿科的疑难杂症。中医中药治疗小儿脑瘫的方法很多，如中药治疗，针刺疗法的头针、体针、手针、耳针、电针等，推拿按摩疗法的各种手法，穴位注射，中药药浴熏蒸等。有些形成了集中药、推拿按摩、针灸于一体的中医综合疗法，积累了很多经验，并得到广大患者的认可。中医中药在缓解肌张力，预防挛缩，有效控制流涎，提高咀嚼、吞咽、言语、交流能力和智力水平，促进康复训练的效果等方面，取得了可喜的成绩，成为我国小儿脑瘫康复的特色。

5) 药物治疗：主要针对脑瘫患儿的并发损害。必要时可选择抗感染药物、抗癫痫药物、降低肌张力的药物(地西泮、巴氯芬口服或鞘内注射等)、抑制不自主运动的药物(左旋多巴和安坦等多巴胺类药物)、神经肌肉阻滞剂、各类神经生物制剂等，其中肉毒毒素 A(botulinum toxin A，BTX-A)注射治疗应用较为广泛。在药物治疗中，应注意神经生物制剂治疗的适应证。

6) 多感官刺激：脑瘫患儿由于脑损伤或发育障碍，不仅具有运动功能障碍，还可伴有触觉、听觉、视觉等多种感知觉障碍或异常。因此，根据患儿的不同特点，选择性采取多感官刺激十分必要。通过多感官刺激，可促进和矫正患儿对各类刺激的正确反应，降低紧张情绪和一些不适应行为，提高专注力，促进对外界的探索和沟通，人际互动等。

7) 音乐治疗：对脑瘫患儿开展音乐治疗，是以音乐的形式对患儿进行的感知、认知、交流等能力的促进，发展社会功能，也可通过音乐的节律辅助运动功能的训练。尤其针对合并有心理行为异常的患儿，进行音乐治疗效果更佳。运用旋律音调治疗和治疗性歌唱的音乐治疗方法，可提高脑瘫儿童语音清晰度、语言表达能力，同时对认知能力、记忆能力、思维想象能力及情感发展也有良好的促进作用。

8) 感觉统合治疗：我国多数儿童康复机构在 21 世纪开展感觉统合治疗，已有很大程度的普及。脑瘫患儿多存在不同程度的感觉统合障碍。感觉统合治疗对于提供感觉刺激信息、提高调节感觉信息能力、做出正确的感觉接收调节、提高感觉辨别等适应性反应、提高平衡功能和运动稳定性、改善行为组织能力、提高学习能力、改善姿势控制及集中注意力等方面具有重要意义。

参 考 文 献

艾里克·J. 马施, 大卫·A. 沃尔夫. 2009. 异常儿童心理. 3 版. 徐浙宁, 苏雪云, 译. 上海: 上海人民出版社.

陈荣华, 赵正言, 刘湘云. 2017. 儿童保健学. 5 版. 南京: 江苏科学技术出版社.

崔焱. 2014. 儿科护理学. 北京: 人民卫生出版社.

戴晓阳. 2015. 常用心理评估量表手册(修订版). 北京: 人民军医出版社.

杜亚松. 2013. 儿童心理障碍诊疗学. 北京: 人民卫生出版社.

金星明, 静进. 2014. 发育行为儿科学. 北京: 人民卫生出版社.

黎海芪. 2016. 实用儿童保健学. 北京: 人民卫生出版社.

梁宝勇. 2004. 发展心理病理学. 合肥: 安徽教育出版社.

蔺秀云, 胡清芬, 崔永华. 2014. 儿童心理病理学. 北京: 中国广播电视大学出版社.

刘梅. 2010. 儿童发展心理学. 北京: 清华大学出版社.

陆林. 沈渔邨. 2017. 精神病学. 6 版. 北京: 人民卫生出版社.

美国精神医学学会. 2015. 精神障碍诊断与统计手册. 5 版. 张道龙, 等, 译. 北京: 北京大学出版社.

苏林燕. 2014. 儿童精神医学. 长沙: 湖南医学.

陶国泰. 2008. 儿童少年精神医学. 南京: 江苏科学技术出版社.

赵靖平, 张聪沛. 2016. 临床精神病学. 2 版. 北京: 人民卫生出版社.

Arthur E. Jongsma, Jr. L. Mark Peterson, William P. McInnis. 2005. 儿童心理治疗指导计划. 田璐等译. 北京: 中国轻工业出版社.

Cummings C M, Caporino NE, Kendall PC. 2014. Comorbidity of anxiety and depression in children and adolescents: 20 years after. Psychological Bulletin, 140(3): 816-845.

Eaton WW, Bienvenu DJ, Miloyan B. 2018. Specific phobias. The Lancet Psychiatry, 5(8): 678-686.

Li J, Zhang WJ, Chen WR, et al. 2019. Application of the Chinese version of the primary care PTSD screen for DSM-5(PC-PTSD-5)for Children. J Affect Disord, 254: 109-114.

Muth CC. 2016. Sleep-wake disorders. JAMA, 316(21): 2322.

Robert S. Feldman. 2007. 发展心理学. 苏彦捷, 等, 译. 北京: 世界图书出版公司.

William Damon, Richard M. Lerner. 2009. 儿童心理学手册. 林崇德, 等, 译. 上海: 华东师范大学出版社.